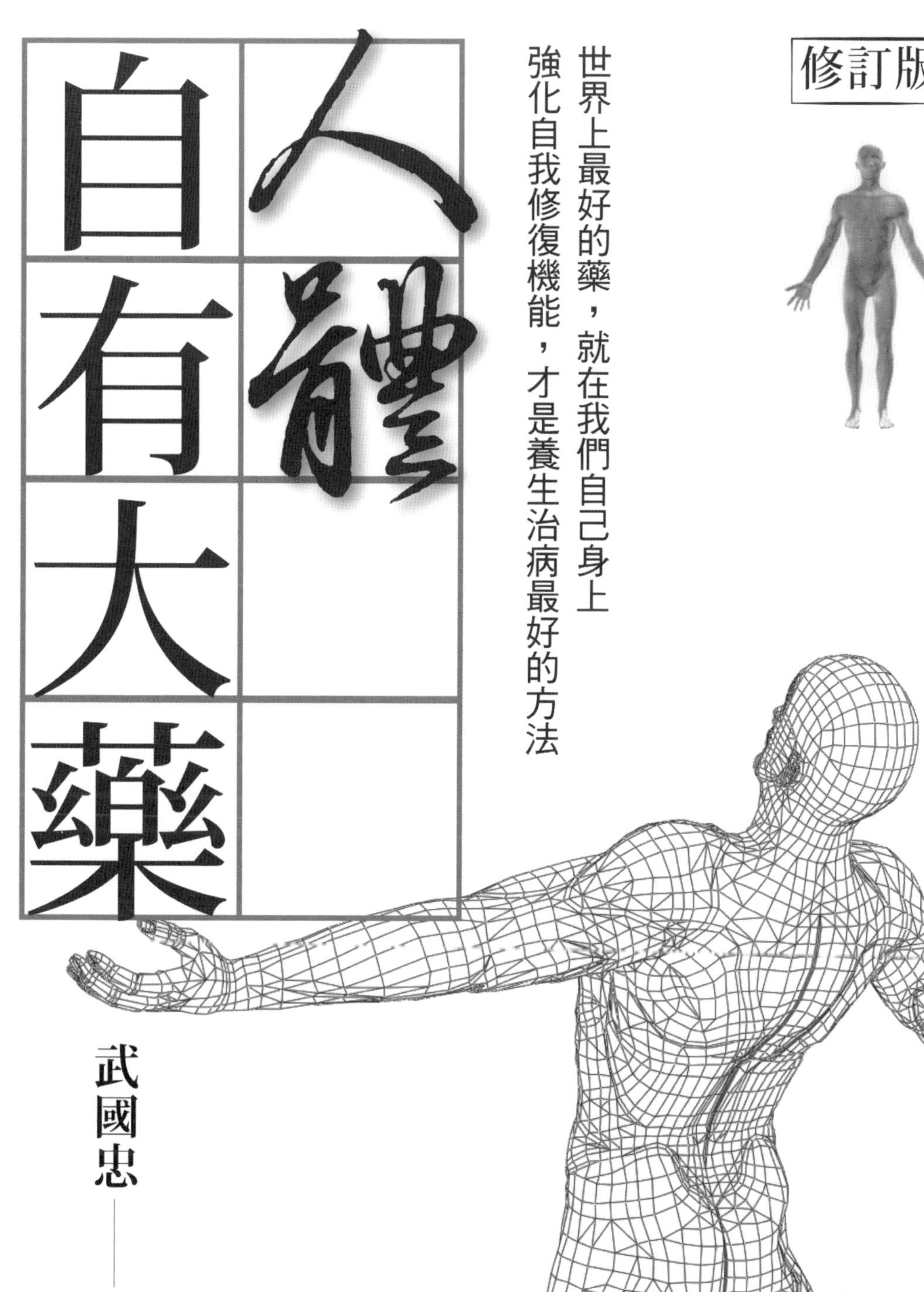

人體自有大藥

修訂版

世界上最好的藥，就在我們自己身上
強化自我修復機能，才是養生治病最好的方法

武國忠——著

晨星出版

目次 CONTENTS

第五篇 外科病症應該找哪些大藥

目次 CONTENTS

第八篇　呼吸系統的治療與保養

第九篇　腎系統的治療與保養

目次 CONTENTS

絶大部分的病人體都有其自癒妙方

自古以來，中醫就把人體的穴位當作靈丹妙藥來使用。

從中醫看來，大自然的中藥草是「外藥」，人體自身的經絡穴位是「內藥」，這兩個大藥庫都有養生祛病之功。不過與外藥相比，人體自身的大藥庫更是取之不盡、用之不竭，有著更為神奇的作用，所以歷代著名醫家都將經絡穴位學說視為中醫的精髓。

古代許多名醫正因為精通人體內藥的奧祕，所以在治病救人的過程中能取得神效，像名醫華佗、扁鵲等，都很擅長使用人體內藥來養生治病。

如今，我們能見到的藥物有千千萬萬種，據說平均每十二分鐘就有一種新藥誕生。可是有這麼多的藥物，為什麼還有那麼多治不好的病？這是否與現代人忽視人體內藥有很大的關係呢？

身為一個醫生，我每天都要面對許多病人，常常感到這世界病人太多良醫太少，疾病太多良藥太少，也深感向病人傳遞普及醫療保健知識的難度。後來我在研讀各類醫學典籍的過程中，邂逅了周爾晉先生的「人體X形平衡法」理論，頓時耳目為之一新。

周爾晉先生是中國一位民間大醫，他在傳統中醫的基礎上不斷實踐、總結，創制了一套獨特的養生祛病法——人體X形平衡法。三十多年間，他無償地為廣大百姓義診，使用火柴棒、圓棒或手指等工具在病人身上選取敏感點進行刺激，化解了無數疑難病症，救治了千千萬萬的人。僅是使用人體的這些敏感點，不打針、不吃藥，就能發揮出眾多藥物所無法比擬的神威，而且沒有半點副作用，眞是令人驚歎！

周爾晉先生簡單而卓有成效的養生祛病法使我意識到：開發人體內藥的無限潛能！人體是神奇的，方寸之間，必有福田，處處都生長著養生和治病的靈丹妙藥。我想，如果大家都能學會使用自身的大藥，那人間將減少多少病痛？如果大家掌握了使用人體內藥的簡單方法，不僅可以爲自己增壽添福，還能守護我們親人、朋友的健康，那將是一件多麼有意義的事！

正是出於這樣的想法，我和幾位同道成立了「人體大藥研討小組」，希望將人體大藥的功能更深入地發掘出來，並把使用內藥養生保健的理念普及開來。這期間，我們得到了周老的精心指點和熱情鼓勵，周老曾語重心長地跟我們說：「既要掌握X平衡法的精神，也要踏踏實實地呈現出效果。我對你們的期望是很大的，希望你們能寫出一本高品質且屬於你們自己的書，切不可太急躁，求數量與進度，要禁得起考驗和推敲。物質財富有價，而精神財富是無價的，要把寶貴的精神財富流傳人間。」周老的這些話，對我們的鼓舞非常大。

因此在這本書中，我化繁爲簡，主要爲大家介紹我長年從醫的過程中，使用人體內藥養生祛病的一些經驗、心得和感悟，其中很多方法，都是借鑑並吸收周爾晉先生醫學理論的基礎所總結出來的，力求做到簡單、方便、實用，讓大家隨時隨地都可以使用。

書中告訴大家：一、人體大藥自有它的分布規律，使用人體大藥自我修復藥方來養生祛病，眾多疾病都能在人體大藥前俯首稱臣，如果我們能夠跟自己的身體做朋友，它就可以成爲我們一生中最好的醫生；二、耳穴藥庫有神奇、高效的養生祛病功能，如果每位讀者都能使用耳朵這個神奇的大藥庫，那麼保養身體就會變成一件簡單的事情；三、人體有4味「中」字型大小的藥方，它們可以讓你的身體風調雨順，無病無憂；四、有14套外科病症的防治方法，可以讓你僅靠人體自身的修復能力，大大緩解或治癒筋骨扭傷、頸椎病、皮膚病、坐骨神經痛等外科病症；五、有8套保養人體消化系統的方法、6套防治心腦血管系統疾病的方法、3套養護人體呼吸系統的方法、9套調補人體腎系統的方法，讓你的五臟和諧長青；六、以6套兒童人體自我修復藥方的使用方法，讓孩子在你每天幾分鐘的推拿之下遠離疾病，變得更加聰明、強壯。

從我長時間的實踐來看，這些方法易於大家學習掌握，而且很快見效，沒有任何副作用，使大家能夠親身享受到人體內藥的神妙。我深深感到，如果大家善於使用人體自有的大藥來補養自己，便可以活得更長、更有品質。

造福自己，才可能眞正地造福別人，我衷心祝福每個人都能成爲自己的良醫。

武國忠　於北京

第一篇

何苦四處求醫，人體自有大藥

古代道家一直都喜歡煉丹，人們總希望透過服用煉出來的「仙丹」養生延年，甚至長生不老。可是結果呢？在唐朝，好幾位皇帝，甚至像韓愈這樣的知識分子，都因為吃了「仙丹」中毒而死，更多的人就不用說了，真是聰明一世，糊塗一時！後來，煉丹的人就越來越少，當時，很多養生名家認為前人煉的丹叫「外丹」，對身體是沒有用的，他們主張煉「內丹」，也就是通過練功、修身養性等方法，使「仙丹」自然從體內生成，因而益壽延年。從此，養生之道，才算真正地走上正軌，而長壽的人也明顯多了起來。

於是，從注重「外丹」到「內丹」觀念的轉變，表明古人已經懂得由自身體內開發「養生祛病大藥」的重要性。

第一章 自古養生、療病的方法

人體自有大藥，每個人身上都遍布各式各樣的藥田，想養生、療病，只需從自身的藥田隨手採擷即可。

以前有位老醫生叫馮泉福，是個小兒科高手，每天都有兩百多個孩子被父母抱來求治。老醫生很少用藥，不管遇到什麼病，都只是在孩子背脊上捏一捏就好了。他完全是透過捏脊來調暢孩子的陽氣，從而激發孩子的自癒能力，這個自癒能力就是人體的「內藥」。

古代許多養生名家提倡靜坐，強調意守丹田，不就是在調動丹田內的「人體內藥」嗎？老子的「虛其心，實其腹」講的就是極好的養生之道。因爲當人們把注意力集中到小腹後，心就安歇下來，心一安頓，心慌、心神不寧、煩躁、困倦無神等症狀很快就會消失。所以說靜坐是一味養心大藥，我們看歷來練靜坐功夫的人大都身體硬朗、精神抖擻，而且長壽。

日本有長壽村，村民平均壽命都在九十多歲以上。那裡有一個風俗，人滿十八歲以後，每年立春之日都要在足三里穴上做瘢痕灸，每年僅做一次，就能提升氣血，把人體的正氣培養充足。

此外，還有各種保健運動方式，比如華佗創造的「五禽戲」、道家的導引養生功、武術中的站樁等，都是扶助人的陽氣，打通經絡，從而保持人體內外暢達。令臟腑氣血四通八達、循環往返於四肢，人體每一處臟腑乾淨健康，四肢才靈活有力，所以，這些保健運動效果都比補藥好。

自古以來，利用「人體內藥」養生和治病的例子很多。但直到今日還是很多人僅僅把注意力集中在「外藥」這個層次上。我並不是說外藥不能用來治病養生，而是認為現代人對「內藥」太不重視了。以藥治病，效果往往有限的，因為有些病，外藥根本不靈，但若用內藥卻能輕易治好；而有些病，用外藥治療過程漫長，成本又高，但用內藥來治，不僅非常簡單，還不需要花什麼錢。

因為我們每個人身上都遍布著各式各樣的藥田，想要養生、療病，只需從自身的藥田隨手採擷就可以了。

若從「虛」的方面來講，人體大藥還包括人的精神、情緒等；而在本書中，我主要是從「實」的方面來說，這個所謂的大藥，就是人體上的「敏感點」，又稱「高升點」。

第二章 體內的靈丹妙藥在哪裡

人體令人好奇的靈丹妙藥在何處呢？當人生病時，身體很多地方會出現「敏感點」，也叫「高升點」，這個點，就是治病的藥方。

什麼是人體的「敏感點」？敏感點會在什麼情況下出現呢？

其實，敏感點就是人體在不平衡的情況下，也就是生病後身體自動顯示出來的治療點，這就是人體自身的大藥。

「物不平則鳴，人不平則病」，我在臨床上經常碰到這樣的病人：最初是感冒、發燒，後來發展成爲咽炎、咳嗽，過不久，變成肺炎，最後連腎也出問題。當人體內部環境和自然外在環境不平衡時，體溫就會開始不正常，不舒服，此時意味著邪氣已經入侵人體；當邪氣繼續深入，侵入肺部，再侵入腎臟，即變成臟腑間的不平衡。所謂生病，其實就是人體某些地方失去平衡，這時我們要做的，就是迅速找出人體治病養生的高升點，讓人體重新恢復平衡。

《黃帝內經》說：「上古之人，其知道者，法於陰陽，和於術數，食飲有節，起居有常，不妄作勞，故能形與神俱，而盡終其天年，度百歲乃去。今時之人不然也，以酒爲漿，以妄爲常，醉以入房，以欲竭其精，以耗散其眞，不知持滿，不時禦神，務快其心，逆於生樂，起居無節，故半百而衰也。」

上古長壽之人懂得順應四時而養生，所以他們的身體總是處在平衡狀態；而我們現代的社會，生活節奏快，工作壓力又大，不太可能像古人那樣養生。所以我們的體內絕對是不平衡的，而且總有相對不同程度的健康問題伴隨著我們。但我們人體自身有力求保持平衡的機制，這種能力是與生俱來、自覺自發的，我們可以稱它爲「先天平衡能力」或「普通平衡能力」，相當於西醫裡說的「免疫力」。這種免疫能力人人皆有，只是強弱不同。

一般說來，體質好的人先天免疫力強，體質差的人先天免疫力弱。這種免疫力在我們人體內默默工作著，像平時身上的一些小毛病，比如感冒、腰痠背痛等，原本體質不錯的人就算不打針不吃藥，隔一陣子也會自己好轉，這實際上就是免疫力起作用。而我們平時的養生保健，比如運動、注意飲食、補充營養、修身養性，其實都是在增強先天免疫力。

可是，當先天免疫力因後天失調而受損時，應該怎麼辦呢？一旦人體的不平衡由小變大、由量變發展爲質變時，人體就會產生更大的病變，健康不是持續惡化，就是發展成百藥難醫的慢性病。如果一直處在這種失衡的狀態，人體就會像一輛輪子壞掉的馬車，走不了多久就會解體。要知道，人體單靠先天免疫力是不足以保證健康的，這時候，就要啓動我們「後天的免疫力」了。

醫生的主要任務，就是運用一切可能的手段啓動人體的免疫力，使之恢復和諧。我們吃藥、打針，實則瀉之，虛則補之，寒則溫之，熱則涼之，都是用外在的手段使人體恢復平衡狀態。然而，「道高一尺，魔高一丈」，疾病是善變的，如果總是採取同一種方法、用同一種藥去治，久而久之，疾病就會產生抗藥性，一般治療方法就變得不管用；爲什麼現在很多疾病難以治癒，就是用常規方法的結果。

其實，中醫有很好的方法能把這些疑難雜症變成「易治之症」，爲什麼呢？世間萬物均有剋星，疾病也是如此。就像三國時的顏良、文醜，曹操手下沒人打得過他們，於是曹營眾將都說：「此二人眞是無敵將軍。」果眞無敵嗎？非也。請出關羽來，手起刀落，這兩人腦袋就搬家了。眞正的治病高手就應該像關羽那樣，能迅速制伏難治之症。

人體潛力是無限的，尤其在生命攸關的時刻，人體常有超水準的爆發力，我們可以透過人體的高升點來啓動這種爆發力，透過刺激這些點來激發人體的自癒能力，而在平時，我們堅持按壓這些高升點就能通氣血、活經絡，由此而百病不生。

人身上的這些高升點特別神奇，像有的疾病，只需要按壓一個高升點就可以徹底治好。例如，雙手中指第二指節外有一個中魁穴，當暈機、暈車的時候，這個穴就成了特效藥，只需按壓這一個點就能止嘔；又比如在噁心想嘔吐的時候，不妨雙手握拳，用中指第二關節去頂其他物體，或者就讓這兩個關節互相頂著，不到十分鐘，就能感覺胃裡不那麼難受，想嘔吐的感覺也會消失。還有，當高血壓病人出現頭暈、頭痛、昏沉等症狀時，耳朵上的三角窩外緣一定會出現一個明顯的壓痛點，叫做「血壓點」，一般情況下，我只要在這一點上按壓三至五分鐘，病人的症狀就會馬上減輕，甚至消失。

找到了疾病的剋星——「神奇免疫力」，自然就能妙手回春。這種神奇，一般人沒親眼見到甚至不敢相信：周爾晉先生用這種思路治病，可以使腳踝重傷、不能站立者八分鐘內站起來行走；可以使產後宮縮疼痛者六分鐘後完全恢復；可以使臥床的坐骨神經痛病人十分鐘後起床行走；可以使痢疾病人十分鐘後痊癒……

為什麼周老的醫術如此高明？因為他懂得如何充分啓動人體的神奇免疫力，所以能迅速扭轉人體的不平衡狀態。

人體有治病的高升點，也有養生的高升點。有的人，只需找到一個養生的高升點就可以長命百歲。前不久，有一位一百歲的老奶奶被孫女帶來我這裡看病，老人家其實身體很好，就是有一個習慣，每天睡覺前和起床後都要用手搓腳心，如果不搓，身上就不舒服。她的孫女覺得這可能是什麼病，所以就把老人家帶到我這裡。當時我想，這哪是病，這是她的身體在提醒她：養生的高升點就在腳心！腳心處是湧泉穴，搓腳心就是打開生命的泉源，讓生命之水灌溉全身，堅持搓就能長命百歲，如果不搓，身體還會以不舒服的方式提醒她，難道這不是老人家的莫大福氣嗎？

其實，最有福氣的人，就是生活中常常使用高升點來養生治病的人。

第三章 養生重點在求體內平衡

當疾病侵入人體時，不要胡亂求醫，因為能治癒它的藥就藏在我們身體的某個神祕位置，等待我們去挖掘。這個大藥就是高升點，按對高升點，就等同找到疾病的解藥。

當人體失去平衡的時候，就好比槓桿失衡，一端沉下去，另一端就升上來。沉下去的那一端叫「低沉點」，也就是病變點，而升上來的那一端就叫「高升點」，其表現特徵是非常敏銳，有壓痛感。

那如何以最簡單、有效的方式啓動人體自身的神奇免疫力，讓疾病快速痊癒並舒舒服服安養天年呢？

首先，要找對低沉點，如此就能找出病源；然後再找出高升點，並在上面施加壓力。透過大腦這個支點，高升點下沉後，另一端的低沉點便會上升，人體自然恢復相對的平衡狀態。這樣，病也就治好了。

例如，當腰痛或背痛的時候，腰背部就是低沉點，而與之相對應的高升點就會出現在兩腿窩裡，也就是委中穴附近。我們在腿窩裡找到有明顯壓痛感的那個區域，使勁按揉，把這個高升點按下去，低沉點就起來了，腰痛或背痛自然就會消失。

這就像槓桿原理，把失衡的一端按下去，疾病就會被按壓消失了。

一切疾病都會在人體特定位置上出現高升點，只要找對這些點，它都禁不起這麼一壓，而主要關鍵是能不能找到施力點。如果是急性的腰痛或背痛，按壓一次就能馬上見效；如果是慢性的，平時就得經常按壓，這樣再頑固的疾病也會慢慢消失。

本書介紹的取穴治療方法叫做「X形平衡法」，這裡的「X」存在於多處，上面的兩條線看上去就是一個「X」形，這是「X」的第一個含義。

當疾病侵入人體的時候，不要胡亂求醫，因爲，眞正能治癒疾病的大藥就藏在身體的某個神秘位置，正等待我們去挖掘。這個大藥就是高升點，按對高升點，就找到疾病的解藥。

養生也是如此。實際上養生也是在促進並保持人體的平衡，以便把疾病消滅在尙未成形的狀態。我們平常沒病的時候可以檢查自己身上幾個地方：腳心（即湧泉穴）、手心（即勞宮穴）、足三里、太衝穴以及腹部的中線，使勁按下去，如果有明顯的痠脹或疼痛感，這裡就是身體爲我們準備好的養生高升點大藥，堅持按壓，比吃任何補藥都好！

人體的疾病有輕有重。病比較輕的，高升點少，有的甚至只有一個；病比較重的，身上則會

X形平衡法示意圖

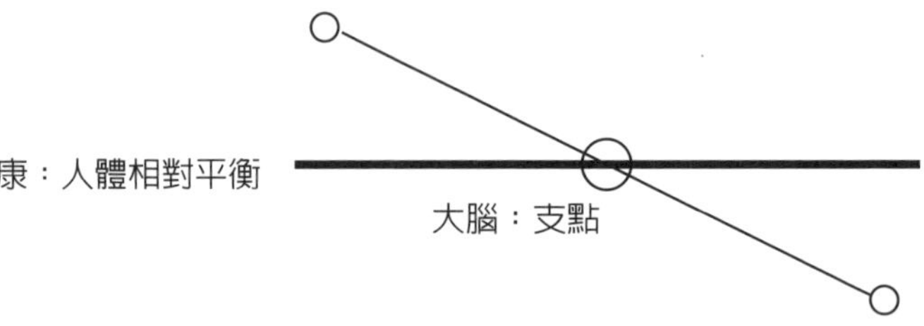
高升點：即取穴點。按壓此點，
可使低沉點上升。
健康：人體相對平衡
大腦：支點
低沉點：病變點。此
點上升，並可痊癒。

出現多個高升點，如果我們把這些高升點全部找到，並堅持進行按壓，無疑地從不同的角度一起用力去按壓疾病，療效自然會更好。這就好比一般的疾病，一味藥就能解決，複雜一點的疾病，就要多種藥物搭配使用了。不過，藥物搭配比較困難，而我們透過「X形平衡法」所取的高升點，卻非常容易掌握，即使是沒有任何醫學基礎的朋友，都可以很快學會使用高升點爲自己養生治病。

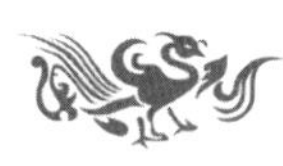

第四章 高升點與經穴的區分

當人體處於不平衡狀態時，身上會出現很多高升點，其中以手、腳、耳朵、手臂、腿上的高升點最為敏感和有效，而且這些地方的高升點會同時出現。那麼，治病是不是要把所有的高升點全部找來按壓呢？大可不必。擒賊先擒王，只要使用主要的高升點就行了。

經常有人問我：「你所說的高升點和傳統的穴位是什麼關係？人身上一共有多少個高升點呢？」

其實，穴位是人身上固有的，《黃帝內經》說人體共有三百六十五個穴位，後世醫家在實踐中又總結出很多其他的穴位，不管人體有沒有病，這些穴位都是存在的。而高升點不一樣，當身上有疾病或隱疾時，病變點低沉下去，高升點才會出現在人身上各個相對應的地方。每個人的身體都處於相對的平衡狀態，也都存在各種各樣、或大或小的不平衡，因此身上都會出現高升點，

腸胃點與足三里圖

手上的胃腸的點和足三里配合起來，就是一副神奇的健胃大藥。

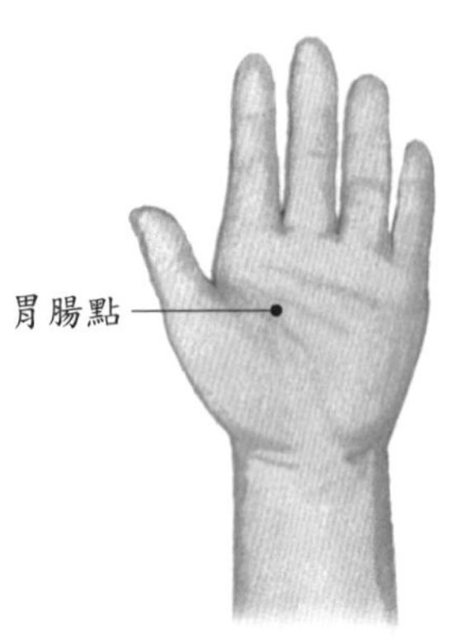

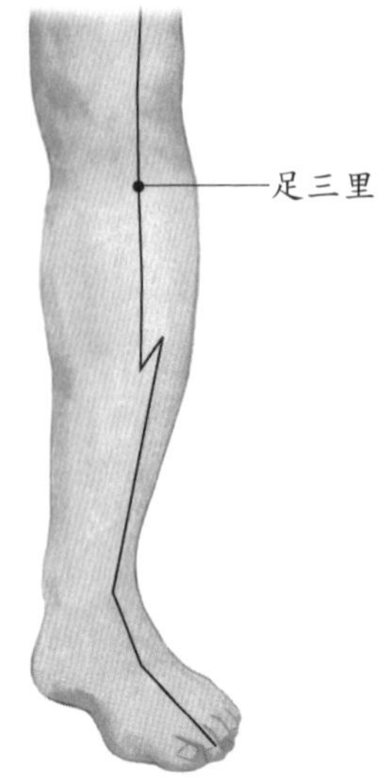

至於高升點出現在哪裡，就因人而異了。

很多高升點恰好出現在傳統的穴位上，也就是說，當某個穴位正好能治療人身上現有的疾病或隱疾時，它就是高升點。當然，高升點還可能出現在穴位以外的地方。例如，我們手上的胃腸點就不是一個傳統的穴位，當我們腸胃健康時，這個點平淡無奇；當腸胃出現問題，這個點就會出現壓痛感，它就成了治療腸胃的大藥了。一切腸胃疾病，不管寒、熱、虛、實，不管是胃寒還是胃火，只要這一點有壓痛感，它就有藥效。如果再配上足三里，效果會更明顯；因爲，這時足三里壓下去也必然有明顯的痠脹或疼痛，這也是治療腸胃病的大藥。

周爾晉先生在臨床中歸結出很多這樣

的點和這樣的配對，我會在後面一一介紹。而本書後面所列舉的，其實不是穴位圖，而是高升點分布圖，讀者可以按圖索驥，自行尋找治病的大藥。

當人體處於不平衡狀態時，身上會出現很多高升點，其中以手、腳、耳朵、手臂、腿上的高升點最敏感有效，而且這些地方的高升點會同時出現。那麼，治病是不是要把所有的高升點全部找來按壓呢？大可不必。擒賊先擒王，只要使用主要的高升點就行了。

我幫病人找高升點，通常只在手或耳朵上找，端視病人的情況來處理。像工作需花腦力的病人，手會很敏感，我就在其手上找高升點，只要病人堅持按壓，要不了多久，疾病就被按沒了。而對於那些整天很忙、雙手粗糙、穴位不夠敏感的病人，我會在耳朵上取高升點，效果同樣有效。

人體的穴位有三百多個，而真正能克敵制勝的卻只是少數；穴位是複雜的，而高升點是簡單的，誰都可以輕易找到！

那麼，有什麼方法能夠最快且最準地把這些高升點大藥一一從身體上找出來呢？

第五章　X平衡治療的原理

小小的鑰匙就可以打開一座巨大的宮殿，我們身上的高升點就是這把鑰匙。小小的秤錘，能壓住千斤的重物而讓秤桿保持平衡，人體也有這樣的秤錘，它就是高升點。

按照身體的本能，一般是哪裡疼就揉哪裡。例如，肚子疼就揉肚子，腳扭著了就揉腳，這樣做不能說沒有效果，但並非最佳方法。試想，那個部位都已經受傷、發生病變了，再去動它，豈不是很容易讓它進一步受到傷害？

根據按壓疾病的「槓桿原理」，我們可以不直接揉按病變部位，而是去刺激與疾病相對應的地方，也就是找到高升點壓。

高升點在哪裡呢？《黃帝內經．繆刺論》說：「夫邪客大絡者，左注右，右注左，上下左右，與經相干，而布於四末。」四末就是四肢。周爾晉先生根據《黃帝內經．繆刺論》，並結合自己多年的臨床實驗，發現了人體疾病的高升點主要集中在手、腳、四肢和耳朵上。這裡有一個口訣，可以作爲尋找人體高升點的準則：

上部有病下部平，下部有病上部平；
左部有病右部平，右部有病左部平；
中間有病四邊平，四邊有病中間平；
找到低沉高升點，平衡神力諸病平。

口訣的意思是：人體上部（如頭、胸、上肢等）有病，要在下部（如腹部、下肢）尋找高升點；下部有病，要在上部尋找高升點；左邊有病，要在右邊尋找高升點；右部有病，要在左部尋找高升點；中間（即五臟六腑）有病要在四周（即四肢）尋找高升點；四邊有病要在中間尋找高升點；只要找對高升點，就能啓動人體的神奇，把各種病統統治好。

例如，左手食指根部不小心扭傷了，只要到右腳第二趾根部去進行試探性的按壓，哪裡感覺最痛，那裡就是對應的治病高升點；堅持按壓這個地方，左手食指根部的傷痛就會明顯減輕。

左手上的傷，其治病的高升點必然出現在右腳上相應的部位，找到這個點後，透過按壓，傷痛就會好轉，這就證明了「上部有病下部平」和「左部有病右部平」的平衡療法理念。治身體上的其他病症時，都可以依此類推。

採用人體X形平衡法來治病養生，效果特別神奇。記得有一次，我的一個朋友不慎把左腳扭傷了，疼痛難忍，動彈不得。去醫院，醫生進行了常規處理，但很多天都不見好轉。後來他找到我，我照人體X形平衡法的原理，點按他右手背上的一個點，果然比較疼；我繼續按揉了一會，他說左腳的痛感開始減輕，試著走了一下，勉強可以，我便繼續按揉。第二天一大早，他打電話說左腳背外側全是紫色和紅色的淤血，但疼痛已大大減輕，而且左腳已經能自在行走了。

更有意思的是，還有位病人患有慢性頭痛，在別的醫院又是打針、又是吃藥，好幾個星期都沒好。後來在我這裡治療時，他提到一個現象，說每當他頭痛的時候，雙腳的腳跟也跟著隱隱作痛。我眼睛一亮，原來是他自己身上治療頭痛的高升點在「發布信號」！於是我告訴他回家後每天勤揉腳跟，並且堅持每天晚上用熱水泡腳。這一招太靈驗了，後來病人反映，頭痛的時候揉

關節炎取穴示意圖

按照人體X形平衡法，四肢上的傷痛，如關節炎、手癬、腳氣、燙傷、凍傷、扭傷等，都可以在對應的部位尋找高升點。

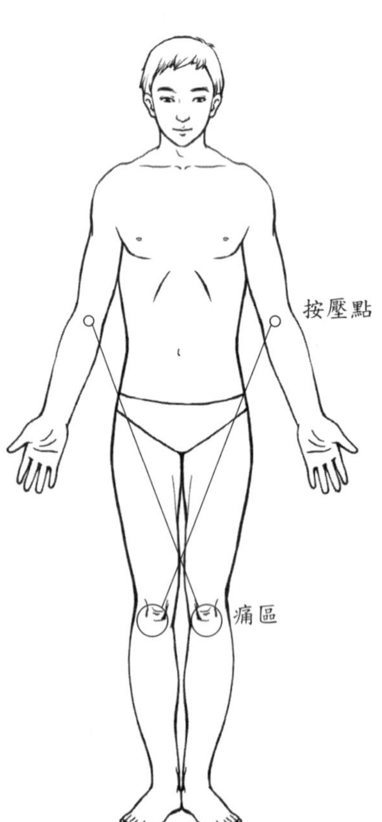

腳跟，非常舒服，痠、麻、脹、痛，各種感覺都有，揉了不到二十分鐘，忽然發現頭不疼了。我想，這不正是「上部有病下部平」嗎？

根據手足、四肢結構的模糊相似性，人身體有病，在對應部位就一定能找到高升點，按壓高升點，就能治好病。像四肢上的傷痛，如關節炎、手癬、腳氣、燙傷、凍傷、扭傷等，都可以透過這種方法找到高升點按壓，並迅速好轉。

所謂「對應的部位」，科學一點的講法就是一種「全息對應」。「全息對應」是山東大學著名教授張穎清先生於一九七三年提出來的。這個理論認爲：任何一種生物體相對獨立的部分都包

腰痛區示意圖

腰椎病的高升點在兩臂臂彎後下側和兩腿腿彎後下側。

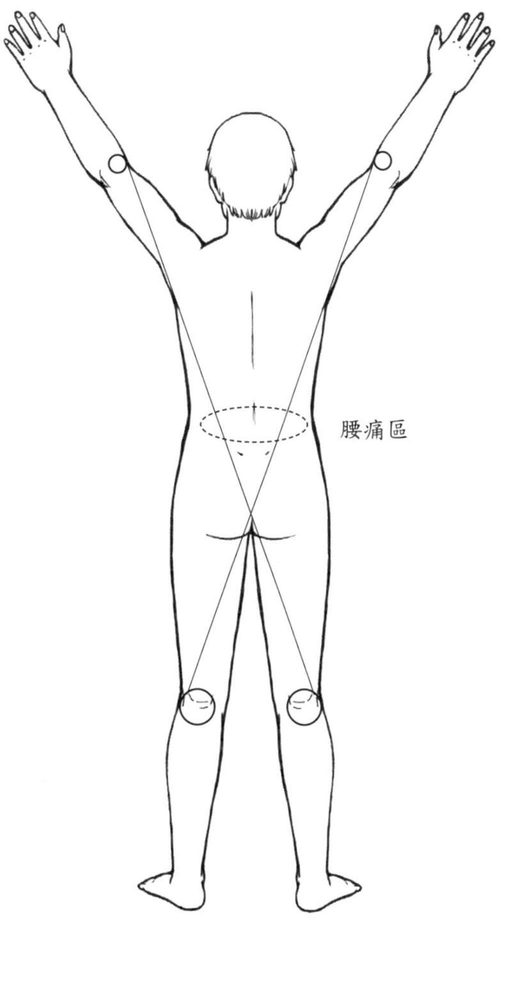

人體全息對應圖

人體的局部與整體是全息關係對應的，人體是一個相互關連、處處呼應的整體。

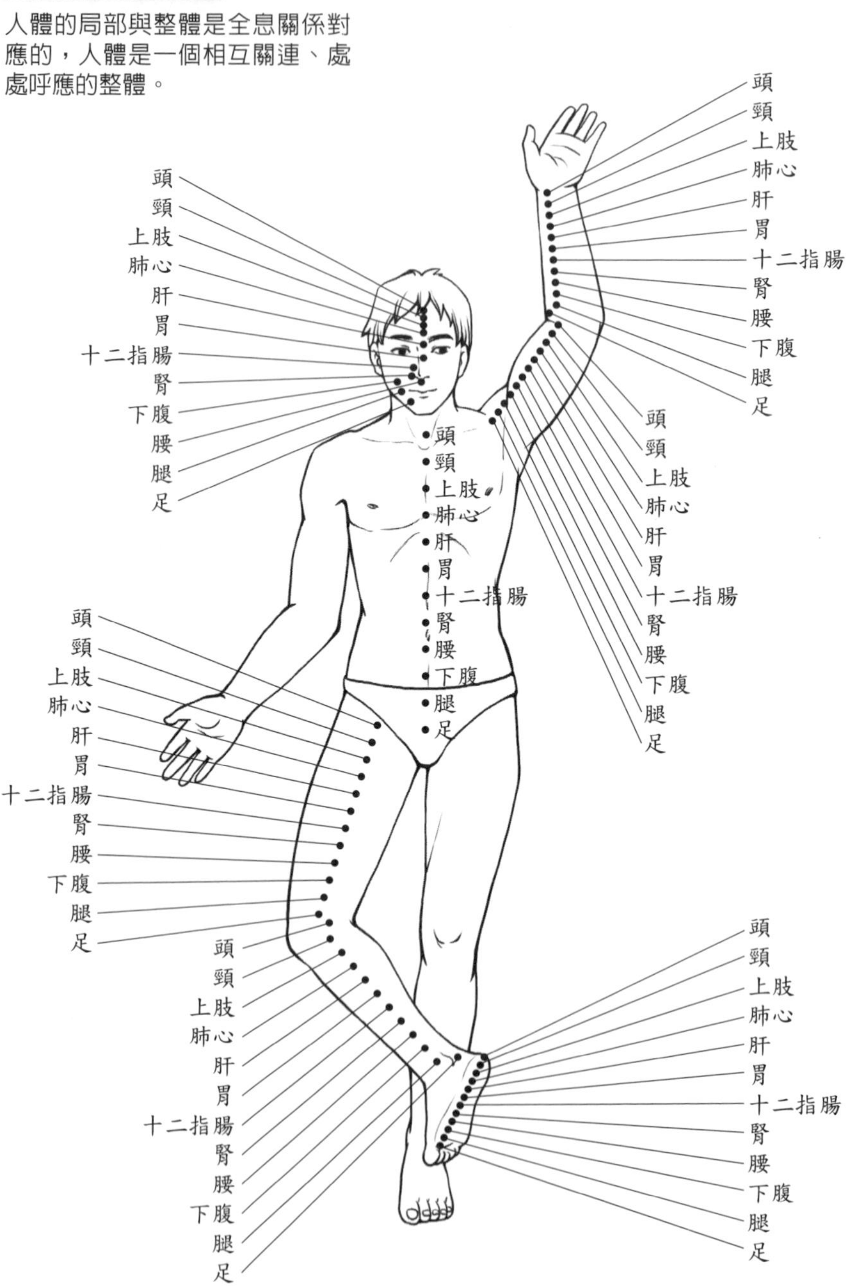

含著整體的資訊。每一個細胞都包含著生物體的全部資訊；每一片樹葉、每一根樹枝都是整棵大樹的縮影；人體的每一個部分，都包含著全身的資訊，都與整體相對應。

既然人體的每一個局部都包含了人體的全部資訊，那麼，人體的每一個局部也都是對應的，它們之間是互相影響的。不僅和手腳互相對應，全身與手、腳也有對應關係，同樣，人的全身與耳朵、耳朵與手、腳也都有對應關係。例如：耳朵的中部對應於人體的中部，所以，處於人體中部內臟的病變就會在耳朵中部出現信號，這個信號就是高升點；另外，人體的頸項如同人體的手腕、腳踝是全息對應部位，所以頸項上的一切疾病都可以在手腕和腳踝上找到高升點；人體的腰部和肘關節、膝關節是全息對應部位，所以腰部的疾病可以在肘關節和膝關節上取高升點加以治療……

千萬別因爲這些對應點太容易找就小看它們。要知道，這些高升點只要用得精確、到位，許多病都可以輕而易舉地被自己治好。以前，有位病人得了腰椎病不能行動，他的家人慕名請周爾晉先生去治療，周先生用「中間有病四邊平」的理論，在病人兩臂臂彎後下側和兩腿腿彎後下側各取疼痛點，按壓不到八分鐘，又取相應的耳穴按壓了一至二分鐘，病人應手而起，轉眼間就可以下床行動了。

小小的鑰匙就可以打開一座巨大的寶殿，我們身上的高升點就是這把鑰匙。小小的秤錘，能壓住千斤的重物而讓秤桿保持平衡，人體也有這樣的秤錘，這正是高升點。

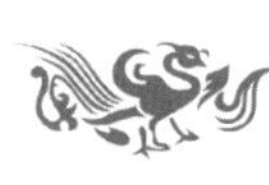

第六章 四肢與經脈的關係

四肢和耳朵才是真正暗藏大量靈丹妙藥的人體大藥庫！透過刺激它們來治病，效果真的不可思議，而且沒有任何副作用，療效深入且持久。

四肢貫穿人體的陽氣，十二條經脈中的六條陽經，全都是從手指或腳趾的末梢開始循行，繼而進入五臟六腑。手指和腳趾透過這些經脈通道直接跟臟腑相通，所以對各種感覺都非常敏銳。為什麼說「十指連心」呢？就是因為我們手部的觸感，比身體其他部位來得靈敏，如果手受傷，絕對比身上其他部位受傷更痛。

四肢和耳朵等一些部位都屬於人體的末梢，末梢是最敏感的，一旦受到刺激，有一點變化馬上全身就有反應，所以，透過觀察耳朵、手足等人體末梢，可以瞭解自己的身體狀況，刺激這些末梢，就可以把疾病找出來，並且治癒。

西醫認為，人體的這些末端匯集著大量的末梢神經，所以非常敏感，受到刺激後，這些刺激會隨著神經傳送到身體的其他部位。但在中醫看來，末端其實是經絡的末端，十二經脈都是從手或足的末端起始，十二條經脈上的大穴、要穴也全部集中於四肢。四肢是與臟腑息息相關的地方，如果把每一個臟腑比做一頭牛，那麼經絡就是拴住這些牛鼻子的繩索，而這些繩索的另一端都繫在四肢上了。

四肢是人體陽氣必經之路，《黃帝內經》書上說：「四肢者，諸陽之本也。」人體要想不生病，就要陰陽平衡，最重要的就是陽氣要發揮作用。陽氣，就是人身上的正氣，要想陰陽平衡，首先要陽氣正常、像太陽一樣普照人體的五臟六腑。所以，刺激經絡的末端就是在激發人身上的陽氣。

然而，四肢和耳朵才是真正暗藏人間靈丹妙藥的人體大藥庫！透過刺激人體的這些末端來治病養生，效果眞的很不可思議，不僅沒有任何副作用，療效還深入且持久。當然，人體的頭上、背部、胸部等其他部位也都存在著很多藥效極好的高升點，這都是我們人體的寶藏，在本書後面，我會選擇最有效的部分介紹給大家。

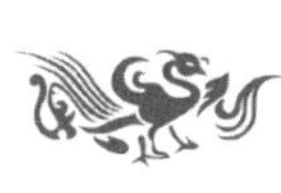

第七章 人體十二條經絡與X平衡治療點

尋找高升點，要根據規律去試探，沿著經絡尋找是最基本的方法之一。

人體的大藥——高升點不是胡亂長在身上的，更不是藏得很深毫無規律可循。在這裡，教你一個最省事的方法，就是沿著經絡去尋找高升點。

人的手上有六條經脈，分布得極有規律，前臂偏外爲肺經，後臂偏外爲大腸經；前臂偏內爲心經，後臂偏內爲小腸經；前臂的中部是心包經，後臂的中部是三焦經，它們都是兩兩相對應的。

由此，我們可以把上肢分成兩個部分：肺經向外一直到大腸經之間的區域，堪稱肺部大藥田，一切肺部系統的疾病，如咳嗽、氣喘、咽喉疼痛、咽炎、氣虛、氣短、鼻塞、胸痛、痰多、嗓子啞、鼻血、哮喘等，都可以在這個區域找到大藥來治療；如果要調養肺部，也能在此處採擷到人體大補藥。心包經向內直到三焦經之間的區域是管心的，心血管系統、精神系統的問題，如心律不整、高血壓、心絞痛、心煩、失眠、驚悸、精神萎靡等，就得到這一區域來挖藥，尋找高

手部6條經脈圖 上肢有6條經絡，分布在前臂心包經和後臂三焦經之間區域的敏感點，可以防治心系統疾病，肺經和大腸經之間區域的敏感點能防治肺系統疾病。

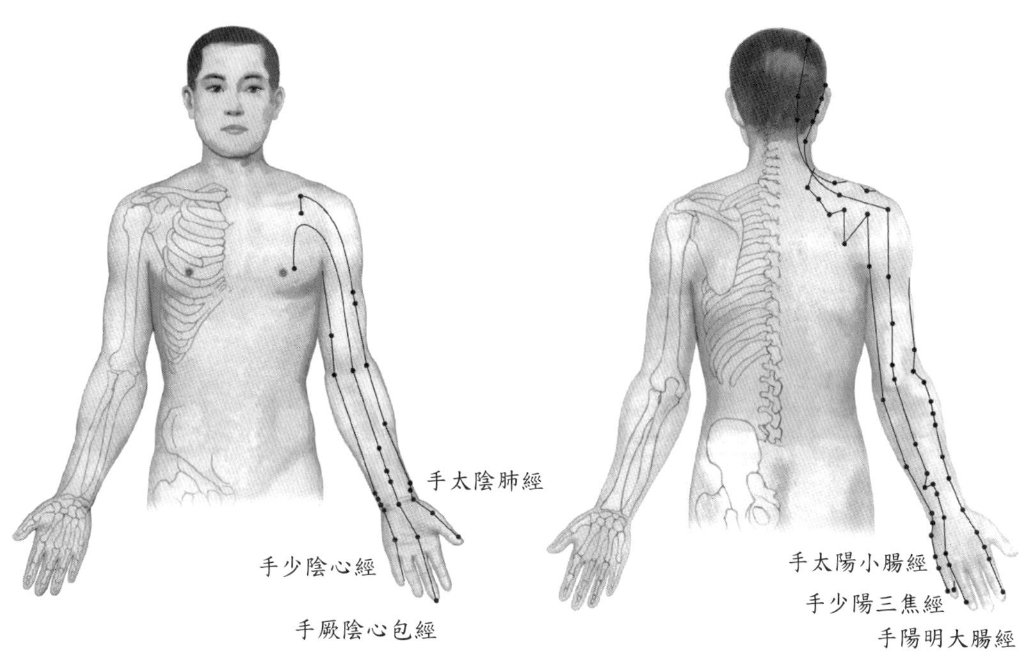

升點了；這一區域，是養心治心的大藥田。在這個區域進行試探性按壓，哪裡最有痠、麻、脹、痛的感覺，那裡就是最能發揮藥效的高升點。

人腿上的經脈看起來好像稍微複雜點，但只要我們將其劃分為兩個區域，就非常簡單了。下肢後側和內側的區域，是腎經和膀胱經的循行所在，與腎和膀胱相關的任何疾病，如尿頻、尿急、水腫、性功能低下等，都可以在這一區域找到大藥來治，這裡更是養腎的仙藥田。

下肢的前側和外側，是肝經、膽經、脾經、胃經的循行之處，這裡是調養和治療消化系統疾病的大藥田，像腹痛、腹脹、乾嘔、消化不良、泄

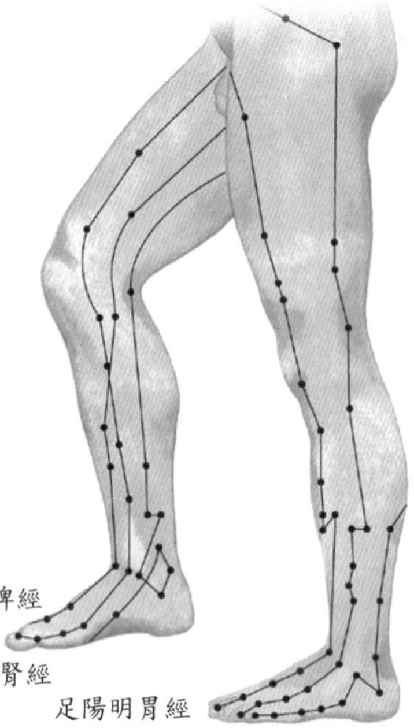

足太陰脾經
足厥陰肝經
足少陰腎經
足陽明胃經
足少陽膽經　足太陽膀胱經

腿部6條經脈圖

腿部也有6條經通過，匯集著人體祛病的大藥。

瀉等病症，都可以在這一帶找到高升點來治療。另外，肝膽與消化系統緊密相連，《金匱要略》說「肝病實脾」，肝膽的病變在消化系統會表現得非常明顯，所以肝膽上的病也可以透過治療脾胃來解決。

一位患慢性胃病的病人曾經問我：「按理說，胃痛要在腿上的胃經上找高升點，我來回找一遍，沒有發現特別有壓痛的地方啊，這是怎麼回事呢？」我說：「你爲何不試試心包經呢？」我拿起他的一隻手，在他心包經上的內關穴上輕輕一按，他就疼得受不了。其實，內關就是治療他胃痛的高升點，我讓他自己按壓，一會胃痛就減輕了。這個案例說明，高升點有時候不會一直固定在那裡，如果在本經上沒有找到高升點，不妨就用五行相剋的思路，到其他經脈上去找。

例如，腎水系統的疾病，我們首先要在腎經、膀胱經和督脈循行的部位去找高升點，但同時我們也要想到：金生水，肺在五行中屬金，在手臂上肺經循行的部位可能有該病的高升點；水生木，肝在五行中屬木，在肝經循行的部位，也可能出現該病的高升點。

再例如，腸胃不好、沒胃口的時候，我們要先在脾經、胃經上找高升點；此外，高升點還可能出現在心經或心包經上，如心包經上的內關就是治療胃痛的特效高升點，因爲心屬火，火生土；脾胃病的高升點還可能出現在肺經上，因爲土生金，肺爲脾之子。

總之，「實則瀉其子，虛則補其母」，就是養生袪病的原則。如果我們能判斷該病的虛實，那麼在其他經脈上找高升點就要簡單得多；如果不會判斷，也沒關係，大不了多按一些部位，多找一陣子，也還是能找到的。

值得強調的是，人體X形平衡法還教給我們一個技巧：根據一個高升點可以迅速找到其他高升點。如治療慢性胃病，我們在腿上足三里的位置找到了一個高升點，就可以到手臂上相對應的位置手三里附近去找另一個高升點，這樣療效會更爲迅速；治療頭痛，在手上的合谷穴上取到了一個高升點，接著在腳上對應的位置，也就是太衝穴上去找另一個高升點。這樣，雙足三里配上雙手三里，雙太衝配上雙合谷，正好都可以連成一個X形。這是「X形平衡法」中「X形」的另一個含義。

雙手足三里、合谷與太衝圖　雙足三里配雙手三里，治慢性胃病效果好；雙太衝配合谷，可迅速治好頭痛。

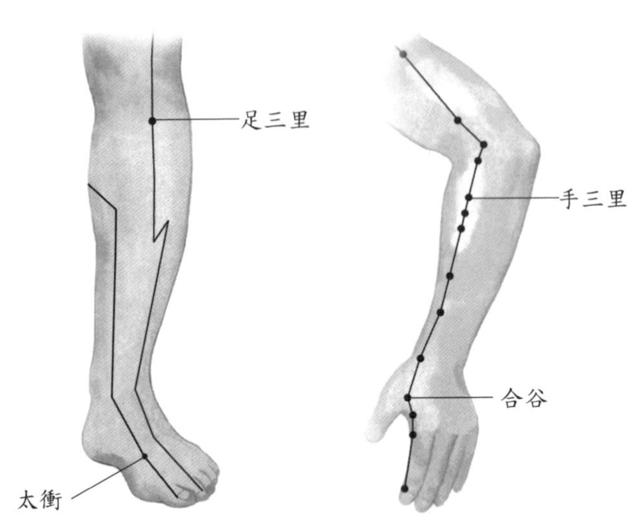

此外，人體背部的經脈也很特殊，膀胱經從上到下分布著肺俞、心俞、膈俞、肝俞、膽俞、脾俞、胃俞、三焦俞、腎俞、大腸俞、小腸俞、膀胱俞等一系列「俞字型大小」穴位，它們都與相關的臟腑緊密相連。

沿著後背上的膀胱經，我們可以找到治療和調養所有臟腑的高升點。例如，咳嗽就在肺俞找高升點；心慌、心煩就在心俞或心包俞找高升點；拉肚子就在脾俞、胃俞、大腸俞和小腸俞找高升點……。如果有痠、麻、脹、痛等感覺，那它就是高升點，繼續按；如果沒有，就不是，再另找，非常簡單。

膀胱經圖

背部是塊「俞字號」大藥田，可以防治眾多常見病症。

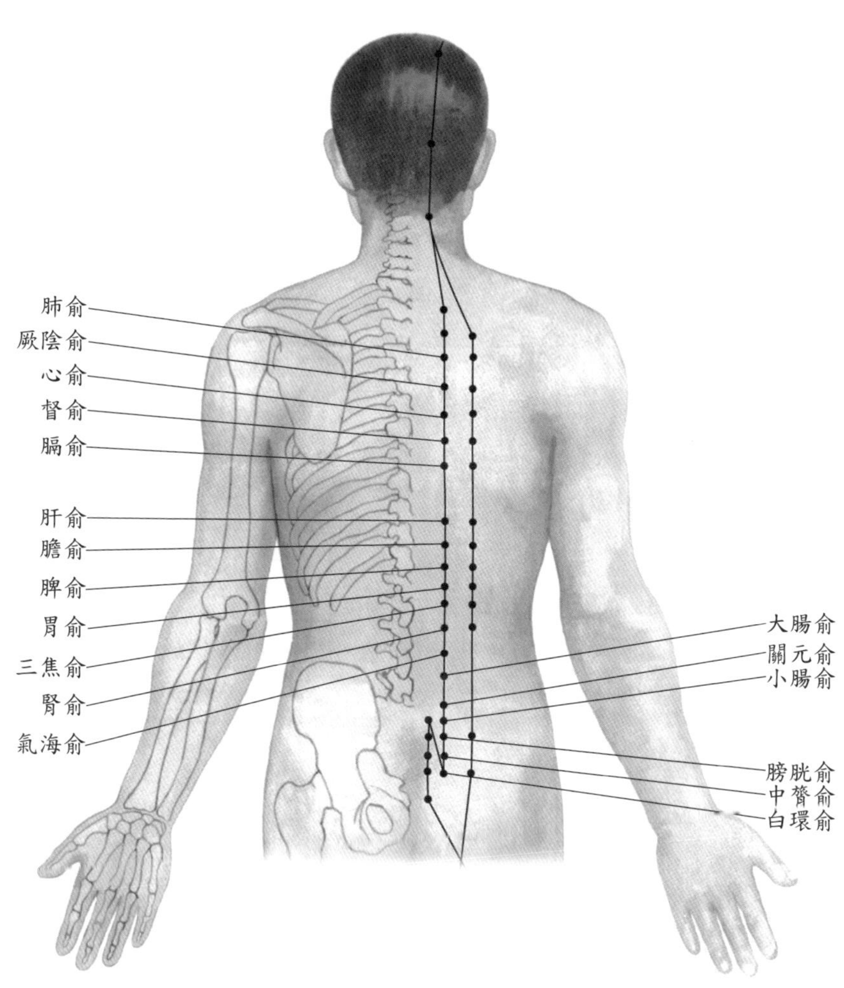

第八章　八會穴與十二原穴

原穴、會穴、郄穴、背俞穴和下合穴，都是非常重要、非常好用的穴位，它們就是穴位和高升點合而為一、同氣相求、齊心對付疾病的大藥，其療效常常是一點到位。

高升點以按上去有無痠、麻、脹、痛等明顯感覺爲判斷其效果的標準，那麼，是不是傳統的經絡學、腧穴學在「人體X形平衡法」面前都沒用了呢？實際上，人體X形平衡法非常注意汲取傳統中醫學的優點，在它看來，很多高升點恰好就在傳統的穴位上。所以，大家如果熟悉自己身上一些常用的穴位，養生治病就會如虎添翼。

例如，身上的原穴、會穴、郄穴、背俞穴和下合穴，都是非常重要、好用的高升點，也就是穴位和高升點合而爲一、同氣相求、齊心對付疾病的位置，其療效常常是一點到位。我先以十二原穴和八會穴爲例，其他幾類高升點在後面將陸續介紹。

八會穴圖

八會穴彷彿是人體八大軍區的八位總司令，使用它們來養生祛病，迅速起效。

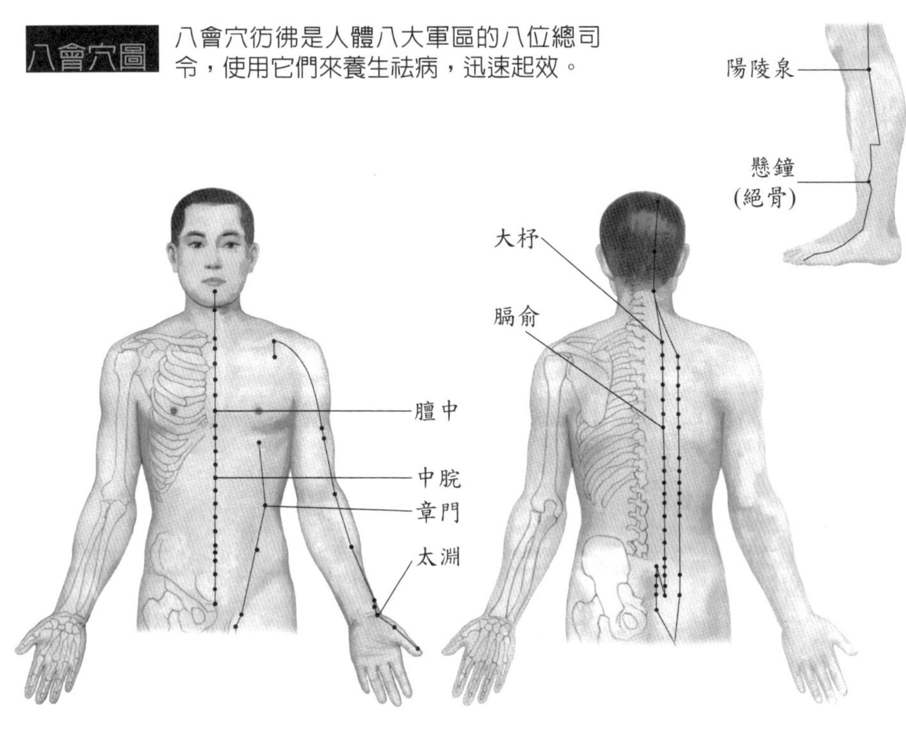

❶八會穴

有個打嗝的病人，一天到晚每隔一分鐘就要打嗝一次，非常痛苦，找了很多醫生都沒有效果，最後到我這裡。我讓他把上衣解開，在他兩乳連線的中點用手指按下去，問他有什麼感覺，他說：「沒有什麼感覺。」於是我把手指往下方挪動了大概零點三公分，病人馬上說：「這個地方痠痛。」我吩咐他說：「那你就多按揉這個地方。」他按揉後，又打了兩次嗝，接下來就不打了。最後，我給他開了一些簡單的藥，讓他回家服下以鞏固療效。

送走病人後，在場的那些學生不解，紛紛問這是為什麼？我說：「剛才是在病人膻中穴附近取到了打嗝的高升點。膻中是什麼穴？是八會穴中的氣會，對一切與氣有關的病都有療效。打嗝不就是肚子裡有一股氣順不過來嗎？所以在膻中這一帶必定有治它的大藥，這只是八會穴中的一個，其餘七個，你們自己回去查書吧！」

其實，八會穴相當於人體八大軍區的八位總司令，它們總攬各自軍區內的一切事務。這八大軍區分別是：臟、腑、氣、血、筋、脈、骨、髓等八會，就是精氣匯聚的意思，人體這八大組織的精氣分別匯聚於這八個穴。五臟的精氣會於章門，章門通治五臟本身的病，雖然一切疾病都與五臟相關，可一旦病勢深入到五臟本身，這時候就會變重病，需要以章門爲高升點進行調理；六腑的精氣會於中脘穴，中脘通治一切腑病，如腸炎、胃炎、痢疾等；筋的精氣會於陽陵泉穴，所以，陽陵泉通治一切與筋有關的病，如關節炎、抽筋、骨節痠痛、頸椎病、腰椎病等，因爲這些疾病往往都是骨頭之間的筋出了問題。依此類推，與血有關的病可以用膈俞穴來治療；與經脈有關的疾病可以用太淵穴來治療；與骨相關的疾病都可以用大杼穴來治；與髓相關的疾病都可以用懸鐘穴來治療。其對應關係如下表：

八會	穴名
臟	章門穴
腑	中脘穴
氣	膻中穴
血	膈俞穴
筋	陽陵泉穴
脈	太淵穴
骨	大杼穴
髓	懸鐘穴

人的病是千變萬化，有的可能是筋骨同病，有的可能更複雜，所以一個穴位的藥效也是有局

限性的，只要此穴按下去有痠、痛、麻、脹等感覺，它就是治病的大藥，即使不能馬上把病治好，也能緩解症狀，如果能長期堅持按壓，治癒是絕對有希望的。

❷十二原穴

與八會穴相似的還有十二原穴，它們相當於人體抗病核心兵團中的十二名大將，負責在關鍵時刻衝鋒陷陣。《黃帝內經》中說：「五臟有疾也，當取之十二原穴。」這句話明確指出，五臟有疾病，就得取十二原穴來治。但這只是表面的意思，深入地看，臟和腑是相表裡，病在腑，說明病勢還不是太深，病情還不太嚴重；病在臟，就說明病勢已經很深，相對病情已經很嚴重了。所以，「五臟有疾」，泛指大病。十二原穴是治大病的穴，並非專門治五臟的病，實際上，五臟六腑的病它也都能防治。

五臟六腑的原穴見下表：

五臟	原穴	六腑	原穴
肺	太淵穴	大腸	合谷穴
心	神門穴	小腸	腕骨穴
心包	大陵穴	三焦	陽池穴
脾	太白穴	胃	衝陽穴
腎	太溪穴	膀胱	京骨穴
肝	太衝穴	膽	丘墟穴

十二原穴圖 十二原穴可以通治包括五臟疾病在內的各類頑病，牢牢守護我們的健康。

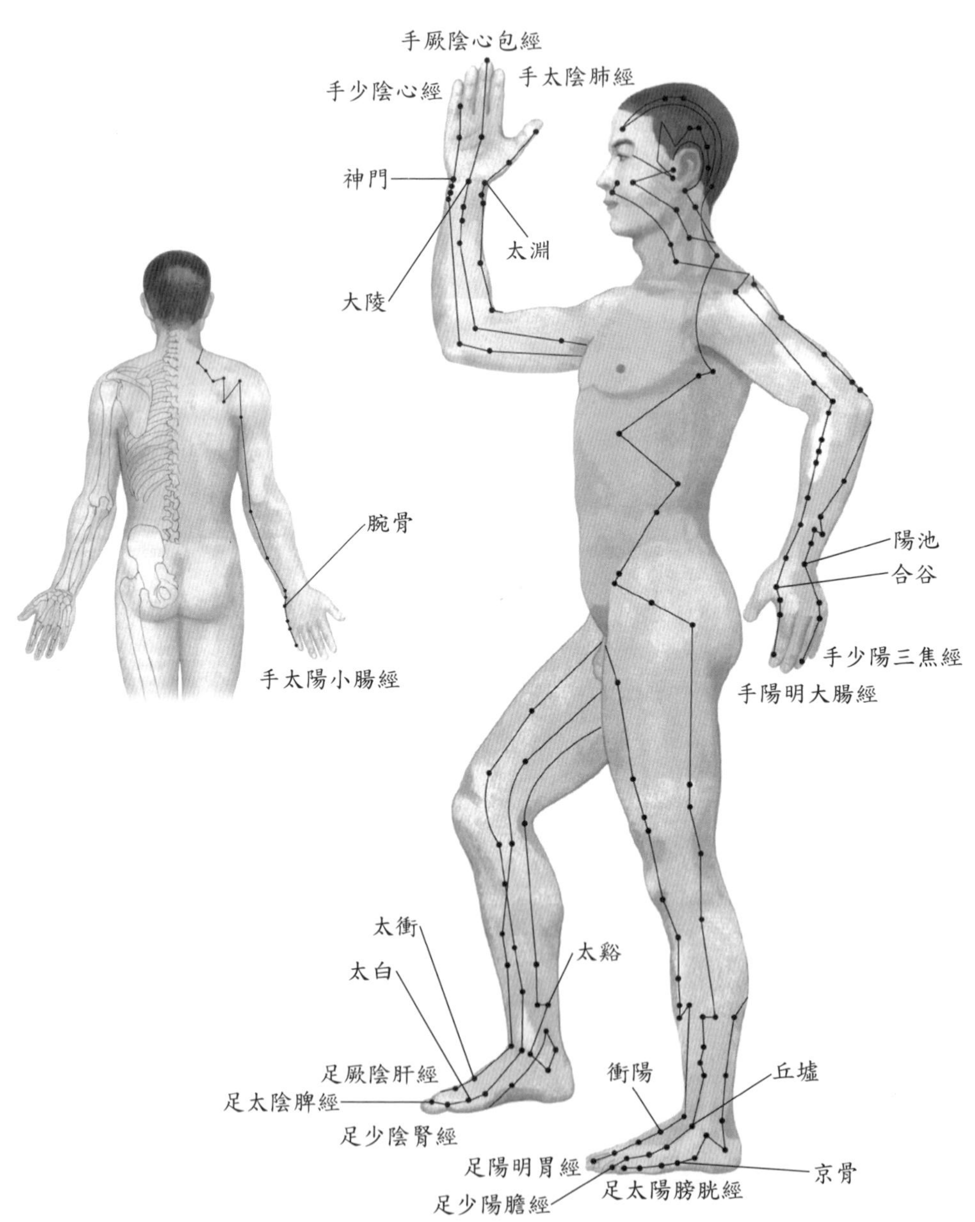

從上表可以看出，太淵穴和合谷穴能治人體的肺和大腸方面的頑疾，如慢性的咳嗽、哮喘、肺痛、痰多、大便乾硬、便秘等。

神門穴、腕骨穴、大陵穴、陽池穴能治與心臟相關的疾病，如精神不振、臉色蒼白、心跳過速、心慌、血壓偏高、胸悶等。

太白穴和衝陽穴可治脾胃系統的大病，如腹瀉、慢性便溏、消化不良、長期羸瘦等。

依此類推，十二原穴其實都是古人早就爲我們找好了的高升點大藥。

原穴爲什麼會有如此大的作用呢？原，就是原氣，是人體生命活動的原動力，原氣通過三焦運行於臟腑，是十二經的根本，而原穴就是腑臟原氣的停留之處。腑臟有病變時，原穴就會有反應，而針刺或按壓原穴，就能使三焦原氣通達，從而激起正氣，抵抗病邪。

第九章 高升點就是「阿是穴」

一種疾病可能會出現許許多多的高升點，有的按上去非常刺痛，有的按上去很痠，這時候，就應當取那幾個按上去最有感覺的點，治病養生最有效！

有一次外出開會，和我同行的朋友老是精神不濟，雖然他也懂醫理，但一直找不出原因。後來他在洗臉時無意中發現耳垂上有一個小小的結核物，就來問我。我看了看這個結核物在耳垂中部，按照耳穴的分布，是在眼點上。當時我問他眼睛有沒有不適，他說沒有。於是我讓他使勁揉這個點，他忍痛揉了一上午，中午就覺得精神好多了。他自己也覺得很奇怪，我跟他開玩笑說：「你耳朵上長了一顆藥，專治你的萎靡不振！」當疾病來臨的時候，很多高升點會主動顯示出來，以疼痛的方式提醒我們去發現它，這時，我們先不用去管是什麼病，直接按壓就對了。但有些的高升點還是需要透過經絡、對應位置尋找。

如何才能精確地找到這個點呢？很簡單，只要我們確定身體部位用手指按壓，哪裡有明顯的痠、麻、脹、痛等，那裡就是高升點。這種明顯的感覺，最常見是壓痛，有的高升點按壓下去痛得鑽心，有的高升點按下去不一定很痛，而是痠脹。總之，高升點是很敏感的部位，如果按遍了各個部分還沒找到敏感位置，那可能定位有偏差，可以再試其他部位。

如此說來，人體全身各處都有可能是高升點，取點、配點的方法也會變得非常簡單。

唐代「藥王」孫思邈發現人體的「阿是穴」。阿是穴並不是某個固定的穴，全身任何一個部位都有可能是阿是穴。爲什麼叫阿是穴呢？因爲，當醫生的手按在這個穴位的時候，病人會痛得叫「啊」，這就是要取的穴了，而這個阿是穴就是我們要找的高升點。

「人體X形平衡法」是把阿是穴與普通穴位同等對待，在它看來，全身任何地方都可以是穴位，治病的人不用死記硬背哪條經上有哪些穴，有什麼功效，哪種病要取哪幾種穴等，只要先找對一個大體的部位，然後再用手指在這個部位進行試探性的按壓，就能很快找到治病的大藥——高升點。就像上面例子提到的，有時候高升點上明顯出現一個條索狀或米粒大小的凸起物，按上去非常疼，這就是我們要找的高升點了。

總之，人體哪個部位按壓上去有感覺，就表示你已經取到正確的高升點。放心按壓吧！一種疾病可能會出現許多的高升點，有的非常刺痛，有的很痠，這時就應當取幾個按上去最有感覺的點。等我們把這些點按到沒感覺後，就會發現身體上的任何不適都消失不見了。

第十章　相信身體發出的信號

每一個使用內藥的人，都需要經過一個培養信心的階段。信心越大，我們越能堅持、體會和探索，人體大藥的效果也就越明顯。

我有一些朋友，年齡都不大，有錢、有事業、有地位，屬於典型的成功者，但多年的勞心費神破壞了他們身體的相對平衡，使他們的身心都處於不健康的狀態，有人甚至成爲醫院的常客。我經常給他們進行一些調理，或提出一些建議。絕大多數建議或治療他們都能接受，唯獨按壓穴位治病，他們總半信半疑而且不能堅持。剛生病的時候更是如此，你教他按壓穴位，他心不在焉地按幾下，說：「這樣按按手腳、捏捏耳朵，會有用嗎？」我也不說什麼，因爲如果說「有用」也等於沒說，我知道他不會聽我的，因爲他生怕耽誤了治療。

由於沒有親眼見到效果，以及對西醫的相對依賴，很多人對自己身體反應出的療方信心不足，這情有可原。所以即使是我的那些朋友生病了，尤其是重症急病，還是得上醫院接受常規的治療，在治療的同時，我會教他們在自己身上尋找高升點，堅持按壓，不斷體會。這與西醫治療毫無衝突，並且能抑制病情，加速康復。慢慢地，他們就能體會人體內藥的神奇，對此也就會感興趣，往後身體稍有不適，他們就會先考慮如何在自己身上找出高升點來進行調理。

無論服用什麼藥，都貴在堅持，只服用一兩次，效果是會不明顯的。醫生開的藥，一般人都會按時按量服用，如服用某西藥須一天三次，每次兩粒，或某個名中醫開個藥方，要連服二十劑，我們都會照辦。爲什麼會這樣做？因爲我們和身邊的人都對這些藥有信心，相信它們是用來治病的，在這種情形下，通常都能夠堅持進行。大家對內藥的態度，也須如此才會有好的療效。使用內藥，只要對症，而且能夠堅持，一定會有明顯的效果。等看到效果，信心自然會大增，這時候，爲了養生治病，就會堅持使用內藥了，而身邊的家人、親戚、朋友、同事看到了，也會跟著使用自身的大藥來養生祛病。

所以說，每一個使用內藥的人，都需要經過一個信心培養的階段。信心越大，我們越能堅持、體會和探索，人體大藥的效果也就會越明顯。

第十一章 做自己的醫生

健康的時候要注意不要使身心失去平衡，這就是養生；生病的時候要想辦法使身心恢復平衡，這就是治病。懂得這個道理，我們不僅是自己的醫生，而且還算得上是一個能「治未病」的「上醫」，這難道不是人生最大的幸福嗎？

通常人們認爲醫生是專門治病的，所以非要生病才會去找醫生，甚至某些醫生也這樣認爲。有很多醫生自己平時也不注意健康，總以爲得了病不要緊，自己能治療，結果等到病情嚴重候，自己也亂了方寸，不知如何是好？

實際上，醫生有兩大職責，首先是教人養生，其次才是爲人治病。會養生，意味著把疾病扼殺在萌芽階段，消滅或減少得病的可能性。因此，《黃帝內經》中講「上工治未病」，意思是病還沒有表現出來，上等的醫生就治好了，這便是養生之功。如果非得等到生病了才採取治療，非得等到各種化驗結果出來後才知道怎麼治，那就太晚了，就是「下工」。

與一個好醫生做朋友是人生一大幸福：他會經常給一些健康建議，讓你受用無窮；當身體出毛病，打個電話給他，他就會匆匆趕來。然而，良醫難遇，即使有好醫生做朋友，也不可能天天和你在一起，不可能對你身體的每一個狀況、每一種變化都瞭若指掌。所以最好的醫生莫過於自己。做自己的醫生不難！只要掌握人體平衡的規律和調節方法就可以了。

人體本來是能長期維持相對平衡的，因為，自然在相對的平衡中平穩地運行，所以白天黑夜準時交替，一年四季寒來暑往，周而復始，人體與天地相應，如果能在自然的節律中按部就班，凡事不過度，適可而止，那麼，人體的相對平衡狀態就不會輕易被破壞。

然而很多人總是有意無意地破壞自身的相對平衡，如體力透支、暴飲暴食、寒熱失當、房事過度、起居無常、情緒氾濫等，都會傷害身體，引發疾病。因此，我們想要健康、不生病，不需要什麼高深的養生知識，只要認定「保持人體相對平衡」的宗旨就可以了。對一切可能破壞人體平衡的事情都要慎重，像飯吃太多、酒喝過量、熬夜、著涼、勞累過度等，這些都會破壞人體相對的平衡，應該儘量避免。但這種情況有時候又是不可避免，那怎麼辦呢？沒關係，就算平衡暫時被破壞了，我們只要挪出足夠的時間來修復這種損傷，讓平衡恢復。但，如果人體出現了不平衡還不及時調整，一旦不平衡成為常態，必然會讓健康亮起紅燈，導致各種疾病叢生。

養生就這麼簡單。如果因為工作忙，晚上不得不熬夜加班、勞心費神，那麼從第二天白天開始，就得好好調整。你可以放鬆，午睡稍微延長一點，而晚上一定要按時入睡，如果提早有睡意就要提前睡，這樣才能修養好精神。中國人自古講究睡「子午覺」，子時在晚上十一至凌晨一點，午時是中午十一至一點，子時陰極而一陽生，午時陽極而一陰生，這兩個時辰是陰陽交替的時候，人最好在睡夢中度過，才能使身體得到最好的休息。另外，午睡是補心，子睡是補腎水，這兩個時辰處在睡夢中，就是心腎同補，最能緩解人的疲勞。

如果情緒波動大，身體也會失去平衡。這時應該及時調整，讓心靈回歸到寧靜而喜悅的狀態；如一味沉浸在惡劣的情緒中，最容易惹病生災。此時，可用雙太衝穴配雙合谷穴，就能馬上把壞情緒調整過來，每個點按揉三分鐘，就能感覺心平氣和、神清氣爽。如果已產生很多惡劣的情緒，也不要緊，就按壓後背的膈俞穴，它是專門挽救惡劣情緒對身體的傷害。

心態調整好，並在身上尋找幾個適合自己的養生高升點，經常使用，便可達到良好的效果。例如：失眠，可以揉一揉耳垂，因爲耳垂上聚集著皮質下、興奮點等好幾個治療失眠的高升點；感覺四肢乏力的話可以搓一搓耳朵的最外緣，因爲這一帶聚集著治療人體手足的高升點⋯⋯。總之，人體所有的小毛病都可以用這種簡單的方法來治療，這樣身體自然就遠離疾病。

如果是一些小傷小病，不想上醫院；或是慢性病，不需要要住院；或是奇病、怪病，連醫生也沒辦法，那就得完全靠我們自己了。只要想辦法激發人體自身的大藥，並且堅持按照本書中所講的方法進行操作，往往就會出現奇蹟！

另外，除了按壓高升點，我們在飲食、起居、情緒等方面還要積極配合。

太衝、合谷、膈俞穴圖

按揉雙手太衝和合谷各3分鐘，可讓人心平氣和、神清氣爽；按揉後背兩側膈俞3~5分鐘，可以令人從壞情緒中走出來。

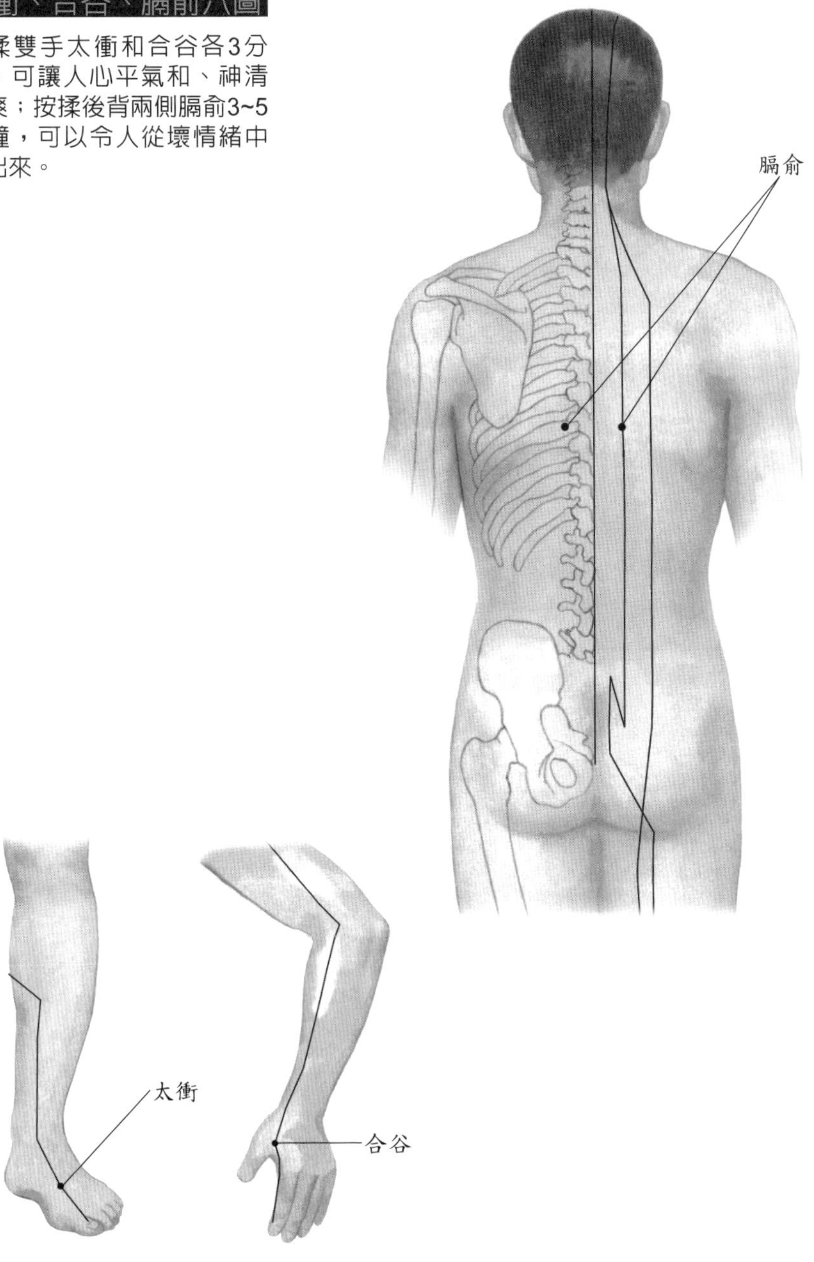

健康的時候要注意不要使身心失去平衡，這就是養生；生病的時候要想辦法使身心恢復平衡，這就是治病。懂得這個道理，我們不僅是自己的醫生，更算得上是一個能「治未病」的「上醫」了，這難道不是人生最大的幸福嗎？

第二篇

耳朵上的大藥田

耳朵雖為人體的一個小部分，僅占人體總面積的百分之一，然而卻有著維護全身健康的重要作用。《黃帝內經 靈樞篇》說：「耳者，宗脈之所聚也。」宗，就是「總」、「全部」的意思，人體全部經脈、絡脈都聚集到耳朵上。耳為全身經絡分布最密的地方，十二經脈、三百六十五絡脈都與耳朵有密切關連。

而且，《黃帝內經》上還說：「腎開竅於耳」。耳朵形狀與腎相似；腎為人體先天之本，而腎主管大腦，大腦是人體感覺的接收站和行動的指揮部，大腦、耳朵、腎是息息相關的。《四診訣微》中有言：「耳焦如炭色者，為腎敗，腎敗者，必死也。」腎為先天之本，藏五臟六腑之精，耳朵就是它在體外的「辦事處」。

耳朵是人體中非常重要的一個大藥庫，身體內部任何地方有病變，在耳朵上都會出現高升點。耳朵上的高升點，按上去會特別疼痛，這正是耳朵上經絡密集的緣故。這種疼痛，透過密集的經脈傳導到身體的病變部位，大大地激發人體的抗病和自癒能力。

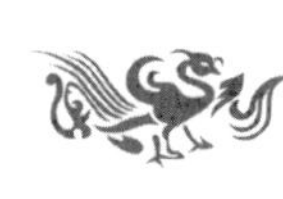

第一章 耳穴詳細分布位置

耳朵分成五大區域，即頭面區、肢體區、中心區、三角區、邊緣區。掌握了這個歸類，我們就能快速把各個耳穴的位置記住，很容易就從耳朵這個藥庫中取到高升點的大藥了。

耳朵的形狀，就像一個倒轉的嬰兒，「頭朝下、腳朝上」，耳穴的排列順序也與之相近，這個規律是取對耳穴的一把總鑰匙。

人體全身的部位和耳朵的穴位是相互對應的，全身的病變都可以在耳朵上找到高升點，按中醫的思路，揉揉耳朵就可以治病養生。

耳朵上我們常用的一百三十多個高升點，通稱「耳穴」，一般以它們直接對應的人體部位命名，如左圖所示：

每個治療點都是它對應疾病的高升點。感覺這圖上治療點太多，令人眼花撩亂，但其中是有規律可循的。我們不妨再看這頁的這幅圖，它把耳朵分成了五大區域，即頭面區、肢體區、中心

耳穴圖

*表示在內側

耳尖
扁桃體1
痔核點
(肛門)
闌尾點
枕小神經
趾
跟
指
肝陽1
外生殖器
降壓點
踝關節
神門
尿道
子宮
肝炎點
喘點
膝關節
蕁麻疹
直腸下段
輪1
便秘點
盆腔
髖關節
股關
腕
外生殖器
交感
前列腺
坐骨
臀
熱穴
膝
肝陽2
薦骨
外耳
膀胱
腎
尿道
輸尿管
腰痛點
腹外
肛門
大腸
醉點
胰膽
肘
腹水
闌尾
心臟點
直腸下段
小腸
胰腺點
腹
闌尾點2
輪2
腰椎
甲狀腺
膈
耳中
十二指腸
肝
胸(背)
口
支點
肝硬化
屏尖
下腹
肩
神經點
咽喉
食道
胃
肝腫大區
新眼
賁門
乳腺
渴點
內鼻
扁桃體2
鼻眼淨**
肝炎
外鼻
啞門
氣管
結核點
脾
胸椎
肩關節
腎上腺
上腹
心
牙痛點
三焦
支氣管
頸
甲狀腺
輪3
飢點
支氣管擴張點
肺點
腦幹
頸椎
鎖骨
腮腺
腦點
腎炎點
*睪丸
喉牙
高血壓點
內分泌
闌尾點3
皮質下
目2
*興奮點
平喘
枕
下頜
輪4
卵巢
太陽
目1
頂
升壓點
額
扁桃體3
下顎
舌
上頜
上顎
神經衰弱點
拔牙麻醉點
輪5
眼
面頰區
內耳
扁桃體4
輪6

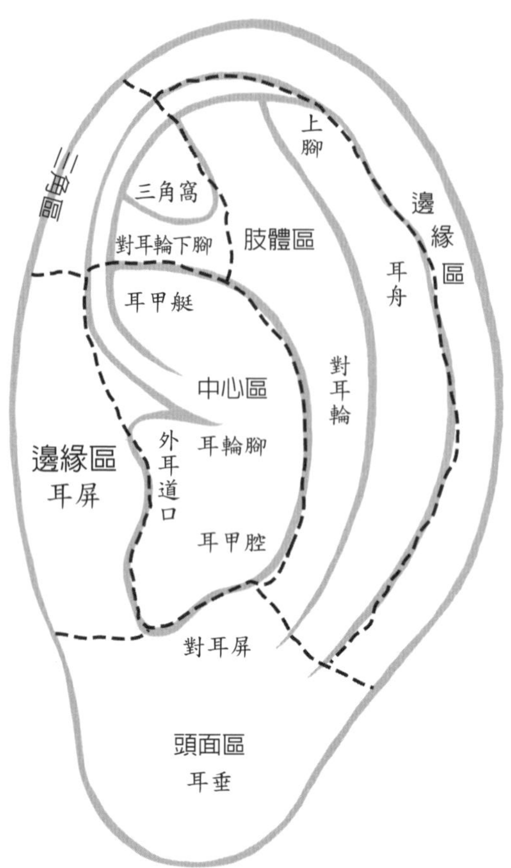

五區域圖

耳朵共分5個區域，每個區域各司其職，攻能強大。

區、三角區、邊緣區。

仔細觀察，我們很快就能把各個耳穴的位置記住，輕易從耳朵這個藥庫取得高升點。

接下來是我對耳朵的這五個區域做簡單的介紹：

耳部頭面區

耳部頭面區包括耳垂、對耳屏一帶。耳垂對應人體的面部，主要大藥有：眼點、拔牙麻醉點、上顎點、下顎點、上頜點、下頜點、內耳點、扁桃體點、面頰區、神經衰弱點等。

對耳屏對應人體的頭部，主要大藥有：腮腺點、平喘點、腦點、枕點、額點、太陽點、頭頂點、皮質下點、興奮點、腦幹點、喉牙點、牙痛點。

頭面區是治頭部和臉部各種疾病的高升點聚集地，主要治療和調理腮腺炎、扁桃腺炎、氣喘、各種頭痛、牙痛、咽炎、失眠等病。只要上述病症中的任何一種，都可以在這一區域找到高升點，如果不想仔細找也沒關係，只要把這個區域全部揉一揉就有極好的效果。像晚上失眠時，皮質下區域會有明顯的壓痛，這就是調理失眠的高升點，一般來說，只要揉一揉頭面區，掐一掐皮質下，三至五分鐘後，雜念減少了，很快就可以入睡。

從事動腦過度，或是思緒疲憊、混亂時，最容易從臉上看出，因爲這時臉上的肌肉僵硬，極不自然，長久下來，臉上皮膚就會變得焦黃，皺紋也會越來越多。這時便可經常揉耳朵的頭面區，也就是耳垂，可以提神醒腦，活躍面部的氣血，使人聰明，防止衰老。

耳部肢體區

耳部肢體區對應於人的四肢和軀體，主要包括耳舟和對耳輪。耳舟對應人體上肢，其耳穴從上到下分別是：手指、腕、肘、肩、肩關節、甲狀腺、鎖骨。肢體區還有三個特例，就是蕁麻疹點和兩個闌尾點。

對耳輪對應人體的軀幹和下肢，其耳穴從下到上分別有：頸椎、頸、胸椎、乳腺、胸、腰椎、腹、腹外、腰痛點、薦骨、熱穴、膝、髖關節、膝關節、踝關節、趾、腳跟。把所有點連在一起，就會使人聯想到一個倒立的人體，下肢在上面，軀幹在下面。

肢體區聚集著調理和治療肢體上各種疾病的高升點，對頸椎病、腰椎病、胸腹疼痛、腰痛、肩周炎、關節疼痛等都有明顯的治療和調理效果。

肢體區在耳朵上占的面積比例較大，對應人的軀幹和四肢。身體強壯的人，耳朵的這一區域會呈現出紅潤、柔和的健康色澤。當體力超支造成身體疲勞的時候，如果能揉揉耳舟和對耳輪這個區域，不到三分鐘，疲勞感會明顯減輕，乃至消失。

耳部中心區

中心區就是耳朵最中間的部位，包括耳甲腔、耳甲艇、耳輪腳、外耳道口，對應人的內臟。這個區域是治內科疾病的重要大藥分布區域，穴位特別多，非常密集。我們可以將其聯想成一個倒立、蜷縮成一團的嬰兒頭部和腹部，以此來記住耳穴大藥的分布。

從外耳道口上部外側耳輪腳下的口點開始，逆時針方向看，其上的大藥分別是：咽喉點、食道點、內鼻點、氣管點、三焦點、內分泌點、皮質下點、腮腺點；接著就到了上焦：支氣管點、支氣管擴張點、肺點、心點、結核點；接著到中焦：脾點、胃點、賁門點、肝區（這個區域比較大，包括肝炎區、肝硬化肝腫大區、肝點）、胰腺點；再往上就到了下焦：小腸點、腹水點、闌尾點、大腸點、腎點、膀胱點、輸尿管點、前列腺點，此藥田的分布極爲規律。另外，耳輪上還分布著尿道、肛門、直腸下段、膈點這些高升點。

中心區這塊區域非同小可，五臟六腑對應的點全在這裡，只要五臟六腑稍有不適，在這塊位置一定能找到高升點大藥來治。由於這個區域範圍小，治療點密集，所以我們一般不用一個點、一個點來定位，只需要把耳窩整個掏一掏、按一按就可以了，這就是在為五臟六腑防病、治病。

中心區也有兩個特殊的點：一個是醉點，在這個區域的上部，腎點略下方。醉點，顧名思義，就是用來醒酒的。還有一個卵巢點，在該區域的最下方，內分泌點附近，對婦科病有絕好的防治作用。

耳部三角區

耳部三角區就是三角窩、對耳輪下腳和耳輪與三角窩相鄰的部分，它對應於人體的生殖系統，這個區域對人體有著特殊的重要性。

三角窩內分布的大藥有：子宮點、神門點、盆腔點、便秘點、尿道點等；此外，降壓點、喘點、股關點、肝炎點也在這一區域，這幾個點怎麼跑到這裡？因為像高血壓、氣喘、肝病等，都與腎虛有關，所以高升點常常會出現在這裡。

對耳輪下腳對應於人體的臀部，其間分布的大藥有：臀點、交感點、坐骨神經點；耳輪與三角窩相鄰的部分從上到下的大藥有：痔核點、外生殖器點、尿道點、肛門點、直腸下段點。凡是與這些部位相關的疾病，都可以通過耳朵上的這些點來治療。經常揉三角窩，能滋陰壯陽、補腎生精，效果比吃補腎藥都好。

耳朵上的邊緣區

邊緣區就是耳朵上那些邊邊角角的地方，主要是耳輪、耳屏及耳朵後面。

耳屏對應於人體的鼻咽部，其間分布的大藥有：內鼻點、咽喉點、外鼻點、鼻眼淨點；此外，腎上腺點、屏尖點、饑點、渴點、高血壓點也在這個部位。耳屏的上方，還有一個心臟點。

耳輪上的大藥有扁桃體1～3點、肝陽1～2點、輪1～6點、枕小神經點。

耳背對應於人體的背部，上面的大藥有：上背點、中背點、下背點、降壓溝點、脊髓1點、脊髓2點。

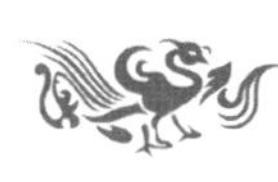

第二章 重要耳穴的使用說明

一些老人和長期臥床的病人容易出現肌肉萎縮、硬化，這時家人可以選他耳朵上的脊髓穴，每天堅持為他進行按壓三至五分鐘，他的身體就會隨之慢慢好轉。

耳朵上一百三十多個治療點，各有各的作用，無所謂哪個重要，哪個不重要，對症、能治病的就是最重要的。由於這些耳穴都是以其對應的人體部位或器官來命名，顧名思義，大部分耳穴的作用都能一目了然。像咽喉點就是專門治療咽喉方面的疾病，如慢性咽炎、聲音嘶啞、扁桃腺炎、哮喘等；肩關節點就是用來治療肩周炎、肩關節炎、肩部扭傷等，其他依此類推。

接著我要介紹常用治療範圍較廣，且不容易從命名上看出作用的耳穴高升點；這些，可用棉花棒壓，或以貼耳豆方式，都能自己操作。

五臟六腑的耳穴對應點

五臟六腑為人體的根本，所以時時保持它們的和諧非常重要。耳穴中，最重要、最常用的大藥首推五臟六腑的對應點：

❶耳朵上的心點

心主血，主神明，所以心點可以調和營血，清瀉心火，寧心安神，用於治療和調養心血管疾病與精神系統疾病，如高血壓、心悸、心煩、心慌、失眠、健忘等。另外，咽炎、口舌和面部瘡瘍有很多是由於心火過旺引起的，所以心點也是解除這些問題的特效藥。

心點在耳窩正中，我們把手往耳窩裡一塞，就點到了。平時使用這個點，用指甲戳一戳就可以了。

❷耳朵上的肝點

肝點是舒肝利膽的良藥，主要用於調理肝炎、膽囊炎、肝硬化、膽結石等。肝屬風木，主筋，肝點可驅除風邪，對眩暈、抽搐、遊走性疼痛、肌肉無力、肋脅疼痛等有良好的療效。肝藏血，目屬肝，該穴還可以調和營血，明目健胃，對瘀血、便血、鼻血、眼花、白內障、紅眼病及消化不良等疾病都有明顯療效。經常生悶氣的人按這個點會有疼痛感，所以按壓此點能降低生氣造成的人體內傷。早上起來按此點三至五分鐘，保肝、養肝效果更好。

肝區在耳窩外側正中，是一個比較大的區域。我們在自己耳朵上使用這個點，只需要用手掐一掐，掐到最痛處，便能把大藥的藥效發揮到極致。

❸耳朵上的脾點

脾主運化水穀，能化生氣血，營養肌肉。脾點能治療和調理一切消化系統疾病，如食欲不振、消化不良、便秘、腹瀉、大便稀溏、腸鳴、多屁等，還能治療和調養貧血、低血壓、高血壓等。此外，這個點對肌肉萎縮無力、口唇潰瘍、脫肛、內臟下垂也有很好的療效。

脾點在耳窩外側偏下的位置，也就是肝點的下方。

❹耳朵上的肺點

肺司呼吸，主一身之氣。耳朵上的肺點能推動氣血運行、通利小便、補虛清熱，對呼吸系統疾病等有明顯療效。肺主皮毛，肺點對各類皮膚病、水腫、自汗、盜汗、聲音嘶啞有療效，還可以輔助治療口腔炎症。

肺點有兩個，一個在心點上方，一個在心點下方，我們在找這兩個點的時候，可以心點爲參照，用指尖戳一戳，跟著感覺找，哪裡戳上去最疼，就是有效的藥點。

❺耳朵上的腎點

腎點有壯陽氣、益精液、通水道、利二便的作用，能治療和調養泌尿、生殖系統疾病如大小便困難、尿頻、尿急、尿痛、尿不盡、水腫、陽萎、早洩、性欲過旺、痛經、月經不調等。

腎開竅於耳，並主骨、主眼睛，所以該穴可以強脊柱、明目聰耳，治療耳病、眼病，還可以用於骨折止痛。腎藏精，精生髓，腦爲髓海，所以這個點可以補腦髓，是益智的重要大藥，還能防治神經系統的疾病。腎之華在髮，所以該點還可以治脫髮、禿斑、少白頭等。

腎點在耳窩上方偏外，臨近三角區，我們自己使用該點，可以用拇指掐。

❻耳朵上的大腸點

大腸主傳導糞便，大腸點可用於腸道疾病和消化不良的預防和治療，對腸炎、腹瀉、便秘效果尤爲明顯。因爲大腸與肺相表裡，所以大腸點亦可治療呼吸系統疾病，如咳嗽、肺熱等。

大腸點在耳窩上部，可以用食指尖按壓。

❼耳朵上的小腸點

小腸主化物而分別清濁，小腸點主要用於防治消化系統疾病，如腸炎、腹瀉、便溏等。小腸與心相表裡，所以，心煩神昏、頭痛、肌膚瘡瘍等，都可以取小腸點爲高升點。

小腸點在耳窩上部，可以用食指尖按壓。

❽耳朵上的胃點

胃主要受納和消化食物，胃點用於防治各式各樣的胃病。胃與脾相表裡，脾胃乃人的後天之本，病情再重的人，只要有一分胃氣，就有一分生機，所以胃點非常重要，任何疾病，只要產生了厭食症狀，就必須要取這個點。

外耳輪延伸到耳窩裡，在延伸處的盡頭，就是胃點了，自己很容易摸到，用手指尖按壓即可。

❾耳朵上的膽點

膽主藏膽汁，與肝相表裡，膽點用於防治一切肝膽疾病。膽汁可以幫助消化，所以，消化系統的疾病也可以在膽點上找到高升點大藥。此外，膽點對耳鳴、偏頭痛、多夢、頸部僵直等症亦有很好的療效。

膽點在耳窩上部偏外側，自己使用時可以用手指掐。

⑩耳朵上的膀胱點

膀胱主一身水液的輸布，同時貯存和生成尿液，膀胱點主要治療和調理泌尿系統的疾病，如漏尿、尿急、尿頻、小便困難等，對偏頭痛和神經系統的疾病也有較明顯的療效。

膀胱點在三角窩下方內側，自己用手就可以掐到。

⑪耳朵上的三焦大藥

三焦為何物？自古就有爭議。而現在普遍比較認同的觀點是：三焦就是人的整個體腔。所以，耳穴上三焦點的作用也是神祕而多樣，遇到循環系統、消化系統和生殖系統的疾病，我們都可以去壓該點，說不定會獲得意想不到的效果。

三焦點在耳窩深處，耳朵眼下方偏外，用手指尖就可以觸到這一點。

8個功能強大的耳穴

五臟六腑對應的點很容易運用，只要診斷準確，知道該病與哪個臟腑有關，就可以迅速找到高升點；而耳朵上一些更爲複雜的穴，效果更明顯，作用也更爲廣泛，只需要經常運用，並配合其他穴位，方能體會其中的妙處。我在介紹和界定這些穴位的功用時，也不會局限於中醫的固定思維，只求準確傳達它們的作用即可。這些穴位分別是：

❶耳朵上的神門點

神門穴在三角窩的邊緣，屬於腎水系統的區域，其作用主要是調節人體的心系統。腎屬水，心屬火，水火不調、心腎不交就容易在這個穴位出現高升點，刺激這個穴位可充分啓動人體「水剋火」的機能，從而使人體達到心腎平衡。

神門穴主要用於鎮靜安神、止痛、瀉火解毒、降氣鎮咳（痰多者不宜），對於煩躁、失眠之人效果尤佳，還可以治療癲癇、高血壓等病。

神門穴在三角窩外側邊緣的中點上，可以自己用手摸得到，使用該點的時候，用手掐一掐就可以了。

❷耳朵上的交感點

按壓交感點對內臟有較強的鎮痛作用。只要身體有疼痛，尤其是體內的疼痛，交感點是很好的高升點大藥。此外，它對治療和調理高血壓、冠心病、頭暈、眼花等效果不錯。

交感點在三角窩下方與耳輪的交會處，很容易用手摸到，使用該點，可以用手掐，也可以用手指尖按壓。

❸耳朵上的皮質下點

皮質下點是大腦皮層的對應區，有調節大腦皮層興奮的作用，用於鎮靜止痛、消炎退腫、止汗、抗休克，主要爲調節人的精神，對失眠、心煩等效果非常好。同時皮質下點還是調理內臟下垂和各種癱瘓的要穴，有強壯作用。

在耳垂上方、耳窩外緣有一處凸起，皮質下點就在這個凸起處，可以很容易用手掐到。

❹耳朵上的腎上腺點

腎上腺點能調節腎上腺和腎上腺皮質激素的分泌，有退熱、消炎、消腫、抗過敏、抗風溼、抗休克的作用，還可以止咳喘。最值得一提的是，刺激這個穴位，能調節血管，既能使硬化收縮的血管軟化，也能使鬆弛無力的血管收縮，是高血壓、低血壓、出血病等症的剋星，對皮膚病也有很強的防治作用。

腎上腺點在耳屏內側，自己使用該點的時候，可以用手掐，或者用棉花棒壓。

❺耳朵上的枕點大藥

枕點多用於治療神經系統疾病如抽搐、腳弓反張、牙關緊閉、頸部僵直、落枕、休克等，還能預防暈車、暈船、治療老花眼和皮膚病，此外它還有消炎、鎮靜、止咳、止痛、止喘的作用。

枕點在耳垂上方偏外，自己使用該點的時候，可以用手掐。由於這一帶區域比較小但高升點較密集，所以，手法不需要太精確，掐到最有痛感的地方就是枕點了。

❻耳朵上的腦幹點

腦幹點有鎮靜息風的作用，可以健腦提神、抗休克、抗過敏、鎮痛、止血。多用於治療和調理腳弓反張、抽搐、大腦發育不全、腦震盪後遺症、腦膜炎後遺症等。

❼耳朵上的腦點

腦點是腦垂體在耳朵上的對應點，可以防治腦垂體功能障礙產生的各種疾病，如肢端肥大、尿崩、月經過多、子宮出血等；此外，該點還有止咳、鎮靜、催眠作用，對遺尿、脈管炎等症也有很好的療效。

腦點和腦幹點都在耳窩外側下方，距離很近，作用也相近，用手很容易掐到。

❽耳朵上的枕小神經點

枕小神經點有鎮靜、止痛作用，適用於腦外傷後遺症、頭痛、頭暈，以及出血引起的半身麻痺和神經官能症引起的頭部麻木。

枕小神經點在耳舟最上方，用手掐，效果最好。

16個簡單好用的耳穴

以上的耳穴都屬於功能比較複雜但生活中常常要用到的，當然，這裡我所列舉的功能不是最完整的，其更多的療效還需要你在實踐中慢慢體會。下面我要介紹的耳穴大藥，治療面就相對狹窄一些，在此做一個簡略的介紹。具體作法，可以貼耳豆、用按摩棒壓，也可以用棉花棒壓，或者用手掐或用手指尖頂。這些穴位分別是：

❶耳朵上的胰腺炎點

胰腺炎點是胰腺炎的高升點，按壓它可治療和調理消化不良、糖尿病、偏頭痛。

❷耳朵上的子宮點

按壓耳部子宮穴，可以治療和調理各類婦科病，對性功能障礙也有很好的療效。

❸耳朵上的額點

這個穴有鎮靜止痛之功，可以治療前頭痛、失眠多夢、鼻炎、鼻竇炎等。

❹耳朵上的太陽、興奮點

刺激耳部太陽穴和興奮點可以治好偏頭痛、嗜睡症及由嗜睡症引起的遺尿症。

❺耳朵上的腮腺點

如果有孩子患了腮腺炎，家長一定要找到孩子耳朵上這個高升點來做輔助治療，比外敷的藥效果還好。

❻耳朵上的平喘點

這個點有平喘、調節呼吸等功能；另外，還能抗過敏、止癢。

❼耳朵上的膈點

這個高升點主要用於防治膈肌痙攣、血液病、皮膚病；另外，對內臟出血、咳血也有明顯輔助療效。

❽耳朵上的輪1～6點

這是耳輪上的六個穴位，都有消炎、退熱、消腫、降壓的作用，在此點上針刺放血，可治好高血壓和扁桃腺炎。

❾耳朵上的肝陽1～2點

用於治療慢性肝炎，對蔓延性、傳染性肝炎、轉胺酶長期不降者有良好的調理效果。

❿耳朵上的目1～2點

這兩個穴都是用於治療各種眼睛疾病，但效果略有不同。目1側重於防治急慢性青光眼、視神經萎縮等症；目2多用於治療眼睛紅腫、乾澀等多種常見眼病。

⓫耳朵上的新眼點

這是用來調理眼睛的一個點。當我們平日學習或工作用眼過度，出現眼紅、眼花、眼痛的時候，揉這個點最有效。

⓬耳朵上的外耳點、內耳點

這兩個點對於非頑固性耳鳴，一掐就管用，還可以用於治療聽力減退。不同的是，外耳點還可以用來治療外耳凍傷與感染，內耳點可用來治療中耳炎等。

⓭耳朵上的胸點

凡是發生在胸部的病痛，不管是在內還是在外，如胸腔疾患、肋間神經痛、胸痛、胸悶等，只要按壓三至五分鐘，很快能緩解病情。

⓮耳朵上的坐骨神經點

如果家中有老人出現了坐骨神經痛，可以爲他們選取耳朵上的坐骨神經點，每天爲他們點按三至五分鐘，讓他們不再爲病痛所苦。

⓯耳朵上的上、中、下背點

上背、中背、下背這三個點在耳朵背後，用於治療背痛和皮膚病，並能止全身之癢。

⓰耳朵上的脊髓穴

一些老人和長期臥床的病人容易出現肌肉萎縮、硬化，這時家人可以選耳朵上的脊髓穴，每天堅持進行按壓三至五分鐘，身體就會隨之慢慢好轉。

第三章　耳穴取藥的技巧

人體的任何一種疾病，都會在耳朵的不同部位出現若干個不同的高升點，我們取點的時候要採取「少而精」的原則，取壓上去最疼的，一般取三至五個為宜。

耳朵的穴位很多，密密麻麻，一個挨著一個，不容易取準，所以在取耳穴時，要先確定大概的位置，然後用棉花棒或牙籤的圓頭（以下簡稱「小棒」）去進行試探性的按壓，壓到感覺最疼的那一點就是要找的高升點。照這樣操作非常容易，既能幫別人找，還可以對著鏡子替自己找。

人體的任何一種疾病，都會在耳朵的不同部位出現若干個不同的高升點，我們取點的時候要採取「少而精」的原則，取壓上去最疼的，一般取三至五個爲宜。

取好高升點後，可以一手拉著耳廓，一手用小棒按壓。按壓的力度要稍微大一點，要讓自己感到疼痛但卻能忍受的範圍，按壓的時間可默念兩百下。壓完一個穴，再壓另一個穴；壓完一個耳朵，再換另一個耳朵；對於重要的穴，可多壓一次。壓完以後，耳朵會有脹熱感。堅持每天按壓一至二次，保健作用特別好。

一般情況下，前幾次棒壓時會很疼，後來就沒那麼疼了，這意味著高升點已經被壓下去了，另一頭的低沉點正在上升，身體正恢復相對平衡，這是病情好轉或痊癒的表現。

如果不想按壓，可以透過貼耳豆的方法。現在很多中藥店和醫療器材店都有賣耳豆，就是一片膠布裡黏著半顆泡過「王不留行」的白米，王不留行是一味中藥，有活血行氣的功效。將耳豆固定在耳穴上，沒事就揉揉，會很舒服，而且效果跟按壓是一樣的。

此外，如果該點在耳窩裡，可以用手指指尖去揉，如果在其他部位，則可以用手掐，還可以用棉花棒壓，我在上文中已經介紹過了，時間仍以默念兩百下為宜。

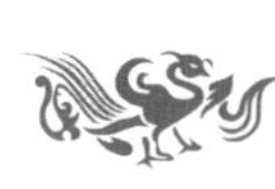

第四章　耳朵上的靈丹妙藥

揉耳朵有利於耳朵上氣血的循環，還能夠刺激耳朵上的穴位，是養生健體的捷徑，乾隆皇帝養生的方法之一就是每天早上起來搓耳朵。我們平時堅持搓下去，壽命是會越搓越長的！

有的朋友向我反應：「你教給我的耳穴療法很管用，但是，耳朵上取穴那麼多，而且我給自己壓耳穴，即使對著鏡子也不太方便，還有更便捷的方法嗎？」

我無可奈何地歎了口氣！現代人啊，什麼都追求簡單！不過話又說回來，誰都怕麻煩。其實，我也早就在思考，如何把耳穴簡單化，讓更多的人一學就會，一用就靈，爲此我做了很多試驗，也摸索出一套方法，在此推廣給大家。

❶ 揉耳垂，健腦養顏

耳垂一帶，也就是我們前面講的耳朵的頭面區，集中在這一區域的耳穴與人的頭腦、面頰關係密切，經常按揉耳垂，可以美容養顏、醒神健腦。

操作方法 將食指和中指併攏，塞入耳腔，拇指放在耳垂後面，三個指頭儘量將頭面區全部捏住，進行揉動。食指和中指不動，拇指做搓揉動作，先順時針揉五十次，再逆時針揉五十次。揉完以後，再把耳垂往下拉一拉。揉耳垂，要堅持做效果才會好。

❷ 掏耳窩，調和五臟

耳窩就是耳朵的中心區，五臟六腑對應的耳穴都在耳窩裡，要調和五臟，就得對耳窩裡的各個點進行刺激。耳窩不容易搓揉，所以要用手指掏。

操作方法 把食指或中指的指甲剪短，放進耳窩裏，用力來回掏，爭取讓手指觸及耳窩的每一處，每天一共掏一百次。

❸ 揉外緣，強健四肢

耳廓外緣，也就是肢體區，這一帶的耳穴主要對應於人的四肢。其實，平時我們如果稍加留心就會發現：肢體健壯而敏捷的人，耳廓外緣比較寬大；肢體瘦小的人，耳廓外緣就相對窄小。長期揉耳廓外緣，可以使四肢強健。

操作方法 用拇指的全部和食指的大部分夾住耳朵外緣，來回搓揉，每天一百次。

❹ 捏三角，滋陰補腎

捏三角，就是捏耳朵上的三角區，這一區域集中許多泌尿生殖系統的穴，還有交感、神門這兩大要穴。捏這個區域，可以滋陰補腎，還能調整體內植物神經，調節排泄機能。

操作方法：食指和中指托住三角區的背面，拇指按在三角區上，捏緊，食指和中指不動，拇指做搓揉動作，先順時針搓揉五十次，再逆時針搓揉五十次。

❺摩耳背，調暢氣血

耳背上有一條溝，叫做降壓溝，它對應人體的背脊。摩耳背的作用相當於捏脊，可以調暢全身的氣血。捏脊畢竟還要他人代爲操作，而摩耳背自己操作就行。

操作方法：食指和中指塞進耳窩，從反面托住降壓溝，拇指指腹沿著降壓溝從上往下摩擦，每天摩擦一百次。

❻搓全耳，通達全身

在對耳朵的各個區域進行按摩一遍後，還要搓一次全耳。這樣可以使在先前按摩中獲益的部位氣血更加順暢，通達全身。

操作方法：每天用手掌搓耳朵，前後搓五十次，再上下搓五十次。

上面這一套動作，每天早晚各做一次。做完以後，還要根據自己的體質，確定一個重點動作，再做一遍。例如：經常失眠、頭腦昏沉、學習或工作效率不高，就要把重點放在耳垂一帶；若四肢瘦弱無力，就要把重點放在耳朵的邊緣；而腎虧陰虛，就要把重點放在捏三角上；或有胸悶、煩躁等症狀，還是有心腦血管方面的問題，就要把摩耳背作爲重點。當整套動作過程完成之後，你會覺得耳朵發燙，渾身充滿暖意，手上也微微出汗。這說明已經達到效果了，你全身的氣血、經絡和臟腑都得到一次鍛鍊和洗滌，而且身體正在排出一切不利於健康的因子。

有人做過一項調查，發現八十歲以上的長壽老人之中，百分之八十的人耳朵都很大，而且耳垂很長，有些甚至超過一點八公分。耳朵大意味著腎氣旺，先天稟賦好，耳垂長意味著頭腦健康。當然，這並不是說耳朵小的人就一定不健康、不聰明。有的朋友由於遺傳因素，耳垂很小，但他們也同樣很聰明。但不管怎麼說，揉耳朵有利於耳朵上氣血的循環，還能夠刺激耳朵上的穴位，是養生健身的捷徑，乾隆皇帝養生的方法之一就是每天早上起來搓耳朵。我們平時堅持搓下去，壽命是會越搓越長的！

在進行上面這套動作的過程中，一般會或多或少發現有幾個部位揉上去很痛，這對於身體不是很好的人來說，這就是疾病藏在你耳朵上的解藥；對於健康的人而言，便是身體裡的隱疾藏在你身上的解藥，病還沒暴露，治病的解藥卻先現身了。這樣取的耳穴，比照著書中取的要準確有用得多！不必管這個痛點叫什麼穴，也不用管它對應什麼部位，壓上去很痛，就說明沒錯！這樣的穴位可以挑選三至五個，在完成整套動作後，再適當按一按、揉一揉，或者掐一掐，對身體都是百益而無一害的！

第三篇

軀幹「中」字型的大小藥田

四肢穴和耳穴，都屬於人體「四邊」的藥庫，證明了周爾晉先生提出的「中間有病四邊平」的原則。其實在四肢和耳朵上取穴，不僅能平息軀幹和五臟等「中間部位」的病，還可以平息全身的疾病，包括四肢，這就是「四邊」藥庫的妙用。

周老的口訣中還有「四邊有病中間平」一句，也就是說：人體的大藥還存在於人體的「中間部位」。不過這個「中間」是相對的，我們就把它們統稱為「中」字型大小大藥。在「中部」周圍的任何地方都可稱為「四邊」，所以「中」字型大小大藥也是為全身療病養生服務的，適用症廣泛，妙用無窮。

「中」字型大小大藥一共有四味：一是頭頂正中的百會穴；二是身體正中的脊柱；三是腹部正中的神闕穴（也就是肚臍眼）；四是腳心的湧泉穴。

周爾晉先生將這四個穴概括為「天、地、橋」，百會是「天」，湧泉是「地」，脊柱和神闕是「橋」。只要記住這個描述，就可以牢牢記住這四味大藥了。

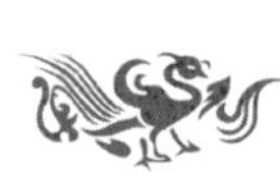

第一章　百會穴之所以能治百病

按百會穴，好比天降甘霖，滋潤萬物，重新啟動人體的機能、心神和意志，讓人振作，所以，百會不僅是一個治病的大穴，還是一個改變人精神面貌的神穴。

百會穴在頭頂正中央，是人體的最高點。爲什麼叫百會呢？我們知道，頭爲諸陽之會，所有的陽經都要匯聚到頭上，而百會穴又是頭部的核心，是百脈所會之處。百脈所會，意味著通過刺激這一點能牽動百脈，所以《針灸資生經》上說：「百會穴『百病皆主』。」意思就是什麼病都能治。也因爲此穴百病都可治，所以叫「百會」。

明代針灸大家楊繼洲的《針灸大成》裡說：「百會穴，主頭風中風、言語蹇澀、口噤不開、偏風、半身不遂、心煩悶、驚悸健忘、忘前失後、心神恍惚、無心力、脫肛、風癇、心風、腳弓反張、羊鳴多哭、語言不擇、發時即死、吐沫、汗出而嘔、飲酒面赤、腦重鼻塞、頭痛目眩，百病皆治。」看來這個穴雖然百病皆治，但還是有主次之分，楊繼洲的列舉有些亂，不容易記住。

督脈百會圖

按壓百會穴能激發人體的陽氣，調節全身的平衡，建議每個人平時都要常按一按這各大穴。

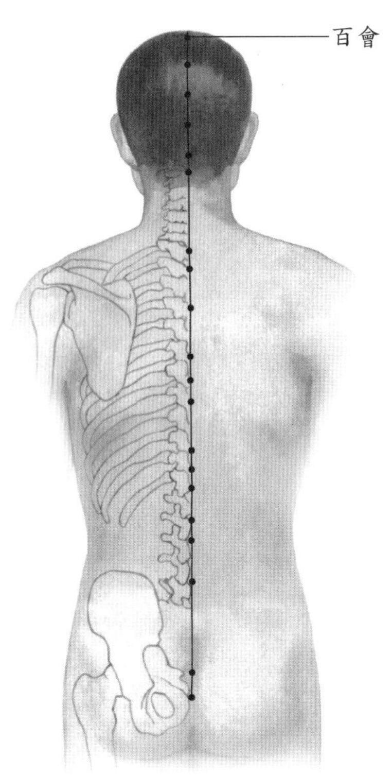

我們可以按照這樣的思路來理解百會穴的作用：大腦是人體的總指揮部，它是要時刻運轉的，不動就會「生鏽」，很多機能也會隨之減退，這就是大腦機能的退化。導致這種萎縮的原因是多方面的，最主要有兩個：一是隨著年齡的增長，產生了自然的老化，但不應該老化得那麼快；二是環境的影響，人長期待在某種特定的環境中，經常被用到的機能得到強化，但更多的機能卻無用武之地，很快就萎縮，這才是最重要的原因。

疾病也是如此，大腦會調節機體平衡，它對身體的病變有明顯的感覺，並且會自動採取措施進行修復，但隨著年齡的增長，同時在藥物的麻醉下，人腦的機能逐漸減退，所以人越老抵抗力就越差，疾病就越多。

百會穴位於人的頭頂正中，與大腦皮層最敏感的部位相通，所以，刺激這個穴能恰到好處地啓動大腦皮層，讓大腦那些萎縮的機能復活起來。

腦機能出現萎縮的人，不外乎有下面兩個表現：

慌了

這種情況主要表現爲心神恍惚、心力不足、健忘、驚悸、煩悶、慢性頭痛等。慌了的人，對於任何事情都提不起興趣，孤僻、內向、不喜歡與人交往。嚴重一些，還會出現白天昏昏欲睡，晚上失眠多夢的情況。

治療失眠的病人，我一般是讓他們堅持每天按摩百會穴，按摩的方法是：正坐，用一個手掌捂住頭頂來回揉，揉十次振顫一次，「振顫」就是使手掌振動，帶動頭部的震顫，每次震顫的時間與按揉相等。如此交替。一隻手做累了，可換另一隻手。按摩的時候，精神要集中在自己的頭部，不去想任何不高興的事。如此每次堅持十分鐘，效果非常好。

曾有一位老人到我這裡就診，他從小就患有頭痛，久治不癒，每到秋冬季節就更爲嚴重。我根據他同時有怕冷、膽怯等特徵，斷定病症爲素體陽虛的頭痛，我爲他按摩百會、足三里兩穴，按百會穴時揉動與震顫交替，足三里只是普通的指壓，七至八分鐘後，老人的頭痛減輕了，當時他信心大增。回去後按我的囑咐，老人繼續堅持按摩這兩個穴位，雖然每次只花十來分鐘，但效果非常好。後來，他非常興奮地告訴我，頭不痛了，而且冬天也沒有像以前那麼怕冷了，以前一到冬天就感覺背脊發涼，現在不會了；更神的是，他好幾年的胃痛也消失了。

按百會穴，好比天降甘霖，滋潤萬物，重新啓動人體的機能、心神和意志，讓人振作，所以，百會不僅是一個治病的大穴，還是一個改變人精神面貌的神穴。

亂了

大腦的各種機能加起來就是：統攝全身。一旦一部分機能出現了部分萎縮，另一部分機能就會發生亢進，這就好比空氣出現冷熱流動形成了風，人體這時也會起風。一起風，人體的平衡就亂套了。

人體內起風，首先就表現爲中風，像頭痛、口眼歪斜、四肢顫動、疼痛、偏癱、半身不遂等明顯的中風症狀，這些都可以透過按摩百會來調理，當然，必要時還可輔以其他穴位。其次，體內起風還表現爲精神失控，「風」在古漢語裡有「瘋」的意思，而且風爲陽邪，瘋也是陽症。人如果容易激動，不能控制自己的情緒或行爲，那就處在「瘋」的邊緣。日常生活中，瘋子很少，但有很多人老是處在精神緊張的狀態中，這種狀態對我們的健康極爲不利，我們正好可以透過

「諸陽之會」百會穴來調理，緩和我們緊張的神經。

百會穴是人體上面一個提綱挈領的要穴，各條陽脈在此處交會，陽氣虛了，可以刺激百會提氣，陽氣亂了，也得刺激百會來整理。

很早以前，在街頭可以看到一些賣「大力丸」的江湖郎中，總是說他的藥「有病治病，無病強身」，明眼人一看就知道是在騙人，哪有這麼神的「外藥」呢？但是，如此神的內藥卻是存在的，其中一味就是我們身上的百會穴，若是經常使用，必定受益無窮。

第二章　以捏脊促進氣血循環

人體很多疾病都是由於氣血不通所引起的，背脊作為氣血循行的主幹，最害怕淤積。唯有背脊樞紐通了，氣血運行通暢，才能帶走淤積，滋養全身，祛除疾病。

唐太宗李世民在一次看醫書時，忽然掩卷沉重地說道：「人體的五臟六腑都連在背上，而我們國家的刑罰中有一條是要打犯人背部的，這不是會把人打死嗎？」於是他頒布命令，不能再打犯人的背部，改打大腿和屁股。

確實，背部是人體一個極其重要的部位，尤其是脊柱，是人體的中線。脊柱是大腦的延伸，大腦透過脊髓指揮全身的活動。

背脊是督脈循行的部位，爲什麼叫「督脈」？督就是「都督」、「總督」的意思，督脈就是總管全身陽氣的一條經脈。背脊兩旁是足太陽膀胱經循行的部位，膀胱經是人體循行部位最廣的一條經脈，陽氣最多，而且膀胱經跟腎經相表裡，腎主水，膀胱主管全身的水液代謝。可以說，

督脈膀胱經圖

背脊上匯聚了督脈和膀胱經的穴位，
他們都是養生祛病絕佳的高升點。

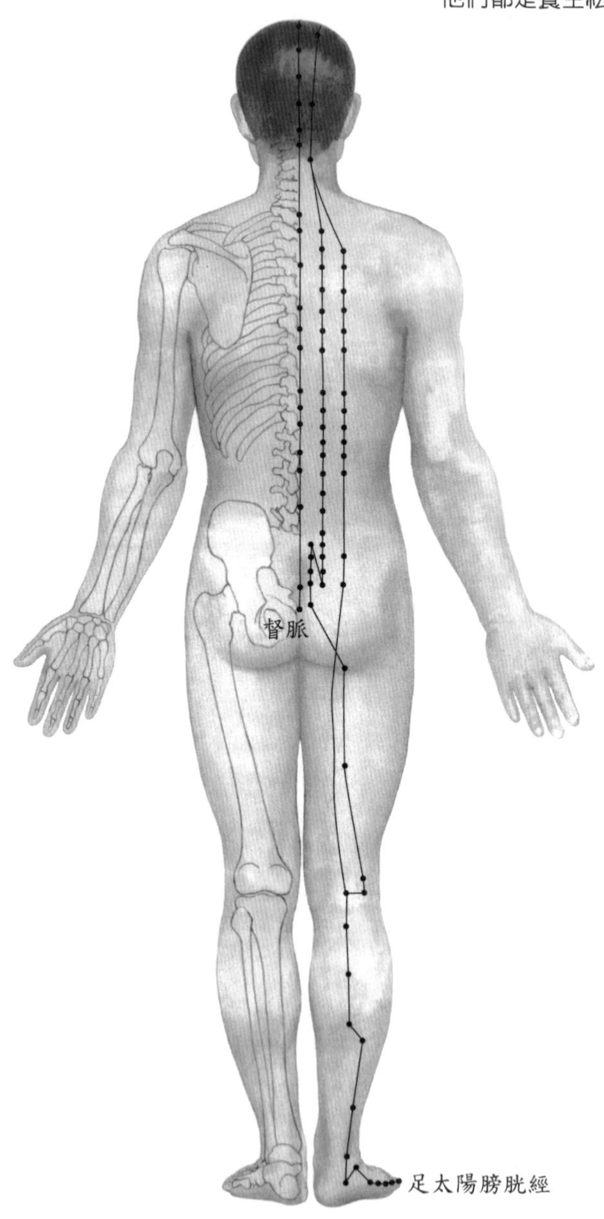

捏脊圖 背脊是全身氣血循行的樞紐，捏脊是適合每個人的養生法，而且它還對很多惡性、慢性病有著十分好的調理作用。

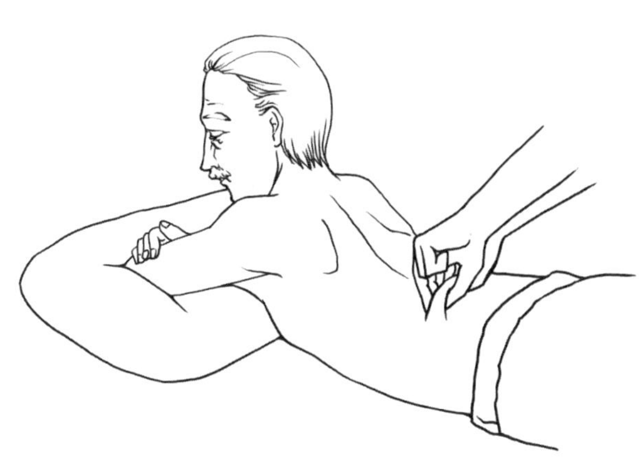

背脊是全身氣血運行的大樞紐。

更重要的是，膀胱經還有一個特殊的作用：它聯繫著其他的臟腑。肺俞、厥陰俞、心俞、膈俞、肝俞、膽俞、脾俞、胃俞、三焦俞、大腸俞、小腸俞、膀胱俞等都分布在膀胱經上，生長於督脈兩側。

所謂「俞」，就是「輸」，肺俞就是肺臟的傳輸、輸注之穴，對於保養肺部和治療肺臟的疾病都有極其重要的作用。其他臟腑的「俞」穴也是如此；所以，背脊是向陽生長治病養生的大藥田。

如何使用這塊大藥田呢？我爲大家首推捏脊。

具體作法：俯臥在床上，全身放鬆，讓家人用雙手的拇指與食指在你脊柱兩側連皮帶肉地捏起，從尾椎骨沿脊柱向上捏，一直捏到頸項髮際處。一天捏一次，一次捏五遍即可，一定要長期堅持。此外，可以讓家人幫忙觀察，每次捏完脊都可以看到脊柱兩旁明顯發紅，這說明捏脊捏到位了。

其實，人體的許多疾病都是由於氣血不通引起，背脊作爲氣血循行的主幹道，最害怕淤積，而我們平時負重、伏案，時間久了就會令這個主幹道出現淤積，導致腦部供血不足，引起頭痛，不然就是身體其他部位的氣血供應失調，造成氾濫或乾涸。只有背脊這個樞紐通了，氣血運行通暢，才能帶走淤積，滋養全身，祛除疾病。所以，捏脊能治百病。

有一位老人，在報紙上看到周爾晉先生傳授的捏脊法，連續捏脊兩個月，不僅頸椎病、腰椎病症狀消失了，連肥大性痔瘡也好了。

還有一位摘除膽囊的女病人，失眠、頭痛、不思飲食，痛不欲生，按此法連續捏脊三個月，配壓足三里、三陰交，所有的症狀都消失了。

我有個朋友，心臟有點問題，每天臨睡前就會出現心絞痛的現象，我僅給他捏脊一次，並輔以按壓耳穴，當晚他的心絞痛就消失了。

捏脊對於肝膽病療效尤爲顯著，我的一些病人還透過堅持捏脊來作爲肝硬化的輔助治療，效果非常好，被人們視爲奇蹟。

此外，利用背脊這味大藥還有另一種方法：推脊。主要適用於孩子，是退熱的絕招。具體作法：讓孩子俯臥，家長將食指、中指併攏，在孩子的背脊從上向下推，如上圖所示：

推脊圖 孩子發燒時，給他推脊200~300次，可以很快祛熱。

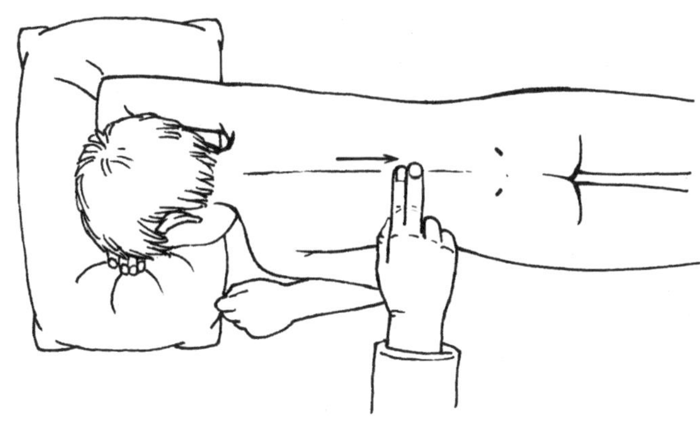

推背一般以兩百至三百次為宜，家長在給孩子推的時候要注意，動作要迅速，還要注意力道，不能搓傷孩子的背脊。

凡是出現發熱的孩子，家長都可以用這個方法來治。當然，對於比較複雜的疾病，還要配合捏脊、壓耳穴和四肢穴等方法來治療，具體方法我將在後面詳細講解。

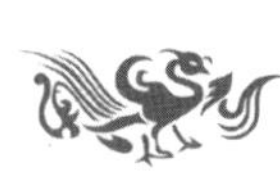

第三章 常壓「神闕穴」能補精神、固元氣

要激發元氣和元神，就要到它們居住的地方去找尋，這個地方就是「神闕」。神闕是一個讓人返老還童、起死回生的穴位。

對於養生或療病來說，每天壓肚臍眼也是妙用無窮的一招。方法很簡單：只要用手指壓在肚臍眼上，不需要進行任何揉動，根據自己的舒適程度調整一下按壓力度的大小就行了，如果感覺壓得太緊，就放鬆一點，如果感到太鬆沒感覺，就壓重一點。按壓時要平心靜氣，把意念集中在肚臍眼上，數自己的呼吸，數到一百，壓臍的時間就夠了，每天壓一次即可。

有一位失眠病人，堅持壓臍一段時間後，打電話給周爾晉先生問：「你說要自然呼吸一百次，我只數到五十次就睡著了，怎麼辦呢？」還有一位性功能障礙的男性病人，堅持每天晚上臨睡前壓臍，三個月後性功能就恢復了正常，他打電話給周老訴苦道：「我每天臨睡前壓臍一次，不料凌晨一點左右陽物自動勃起，這該怎麼辦啊？」周老風趣地對他說：「很好解決啊，你只要不在臨睡前壓臍就好了。」其實，病人問這種可笑的問題，只是爲了表達病癒後的欣喜之情，這

任脈神闕穴圖

神闕是人體元氣所在地，堅持每日壓肚臍，讓元氣給我們的身體帶來健康。

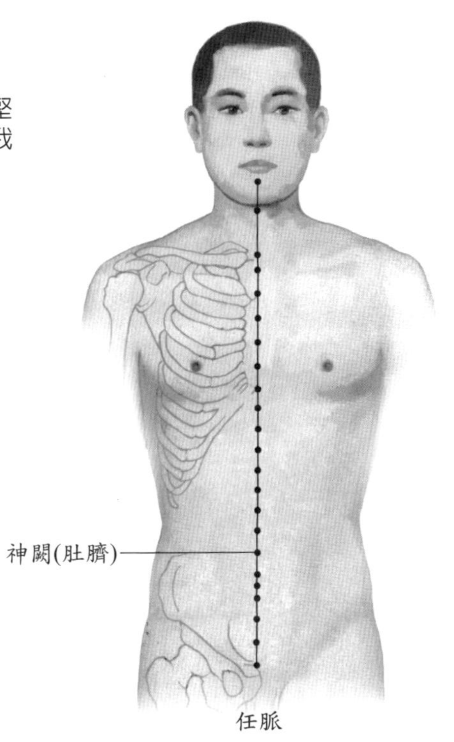

在醫學臨床上是很常見的。

肚臍眼就是神闕穴，在任脈上。闕，是君主所居住宮城的門，「神闕」就是元神的門戶。民國時期的針灸奇書《會元針灸學》上寫道：

上則天部，下則地部，中為人部，兩旁有氣穴、肓俞，上有水分、下脘，下有胞門、橫戶，臍居正中，如門之闕，神通先天。父母相交而成胎時，先生臍帶如荷莖，系於母之命門，天一生水而生腎，狀如未敷蓮花，順五行以相生，賴母氣以相轉，十月滿胎，則神注入臍中而成人，故名神闕。

這段文字說明了神闕穴為什麼會有如此大的療效。我們都知道，臍帶是嬰兒從母體吸取營養的唯一管道，是胎兒身上最先長出來的東西。有了臍帶，然後再生腎，腎是水臟，所以是「天一生水」，是人體生長的開端。嬰兒生下來後，這條吸收營養的管道就關閉了，而壓臍等於重新啟用這條通道。只不過，這時孩子不再是從母體吸取營養，而是從生命的源頭上激發自身的潛能，它的作用在於激發人體的元神、元氣。

所謂元神和元氣，就是指人在生命開端那一刻就有的神和氣，它的力量是很強大的，不然不能發育成胎兒的生命。元神和元氣一直伴著人走完生命的全程，而很多疾病都源於元氣的衰弱，例如：精神萎靡不振、男女性功能不調、腸胃功能衰退，以及由氣虛、氣陷引起的內臟下垂、脫肛、子宮垂脫等，這些都是慢性病，甚至可能伴隨人一輩子，但只要重新啟動元氣和元神，任何病都能很快治癒。

要激發元氣和元神，就要到它們居住的地方去找到它們，這個地方就是「神闕」。神闕是一個返老還童、起死回生的穴位。

古人十分重視用神闕穴來養生和治病。神闕穴可灸不可針，古時候的醫生遇到有人中風不省人事，總會灸這個穴，有時甚至灸一百壯以上。名醫陳良甫說：「舊傳有人年老而顏如童子者，蓋每歲以鼠糞灸臍中神闕穴一壯故也。予嘗患久溏利，一夕灸三七壯，則次日不如廁……足見經言主瀉痢不止之驗也。又予年逾壯，覺左手足無力，偶灸此而癒。」這段話告訴我們，灸神闕穴可以延緩衰老，治療慢性腹瀉，還可以治四肢無力。

灸法也很簡單，只要在穴位上拿艾絨堆一個柱，在柱頭點火，艾絨就會燃燒，等燃燒到肚臍眼稍有疼痛的時候，馬上用手把艾絨按滅。這就算「一壯」。灸一百壯則要重複上述動作一百次。有時候，還可以在艾絨底下墊一片薄薄的鮮生薑，既可以保護穴位的皮膚，又因生薑的辛溫之氣可入人體，效果更佳。所以，大家如果要灸神闕，我建議最好墊一片生薑。更簡單一點的，還可以直接用從藥店買回的清艾條，點燃後在肚臍附近薰烤。堅持艾灸，不久，會發現身體變得非常舒服。

對於我的那些老病號，我總是囑咐他們自己在家裡灸神闕穴，還有一些虛寒體質的朋友，我更會把艾條送到他手裡，讓他回去後自己使用。

歌曰：常灸神闕穴，萬病自會滅。

如果想採取更簡單的方法，那就是壓臍，效果也十分好。壓臍操作雖然簡單，但每一個步驟都是大有學問。壓臍時要把意念集中在神闕穴上；人的意念其實就是「神」，就是神藥，屬於「心神」，平時，我們忙於應付身邊的工作和生活，心神都是散亂的，元氣、元神就在這種散亂的狀態中不斷耗損。壓臍的時候，把心神收攏，讓它回到「神闕」，因爲這裡才是它的故鄉，如

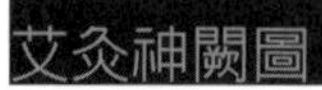

神闕是養生大穴，經常艾灸此穴，可以讓你元氣充沛，健康常駐，充滿活力。

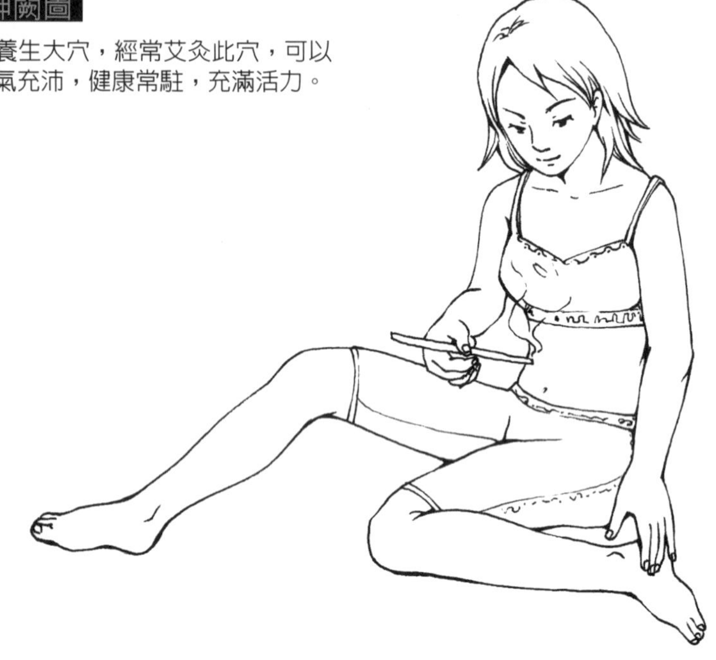

此元氣、元神在沒有耗散的狀態下才能激發出來。也許有人會說：「我無法集中意念，總是胡思亂想，怎麼辦呢？」只要當你在壓臍時默數自己的呼吸，意念自然就會慢慢集中了。所以，我們壓臍的時候要儘量以呼吸計時。就在這一呼一吸之間，我們身體的元氣會慢慢升起，充溢到筋骨、肌肉、經絡和五臟六腑之中。

第四章 永保青春的「湧泉穴」

《黃帝內經》說：「腎屬水，腎主骨，其華在髮。」真是句句不虛！湧泉穴可說是中老年人養生治病的絕佳首選，能延緩衰老的步伐。

湧泉穴在腳心，也沾一個「中」字。湧泉，顧名思義，就是泉水奔湧而出的意思。湧泉穴，正是足少陰腎經的井穴，也就是起始穴。腎屬水，腎水起於湧泉。

腳對健康有多重要呢？人老腳先老，治病先治腳，而腳的正中心是湧泉。腎是人的先天之本，腎主水，主管人體的水液代謝及泌尿生殖系統，而腎經的起始之穴就是湧泉。湧泉穴可謂集多個「重中之重」於一身。

《針灸大成》是這樣講湧泉穴這味大藥的：

主屍厥，面黑為炭色，咳吐有血，渴而喘，坐欲起，目恍恍無所見，善恐，惕惕如人將捕之，舌乾咽腫，上氣嗌乾，煩心，心痛，黃疸，腸澼，股後廉痛，痿厥，嗜臥，善悲欠，小腹急痛，泄而下重，足痙寒而逆，腰痛、大便難，心中結熱，風疹，風癇，心病饑不嗜食，咳嗽身熱，喉閉舌急失音，卒心痛、喉痹、胸脅滿悶，頸痛目眩，五指端盡痛，足不踐地，足下熱，男子如蠱，女子如娠，婦人無子，轉胞不得尿。

古代許多使用經絡穴位療法的醫生都有個缺點，就是不善總結。湧泉穴能治的病，明代針灸學家楊繼洲列舉了那麼多，但有誰記得住？這裡我們可以幫他總結一下：

第一：因爲湧泉穴是腎經井穴，所以能治與腎系統相關的眾多疾病。如人面黑如炭，本色外露，絕對是腎出問題，而泌尿、生殖系統屬腎系統，湧泉穴能通治這兩個系統的疾病。

第二：腎主水，水液代謝不利，會導致水沉下焦，積成死水一潭。死水中什麼黴菌、惡蟲都能生長，人體的死水也是如此，所以腰部及腰部以下的病，百分之九十五都與水液代謝不利有關，這就是上面所列的小腹急痛、泄而下重、足痙寒而逆、腰痛、陰痹、腹脹等。而湧泉穴噴湧出新鮮的甘泉，能疏導死水，恢復身體的活力。

第三：心屬火，心系統（即心血管和精神）的疾病大多是因爲心火太旺所引起的，如心痛、心煩等。水剋火，此時湧泉穴，好比滅火用的水龍頭，正好把這過旺的心火澆滅。

此外，湧泉穴對肺系統和腸胃系統疾病、腰椎病、皮膚病都有很好的療效。總之，這是一個威力無窮的穴位，就連古人的列舉，也只是冰山一角而已，臨床上往往出現更多令人意想不到的妙用。

如何使用這個穴呢？可以用手指按壓，每天按壓七至八分鐘即可；也可以用兩根手指摩擦，一直摩擦到發熱。

人一到中老年，就會出現下列情況：臉上皮膚開始缺乏彈性，皺紋多了；思維變遲鈍，記性不如以前；頭髮白了，骨骼也疏鬆，連說話的聲音都顯得蒼老無力；有人甚至下身臃腫，懶得動，雖然這是自然規律，但我們完全可以透過後天的努力挽救回來。

腎是人的先天之本，人到中年，先天之本漸不足，腎水不濟是遲早的事情，好比雨水不均，河渠不通，上身易旱，下身易澇，處處都可能鬧災荒。所以《黃帝內經》說：「腎屬水，腎主骨，其華在髮。」真是句句不虛！湧泉穴可說是中老年人養生治病的絕佳首選，能延遲衰老的步伐。

我的一位長輩長期堅持揉湧泉穴，快八十歲了仍然聲如洪鐘，精神健旺，這就是很好的例證。

湧泉穴圖

湧泉穴是人體腎水之源，經常按揉此穴，可保健康長壽。

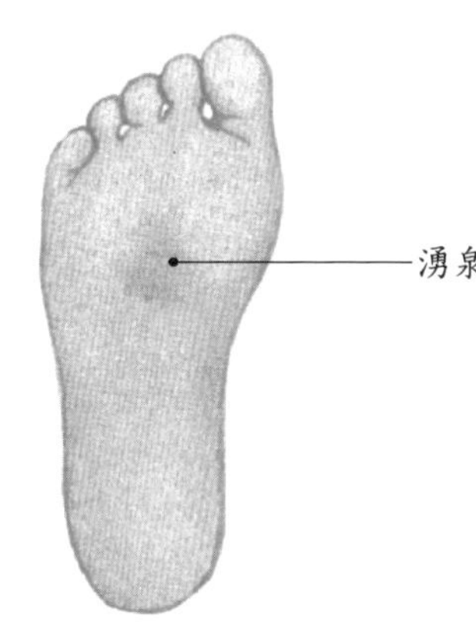

第五章 如何正確使用養生之穴

三十五歲以前的人養生，要保先天，可壓臍和擦湧泉；三十五歲以後的人養生，要養後天，可按摩足三里；而通氣血的捏脊法，老少皆宜，可伴隨人的一生。

「上工治未病」這句話的意思是說：最高明的醫生往往在病還沒有顯現就把它給治好了，這是中醫的最高境界。怎麼「治未病」呢？其實最好的辦法就是養生。中醫的精華，是求醫不如求己，而求己，就是學會使用人體自有的大藥，激發人體的自癒潛能。

中醫針灸理論，經穴有三百六十五個，還有大量的經外奇穴、阿是穴，從古到今，陸陸續續都有人發現新穴。但這些穴很多是用來治病的，對我們普通人來說，有的穴位甚至一輩子都用不到一兩次，所以我們不需要一一記住。我們只要記住那些差不多可以通治百病的大穴，能養生養命的大穴，這樣的大穴並不多，而且是從遠古就傳下來的。

我曾有幸見到一位八十多歲的針灸高人，我們談起後人發現的這些新穴時，老人不無感慨地說：「其實這些穴位古人未必不知道，但古人是有智慧的，不貪多，他們總是精挑細選，把最精華的東西留給我們。」這幾個養生的大穴，則是古人留傳給我們的精華中的精華！

要正確使用養生之穴，首先要知道經絡養生的步驟：保先天、養後天、通氣血。

如何保先天？依靠兩個穴就行了：神闕和湧泉。

神闕就是肚臍，這是人體五臟六腑之根，是神元歸藏之本，是調整身體整體狀況的「黃金分割點」。壓臍是本書反覆強調的養生療病之法，它能激發人體的元氣。

湧泉穴位於腳心，是腎經的源頭，而腎是人先天之本，摩擦湧泉就是啓動生命的活水源頭，也是養生必用之穴。壓臍和摩擦湧泉穴，能保護人的先天之本並使其充分發揮作用。

先天之本決定一個人三十五歲之前的健康狀況，如果說，年輕人也要養生的話，重點就要放在開發先天之本上。年輕人如果養成每天壓臍、擦湧泉的習慣，就能永保青春，到老都不會有什麼病痛。

如何養後天？脾胃爲後天之本，足三里是胃經上的要穴，直接影響胃的消化吸收功能。按摩足三里，胃就能得到充分的調養，不管吃什麼都能充分消化，人體就不存在缺乏營養的問題；反之，如果胃的消化吸收功能不好，吃再多的補藥、補充再多的營養成分也是白搭。很多病都源於脾胃虛弱，按摩足三里鞏固人的後天之本，所以古人認爲它能治百病。我們用它來養生，是一勞永逸的事。人三十五歲後，後天之本開始主導健康，而堅持按摩足三里，就能胃口大開、精神奕

捏脊、足三里圖 捏脊可以疏通經絡，提升氣血，是老少皆宜的養生祛病之法。而按摩足三里這個養生大穴，益處多多。

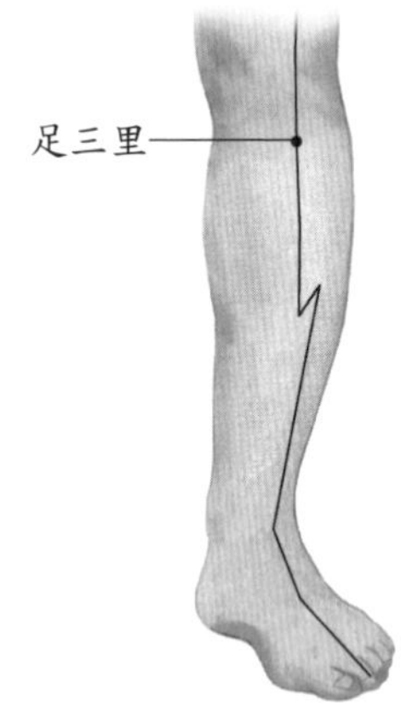

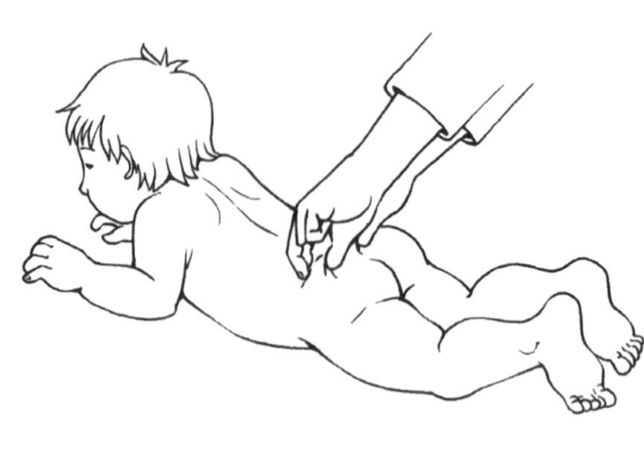

奕，健康快樂盡享天年。

如何通氣血呢？還是老辦法：捏脊。捏脊是一個老少皆宜的養生之法，由於捏脊不能自己操作，得靠別人幫忙操作，因此，捏脊還是一個感情交流的過程。孩子小的時候，父母給他捏脊，把慈愛化作了孩子的健康；父母老了，兒女給他們捏脊，兒女的孝順化作了老人的欣慰；小夫妻之間互相捏脊，其樂融融；老夫妻之間互相捏脊，一生相濡以沫的深情更溢於言表！總而言之，堅持捏脊的人生就是健康快樂的人生！

三十五歲以前的人養生，要保先天，可壓臍和擦湧泉；三十五歲以後的人養生，要養後天，可按摩足三里；而通氣血的捏脊法，老少皆宜，可伴隨人的一生。大道至簡，養生的大法，用上面這一句話就能概括。

第四篇

四肢上的大藥田

四肢透過經絡與五臟六腑相連。人體的十二條經絡中，有六條從上肢經過，六條從下肢經過，所以人體的四肢匯聚了眾多養生祛病的大穴。其實，在我們的四肢上，有神奇作用的不僅僅是這些穴位，還有更多的高升點分布於此，它們一起構成了我們人體四肢的大藥庫。

平時，我們可以使用這些高升點來為自己的身體造福。經常按揉四肢上的這些敏感點，就可以把五臟六腑保養得更好，把許多潛藏的疾病提前化解於無形；當我們身體出現一些不知名的毛病時，也可以透過刺激四肢的這些高升點來迅速祛除疾病。

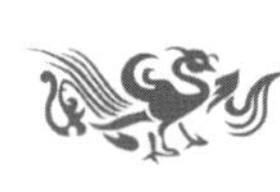

第一章　手上具體養生治病穴點

治療人體任何一個病變部位的大藥都能在手上找到，因為手對應於全身，而且相當敏感。

上肢的高升點大藥並不只有通過上肢的六條經脈穴位，還有大量的高升點集中在手掌和手背上，如下頁圖所示。

不誇張地說，治療人體任何一個病變的大藥都能在手部找到，因爲手對應於全身，而且相當敏感。

治具體病症的高升點是固定的，周爾晉先生把這些可能出現的位置固定下來作爲新穴，這就是我們在下圖看見的各種「點」。這些點，就是治療相應疾病的靈丹妙藥，例如：踝點是治踝關節扭傷或風溼痛等症的靈藥；眼點是治各種眼病的靈藥；咳喘點就是用來治療咳喘的靈藥；夜盲點則是用來治療夜盲的靈藥，以此類推，看圖就能一目瞭然。而效果較複雜、需要特別解釋的治

雙手的高升點圖

雙手有著密集的高升點，是養生治病的一塊大藥田。

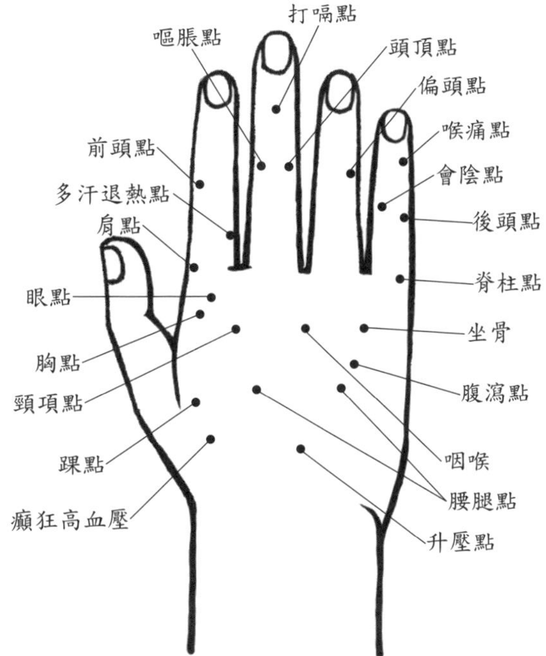

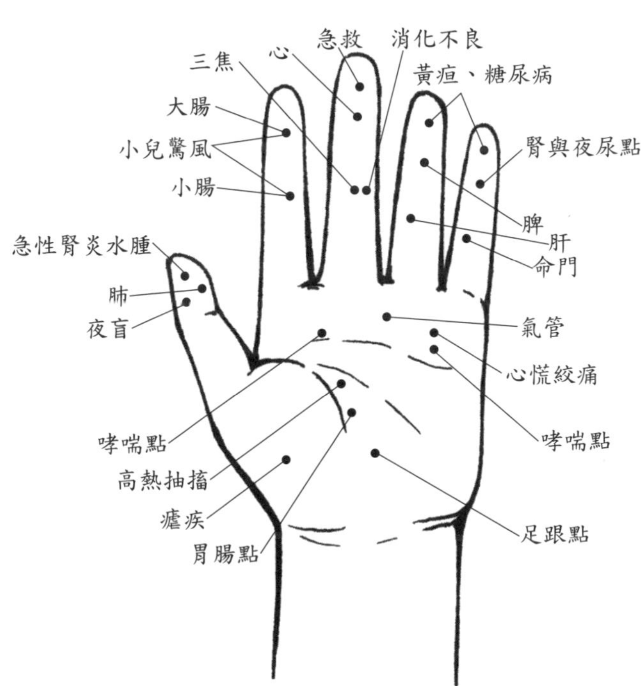

療點有：

❶手上的胸點

如果有挫傷、肋間神經痛或者腹瀉等消化系統的病症，那麼堅持按揉胸點絕對沒錯。

❷手上的前頭點

此點不僅能治頭前部疼痛，它還與消化系統密切相關，可用來配合治療胃疼、腹瀉等消化系統疾病；此外，對風溼和扭傷導致的膝、趾關節疼痛也有較明顯的療效。

❸手上的頭頂點

此藥對神經性頭痛相當靈驗，而且可配合治療內臟下垂、癱瘓、慢性心絞痛、慢性咳嗽、慢性氣喘等，其作用接近於耳穴中的「皮質下點」。

❹手上的偏頭點

如果有偏頭痛，那麼此藥最對症；而且，它對胸脅痛、兩肋疼痛、膽絞痛效果特別好。

❺手上的後頭點

當後部頭痛時，就去按這個點吧！還有，如果臂痛、頰痛、老是打嗝不止，這個點效果也很好。此外，這個藥還與泌尿系統有密切關係，可配合治療泌尿、生殖系統等疾病。

❻手上的脊柱點

此藥除主治尾骨痛、腰椎間盤突出等，對耳鳴、鼻塞也有明顯的治療效果。

這些點的療效，都是我們在長期的臨床實踐中總結出來的，當你與家人有以上症狀時，可用按揉、艾灸、拔罐等方法來啓動大藥，一定要堅持。

第二章　更多足部治病對應點

只要身體哪個部位有毛病，不舒服，就可以在腳上那個點附近採藥，取高升點。而且，這些高升點分布都是極有規律的，特別好找。

人腳上的經絡穴位大藥，比手上的要多得多；另外，手上所有特定的治療點大藥，在腳上都有同氣相求的對應點，它們處在與手相對應的位置。所以，我們在自己身體上採藥時，往往只需要在手穴上花一些心思，腳穴全部取手穴的對應點就可以了。此外，腳上那些療效更顯著、可用來治病養生的高升點大藥還有很多，如下頁腳背、腳底高升點所示。而腳底臟腑對應圖，便生動地表明長在雙腳上的大藥同身體其他部位的對應關係：這些高升點的治療部位一目瞭然，容易掌握。只要身體哪個地方有毛病，不舒服，就可以在腳上那個點附近取高升點。而且這些高升點的分布都是很有規律，特別好找。如人體上部有病，就在腳前部取高升點；人體中部出問題，就在腳中部取高升點；人體下部有毛病，就在腳跟一帶取高升點，這是符合人體的全息規律。最後不管是作爲養生還是治病，建議大家每天都要用手指去按揉腳部相關反射區三至五分鐘。

腳背、腳底高升點圖

學會在腳上找高升點，就能「知足常樂」了。

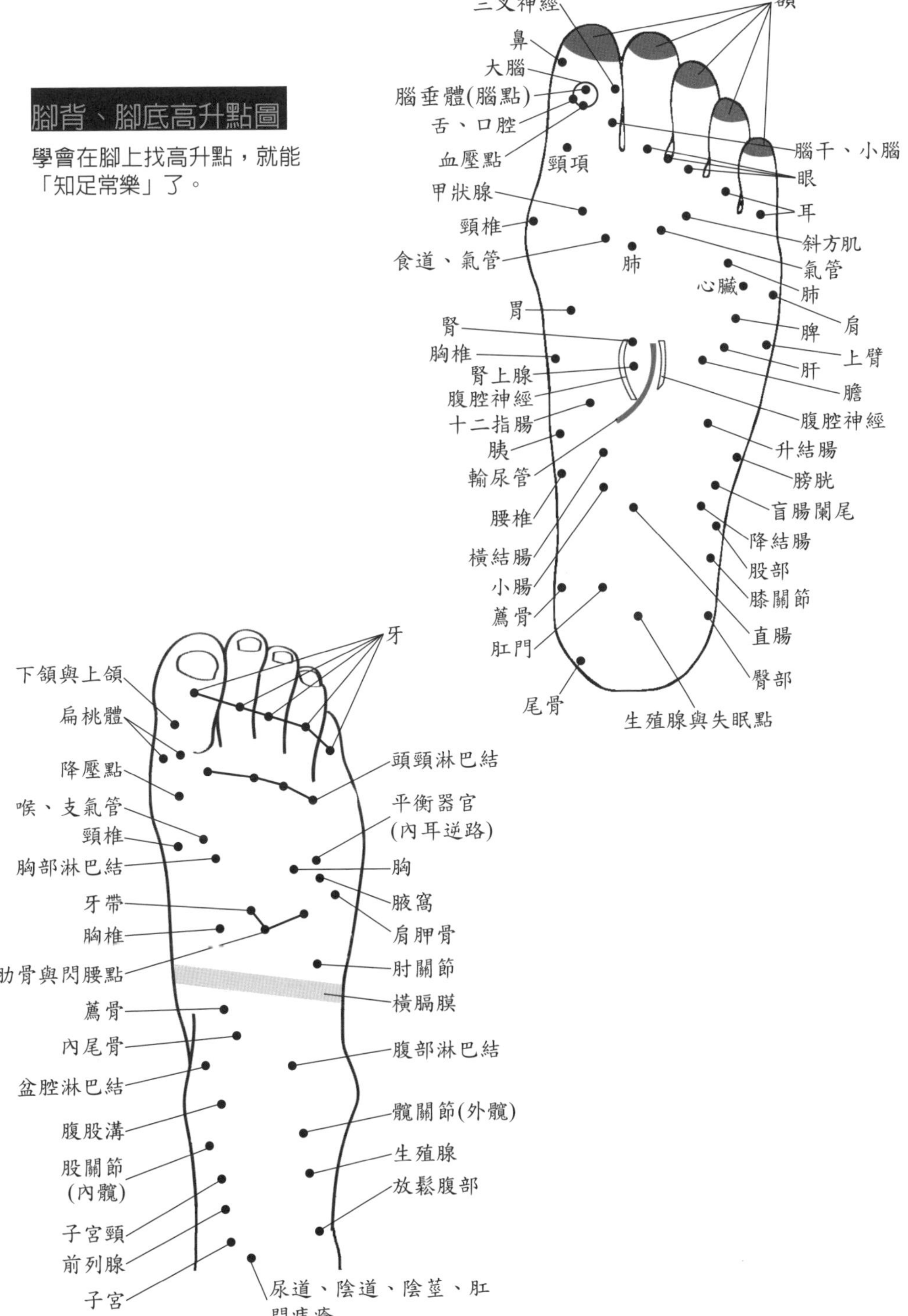

腳底臟腑對應圖

兩腳一併，跟軀幹多麼相似！其實，它們就跟軀幹及臟腑一一對應，經常按摩雙腳是健康長壽的一大秘訣。

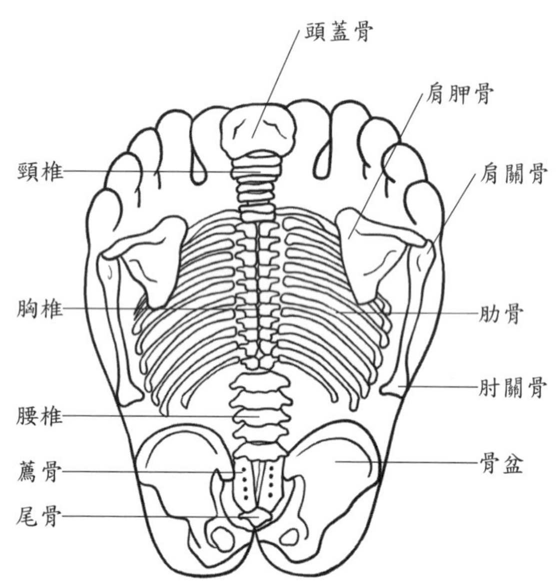

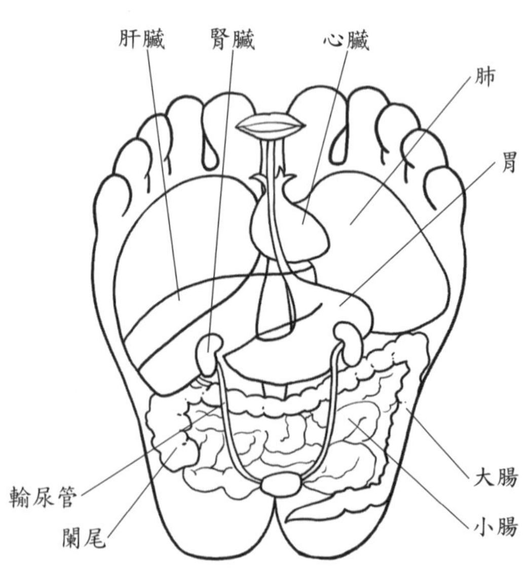

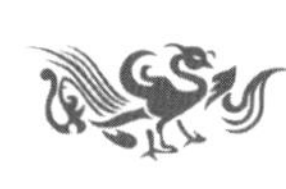

第三章 緊急救命穴

自己出現急病時，可以在尚有神志和活動能力的時候使勁按郗穴，當我們身邊的人出現急病時，我們也可以暫時採取這個方法，這是起死回生的善舉。人生無常，我們一定要做好手到病除的準備。

有很多人都認爲中醫治病慢，但我絕不同意這個觀點。

比方，某人心臟病忽然發作，昏過去了，怎麼辦？這時無論是去找哪個醫生，都得要耗費一些時間，很多時候，還沒送到醫院，人就不行了。再如急性哮喘，發作的時候，人的感覺簡直是生不如死，痛苦萬分，有時一口氣沒接上來，也就撒手人寰了。再快的車，把病人送到醫院，都是需要時間的，而病魔是不等人的。

眞正的急救，是當場救治，是在醫生和救護車還沒有到來時，把疾病的危險性降到最低點。這時候靠誰？靠我們自己，或者靠我們身邊懂一點醫學常識的人。西醫教人急救的方法，只是爲等待醫生做治療前，爭取一些時間。實際上，遇到了心臟病發作或急性哮喘這樣的急症，透過中醫的取穴進行急救，是最快速、最有效的。例如：心臟病突然發作，就馬上取心包經上的郄門穴這個大藥；急性哮喘，就取肺經上的孔最穴大藥，只要對它們進行強烈刺激，如扎針，或者做強有力的按壓，往往都能一穴見效，迅速緩解病情，起死回生。

人體哪一種穴位具有如此神奇的功效？這就是郄穴。郄穴是我們人體專門用於急救的大藥。人體的十二條經脈上都有郄穴，見下表：

經脈（陰經）	肺經	心經	心包經	脾經	腎經	肝經
郄穴	孔最穴	陰郄穴	郄門穴	地機穴	水泉穴	中都穴
經脈（陽經）	大腸經	小腸經	三焦經	胃經	膀胱經	膽經
郄穴	溫溜穴	養老穴	會宗穴	梁丘穴	金門穴	外丘穴

急性疼痛，一般取陽經郄穴。例如：肚子疼可以在溫溜、養老、會宗穴上找高升點；胃痛可取梁丘穴來按壓；膽囊疼痛可按揉外丘穴，這些高升點穴位都是急救的大藥。使用時要採取指壓帶揉動的方式，每個點按壓的時間可長可短，短則五至六分鐘，長則二十分鐘不等，視病情的緩解情況而定。

郄穴圖

碰到急症時，可以透過郄穴來救治，往往一穴見效，起死回生。

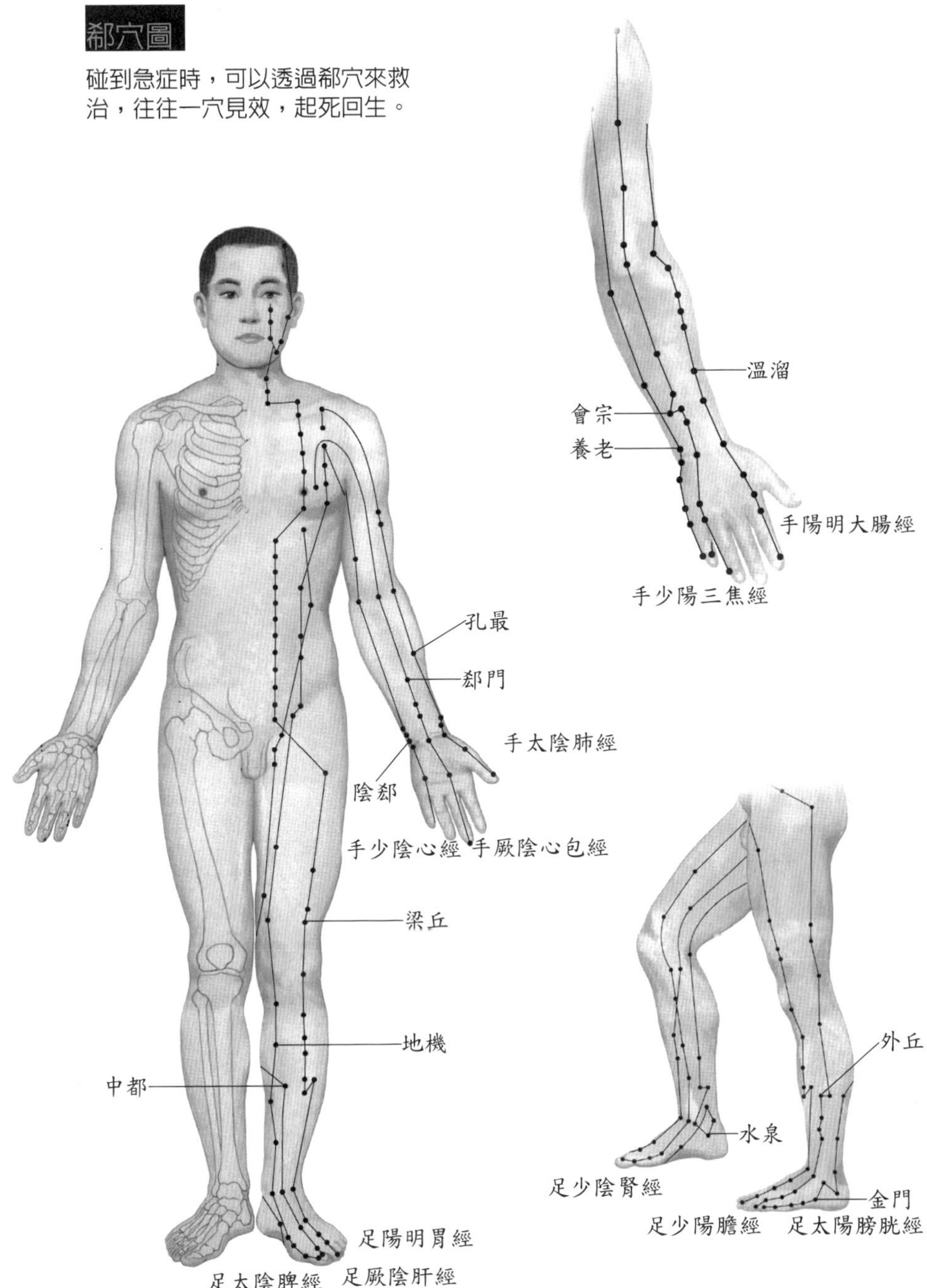

陰經的郄穴可以用來治療人體的各種出血之症，尤其是內臟出血。例如：咳血可以按壓肺經的孔最；尿血可按壓腎經的水泉；女子崩漏可按壓肝經的中都等，選穴時可視具體情況而定。

自己出現急病的時候，可以在尚有神志和活動能力的時候使勁按郄穴，當我們身邊的人出現急病的時候，我們也可以暫時採取這個方法，這是起死回生的善舉。人生無常，我們一定要做好手到病除的準備。

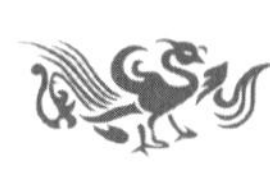

第四章　四肢取穴的原則與方法

取穴位時請記住，一定要少而精，達到養生治病的目的就可以了。按壓這些高升點的時候，注意力一定要集中，最好以默默數數的方法計時，緩緩地從一數到兩百或三百，就是按壓一處高升點的時間。

在自己的四肢上取高升點這些大藥時，一定要牢記幾個原則和方法：

取高升點的原則

一般情況下，每種疾病都會在人體四肢上出現許許多多與之對應的高升點，如何選取這些妙藥呢？這就需要我們在其中挑選按壓感覺最明顯的那幾個點，不必面面俱到。要知道，本書中所列舉的配穴圖，都可用做參考，只把最可能用到且最有效的穴位舉列出；在具體操作中，還需要根據自己身體的情況加以選擇使用。有的穴位，雖然列出來了，但按上去效果不明顯，你就可以不取；另外，除了這些列舉的穴位外，如果還能在身體上找到其他明顯的壓痛點，則表示這裡的按壓效果最好。

取穴位時請記住，一定要少而精，達到養生治病的目的就可以了。

●按壓的方法

手指和腳趾上的高升點，可以用按摩棒或指關節來按壓。按壓的力度要適中，以出現較明顯的疼痛爲宜，但也不要以爲越痛越好而過分用力，這樣會壓傷肌膚；另外，使用按摩棒或指關節按壓時，不要壓住不動，應該做些輕微的揉動，這樣對穴位（高升點）的刺激性更大一些，也有助於穴位的藥性發揮到極致。

四肢上其他部位的高升點，用手指壓就可以了，要知道手指肚本身就是非常好的按摩工具。按壓時，適當做些揉動，以高升點周圍有輕微的痠脹感爲宜。如果感覺不夠強烈，可以把手指蜷縮起來，用手指的第二個關節去頂按高升點，這樣力度更大。

按壓這些高升點的時候，注意力一定要集中，最好以默默數數的方法計時，緩緩地從一數到兩百或三百，這就是按壓一處高升點的時間。按壓完一個再按壓下一個。當然，如果不想靜心數數，也可以用鐘錶來計時，每穴每次按壓五至八分鐘就可以了。總之，不管採用什麼方法，都貴在持之以恆。

第五章　何以運動四肢能達養生效果

運動四肢，就能夠調養五臟六腑。因為臟腑的經絡都通到四肢上，運動四肢，不僅能鍛鍊筋骨，而且可以疏通經絡，也就是在調養臟腑。

四肢與五臟相關連。五臟的精氣通過四肢的運動得以循環，所以，我們平時要經常運動。運動四肢，就能夠調養五臟六腑。因爲臟腑的經絡都通到四肢上，運動四肢不僅能鍛鍊筋骨，而且可以疏通經絡，也就是在調養臟腑。

眞正的養生運動，在於四肢的充分活動。人體的很多疾病，都與四肢未能充分運動有很大的關係。

如果你的上肢未能得到充分的運動，那心和肺的健康就容易受到影響。而對於從事花腦力的人來說，平時上肢的活動，不外乎翻翻書、寫寫字、打打電腦等，這些機械的運動是遠遠不夠的。所以，這類人也最容易得心病、肺病，即使暫時沒有明顯的病症，身上也會或多或少地出現與心和肺相關的不健康狀態；例如：精神不振作、神氣不爽朗、失眠多夢、健忘、缺乏主見、胸悶氣短、呼吸急促短淺，甚至心慌、心律不整、咳嗽、氣喘等。

爲什麼會這樣呢？

因爲，上肢的六條經脈都是與心和肺相關的。心經、小腸經和心包經與心相關，肺經、大腸經與肺相關，三焦經與心和肺都相關。流水不腐，戶樞不蠹，只有運動才能保持機體的鮮活，但臟腑是不能動的，它們要通過經絡的運動來保持生機。心和肺的活力需要依靠上肢的這六條經絡；而且，上肢進行大範圍、全方位的運動，能帶動胸部，胸腔是心和肺居住的地方，居住環境改善了，心肺工作的熱情也就提高，就不會生什麼病了。

肝、脾、腎系統的疾病同下肢沒能得到充分的運動有關。通往下肢的六條經脈，分別是腎經、膀胱經、肝經、膽經、脾經和胃經。也就是說，下肢如果沒有充分運動，就會出現腎、膀胱、肝、膽、脾、胃等臟腑的健康問題。現代人的工作大多都是坐著完成，而且平時出門就坐車，沒有機會大量步行，下肢的運動量可能更少，這種工作狀態造就了一大批肝病、脾胃病、腎虛的病人。

手腳不動就沒有健康，而動手動腳就是養生。但要怎麼動呢？有人說，我跑步、舉啞鈴等不都可以鍛鍊四肢嗎？當然可以，但還不夠。跑步的時候，下肢的運動比較充分，但上肢的活動量較少，而且上下肢重複一個簡單的動作，仍處於一種機械的狀態，沒能充分施展。至於舉啞鈴之類的運動，其實主要是鍛鍊筋骨和肌肉。這些運動，強度都比較大，有人往往要到筋疲力盡的時候才罷休，其實，筋疲力盡，經絡是很不舒服的，這樣反倒傷了臟腑。

透過手腳養生，我首推兩大途徑：

第一個途徑：十全十美健身操

這套健身操可以透過啓動手上的經絡，調和五臟六腑。對於那些平時手足得不到充分運動的人來說，做這一套健身操就可以了。操作方法如下：

第一步揉十指：右手拇指和食指捏住左手的指尖，用力揉捏。從拇指到小指，一個一個地揉，不拘方向，揉完左手手指再換手操作，以左手揉捏右手指尖，每個指尖每次揉捏八十一次。

第二步抖十指：左手從手指到手臂充分放鬆，右手拇指和食指捏住左手的指尖進行抖動，使整個手臂都被抖動起來。從拇指到小指，一個一個地抖，抖完左手，再換手操作，每個手指抖動八十一次。

第三步壓五臟線：五臟線在手掌上。不同的人可以根據自己的體質，選一條最適合自己的進行按壓。如果不會選，也可以順著這五條線，一條一條地按壓，感覺哪一條線最有感覺，就選擇壓哪一條線，每隻手壓十分鐘左右爲宜。

第二個途徑：多親近大自然，吸取天地的能量

我們有多久沒有親近山明水秀的大自然了？生活中，我們活得越來越像盆景，不澆水也能強撐一陣子，所以，我們的身體像盆景一樣，看上去精緻，實際上卻虛弱無比。所以，盡量抽出時間到山野去吧，到草原，到萬物蓬勃生長的大自然，多接觸水、空氣和泥土，既可充分活動四肢，又能從天地間吸收生命的能量。

人體自有大藥，自然自有大藥，最高明的大藥是看不見的，最高明的養生就是不養生，讓自己的生命隨著自然的節律而波動，在大自然中自得其樂，如此就能在天地間平安康泰，盡享天年！

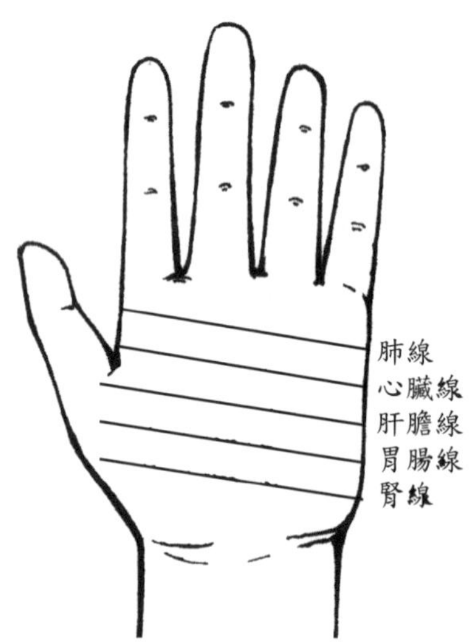

五臟線圖

每天按摩五臟線，可以調和五臟，身安體健。

第五篇

外科病症應該找哪些大藥

一般來說，我們平時總覺得肢體、體表上的病不是什麼大問題，如果皮膚長了一塊小瘡，遠遠沒有內臟長了一塊異物那麼可怕。當身上哪個地方出現疼痛，我們也會自己先估量一下，是筋、骨、肌肉疼，還是身體裡的臟器疼？如果是筋骨、肌肉疼，相信慢慢休養幾天就會好；如果是肚子裡疼痛，我們就會緊張，生怕出什麼大問題。

的確，肢體的傷痛一般都是小毛病，不會有什麼大的危險，但是它們在日常生活中出現的頻率卻是最高的，一旦不小心碰上了，也是件痛苦、麻煩的事情。生活中誰沒有過扭傷、腰痠、背痛的經驗？更何況肢體上也有慢性病，有人備受腳氣、手癬、腳癬等折磨，有人被頸椎病、腰椎病、肩周炎等長期困擾。

要治療肢體上這些毛病最速效的方法，莫過於從自己身上採藥。在此教你用最簡單的方法，希望能將肢體上的不適症狀一掃而光。

第一章 肢體X平衡的對應部位

人體任何一個部位受了傷或出現疾病，都應從它的對應部位去尋找高升點大藥進行治療。

治療肢體毛病，尤其外傷，取高升點是最簡單的。

屬於肢體的毛病，包括皮肉輕傷、筋骨扭傷、體癬、關節炎、肩周炎等。治療的方法就是找身上的對應點，對應點就是出現在對應部位的高升點。什麼叫對應部位呢？

根據《黃帝內經》中「左病取右，右病取左，上病取下，下病取上」的治療原則和周爾晉先生的人體X形平衡法，人體有無數個X形，每個X形就是兩個對應部位的連接線，於是人體各部位也就有了無數的對應部位。

例如，左手背和右腳背互爲對應部位，右手背和左腳背也互爲對應部位，左手腕和右腳踝互爲對應部位，左手心和右腳心也互爲對應部位，左前臂和右小腿也互爲對應部位……依此類推。

人體任何一個部位受了傷或是出現了疾病，都應從它的對應部位去尋找高升點大藥進行治療。

X對應部位圖 人體有無數個X形，保持X形的平衡，才能保住健康。

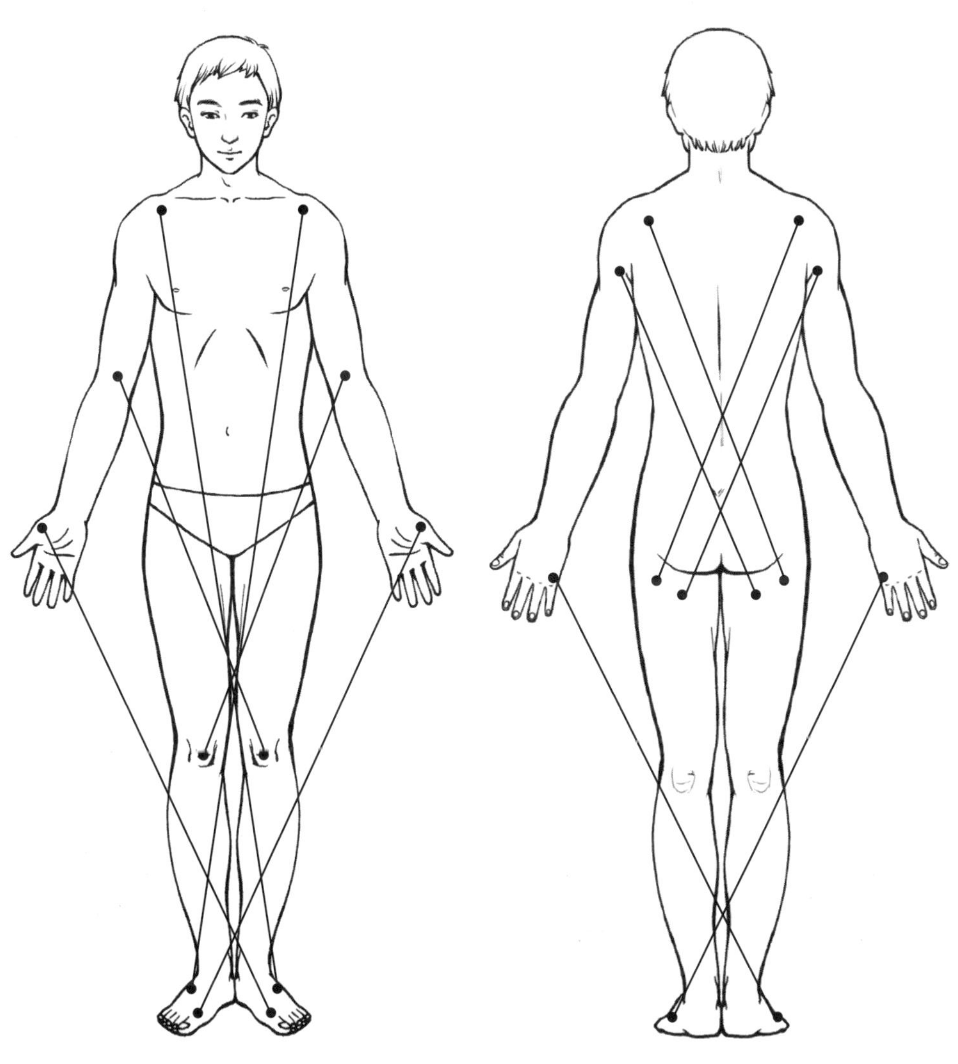

第二章 外傷治痛不需止痛藥的對應穴

《黃帝內經》說：「脾主肌肉，肺主皮毛。」在按圖採取的手穴和耳穴中，要以脾點和肺點為按壓的重點，因為按壓脾點可以恢復肌肉的活性，使傷口快速長出新的肌肉；按壓肺點則可以直接促進皮膚的生長。

皮肉外傷是日常生活中最常見的，輕者擦破一點皮，嚴重時就可能感染、發炎。遇到這種情況，應該先止血，洗淨傷口，清除污染，然後塗上消炎藥，再進行包紮。萬一發炎化膿時，我們總不能坐等傷口癒合吧！這時，只要按壓身上的一些點，便可加速傷口的癒合。

如果左手的食指不小心被劃傷、出現腫痛，經過傷口處理後，要到右腳第二趾相應部位去找對應點，按上去會有明顯的疼痛。因爲，根據X形平衡法的原理，手上的病要在腳上找高升點，左邊的病要在右邊找高升點，那麼，左手食指的病必然在右腳二趾上能找到高升點。按壓這個高升點，傷口的疼痛可以明顯減輕。

同樣的道理，如果小腿受傷可以在前臂上去找高升點，膝蓋上部的腿傷可以到後臂上去找高

治外傷穴位圖 有皮肉外傷，選取手穴和耳穴輔助治療時，要重點按壓脾點和肺點。

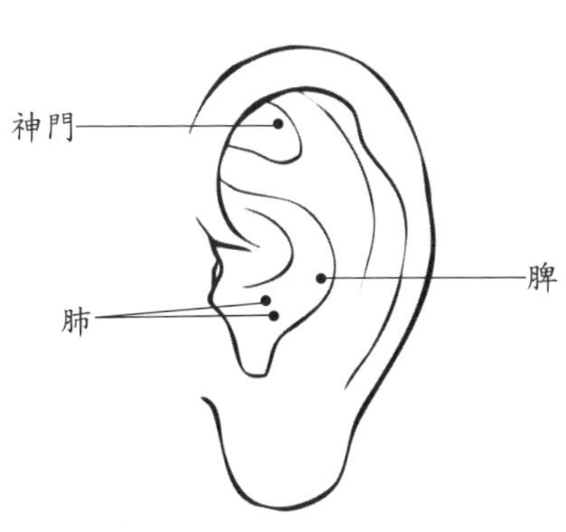

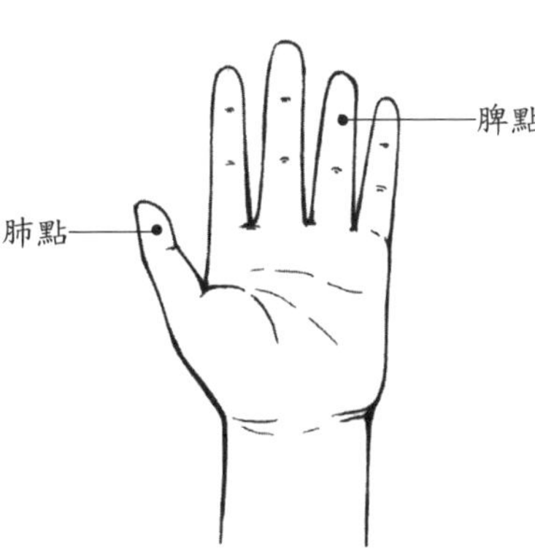

升點來按壓。

另外，平常體質比較差的人，身上一旦有了傷口往往會癒合得比較慢，這時光靠X形平衡法取高升點來按壓是不夠的，還要配上耳穴和手穴上的一些大藥，治療效果才明顯。

《黃帝內經》說：「脾主肌肉，肺主皮毛。」在按圖採取的手穴和耳穴中，要以脾點和肺點爲按壓的重點，因爲按壓脾點可以恢復肌肉的活性，使傷口快速長出新鮮的肌肉；按壓肺點則可以直接促進皮膚的生長。而耳穴上的神門點是人體專門用來鎮痛的大藥，也要進行按壓。

久病的人身體極度虛弱，手術後傷口不容易癒合，這時家人可爲其按壓相應的高升點，再配合補氣血的食物，就能促進傷口的癒合，讓病人的身體早日康復。

下肢受傷對應點圖

下肢受傷，可以到上肢選取相應的高升點來治療。

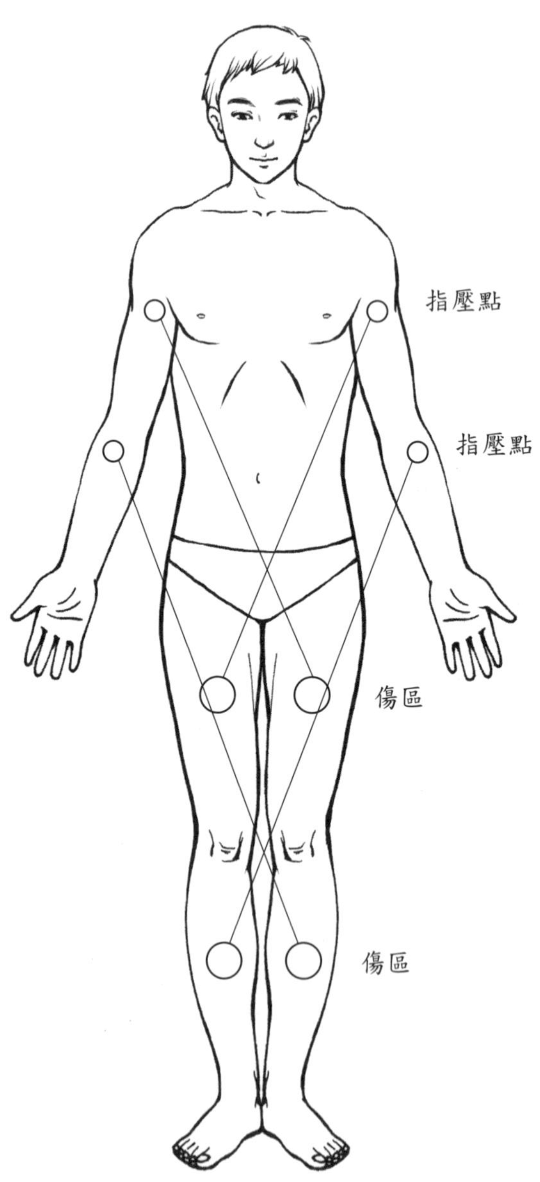

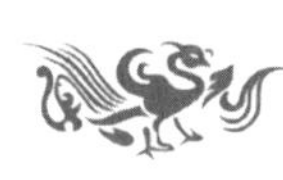

第三章　筋骨扭傷對應治痛要訣

取高升點的時候，一定要先按X形找到對應部位，確定一個小範圍後，再在這個範圍內用手指進行試探性按壓，找到按上去最痠、麻、脹、痛感覺的一處，就是療傷的高升點了。

常見的筋骨傷是扭傷，很多人都有腳踝扭傷的經歷，那真是一件很痛苦的事情，腳往往又紅又腫，根本不能走路，而且，還要很長的一段復原時間。遇到這種情況，除了到醫院治療外，最快速有效的方法，就是每天去按壓身上的對應點。

如果是腳內踝扭傷，就在相對應的手拇指後取高升點，腳外踝扭傷，則在手腕後側（也就是養老穴附近）取高升點。

如果是手腕或腳腕扭傷，則可以根據人體X形平衡法選取對應點按壓。

如果是後臂或腿後跟的傷痛，則按人體X形平衡法選取對應點按壓。

扭傷對應圖

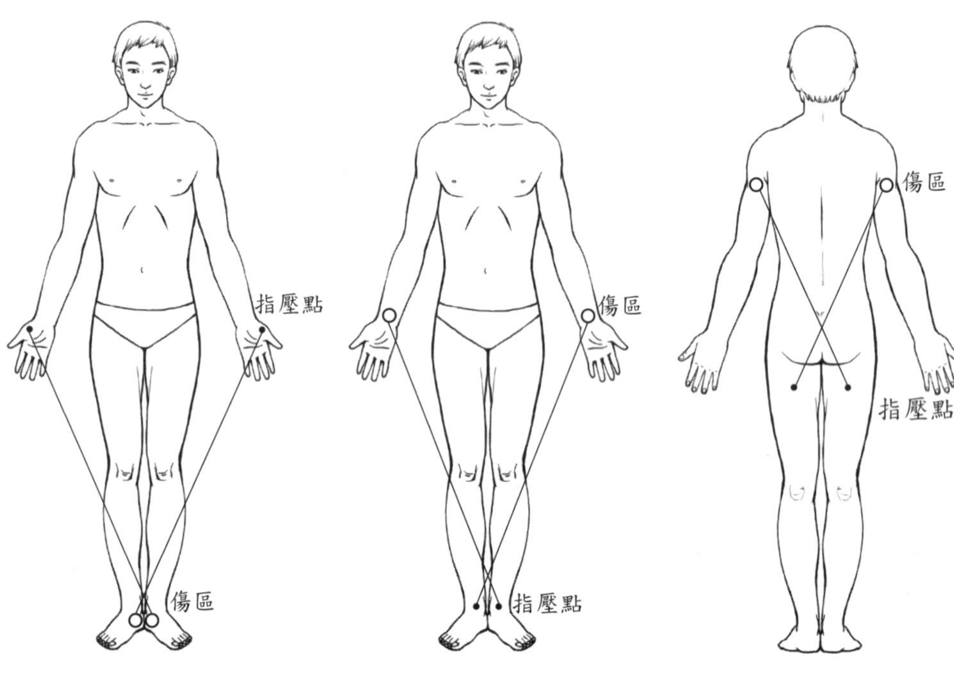

腳內踝傷取穴示意圖　　手腕受傷取穴示意圖　　後臂受傷取穴示意圖

其餘依此類推。取高升點的時候，一定要先按X形找到對應部位，確定一個小範圍後，再在這個範圍內用手指進行試探性按壓，找到按上去最痠、麻、脹、痛感覺的一處，就是療傷的高升點了。用手指壓上去，順時針、逆時針交替按揉，每三分鐘變化一次方向，每天堅持二至三次，慢慢地扭傷部位的疼痛就會減輕，痊癒的時間也會大大加快。

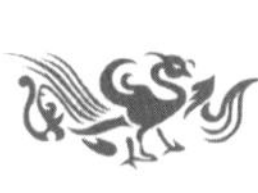

第四章　腳氣病、手足癬兩個月見效的方法

在我們身上找治療手足癬和腳氣病的方法特別簡單：利用X形平衡法的幾何對稱原則，左病取右，右病取左，手病取足，足病取手。找對相應的高升點，堅持按壓，自然就能使手上或腳上那片被病菌霸占的肌膚恢復原來的本色，溼濁、溼熱之氣一除，手腳自然康復。

腳氣病是我們身上常見的一種毛病，它是因足部受到由體內溼熱邪氣入侵所致。《雷公炮製藥性解》中說：「蟲生於溼。」中醫認爲，溼熱生蟲，也就是孳長病菌。正因爲我們的手或腳上氣血不流通，溼濁或溼熱之氣鬱積太多，才提供腳氣病或手足癬病菌生長的溫床。

治療的方法只要讓人體的氣血恢復正常運行，把沉積已久的溼熱和溼濁沖解開來，這些病菌就會失去生存的環境，各種腳氣病或手足癬自然不藥而癒，效果如同釜底抽薪。

實際上，腳氣病無法根治的原因是沒有改變病菌生活的環境，雖然有很多外用的消炎藥、殺菌藥，但其效果往往只是一時，隔不了多久又會復發。

腳氣病對應圖

用人體X形平衡法來治腳氣病，腳部哪個部位有病，即取手上相應部位按壓，左腳取右手，右腳取左手，療效十分顯著。

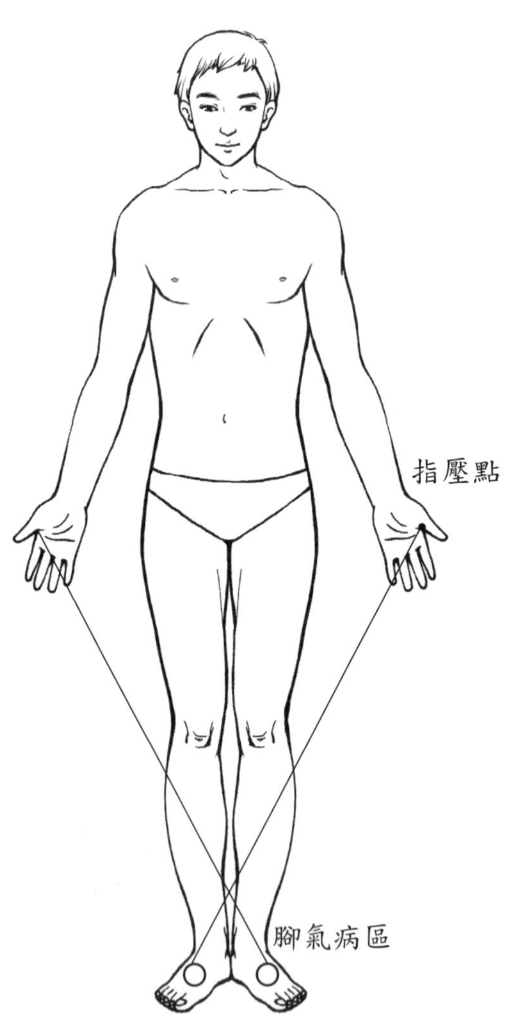

而選取高升點來治療，效果則不同。在我們身上找治療手足癬和腳氣病的方法特別簡單：利用X形平衡法的幾何對稱原則，左病取右，右病取左，手病取足，足病取手。找對相應的高升點，堅持按壓，自然就能使手上或腳上那片被病菌霸占的肌膚恢復原來的本色，溼濁、溼熱之氣一除，手腳自然康復。

腳氣病或足癬可以在手上相對應部位取穴。

依此類推，手癬可以在腳上的相應部位取到高升點。

堅持按壓，越痛越好，一般的腳氣病或癬類，堅持兩個月左右就能根治，而那種比較頑強的腳氣或手足癬，就需花長一點的時間，效果同樣明顯。

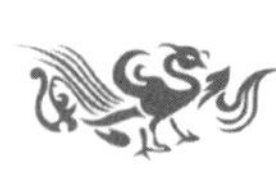

第五章　向坐骨神經痛說 BYE BYE

治坐骨神經痛時，可以在肩部以下的相應部位取高升點。先確定一個區域，再在這個區域內做試探性按壓，哪裡最感痠、麻、脹、痛，那裡就是高升點，它就是坐骨神經痛的大剋星。

很多中老年人，不愛運動，老喜歡坐著，毛病就坐出來了，大腿、屁股一帶經常隱痛難忍，於是連坐著也不舒服。

人在缺乏運動和各種姿勢不正確的情況下，體內的寒溼邪氣會蜂擁而來，沉積在腰以下的部位，進而引起疼痛，這就是坐骨神經痛。因爲寒溼邪氣一旦在人體內紮營，就很難驅除，所以，坐骨神經痛歷來讓很多醫家和病人煩惱不已。

用普通的藥物治療坐骨神經痛，效果非常緩慢，因爲，藥物是通過腸胃的吸收再傳輸到全身，到達患處，要經過「千山萬水」，當它們終於在患處發揮作用的時候，已是強弩之末，效果自然不盡人意。用人體自身的大藥則不然，其效果不僅直接而且持久，更是治療坐骨神經痛的捷

坐骨神經痛對應圖

用X平衡法來治坐骨神經痛時，可以在肩部以下的相應部位取敏感點進行按壓，效果勝過諸多藥物。

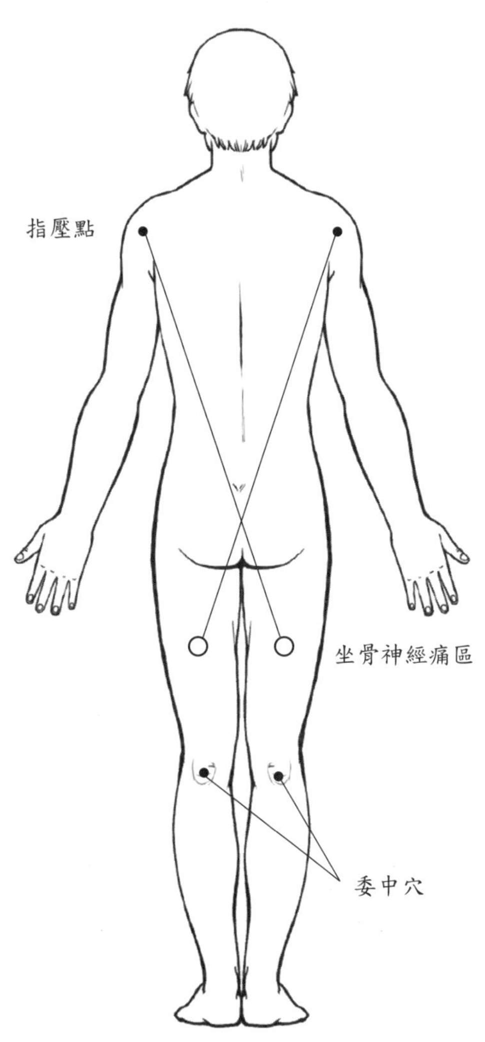

徑。

治坐骨神經痛時，可以在肩部以下的相應部位取高升點。先確定一個區域，再深入做試探性按壓，哪裡最感痠、麻、脹、痛，那裡就是高升點，它就是坐骨神經痛的大剋星。

請大家一定要記住，像坐骨神經痛這些慢性疾病，需要自己長期堅持按壓高升點，至少每天兩次，每次十分鐘以上，只有這樣，慢性病才會漸漸地除根。千萬不能急躁，得病不是一天兩天的事，祛病也不是一天兩天就行的，只要找到病根和祛根的方法，堅持就一定會有效果。此外，由於坐骨神經痛主要是寒溼之邪引起的，而「寒則溫之」是中醫最基本、最常用的治療原則；所以，對於坐骨神經痛，還可以用艾灸的方法，除了艾灸肩部的高升點，還可以艾灸委中穴（後膝窩內）這個治療坐骨神經痛和一切腰痛的高升點。

透過X形平衡法找到對應點，然後進行按壓，是普遍應用的方法。這個方法不僅能治療皮肉損傷、筋骨扭傷，而且對腳氣病、坐骨神經痛之類較難治癒的慢性病，都有十分好的療效。切記一定要堅持按壓，這樣效果才會事半功倍。

第六章 根除臉部痤瘡的穴位點

長在右臉上的痤瘡，取左手和左腳的壓痛點按揉；左臉的痤瘡，則取右手、右腳的壓痛點按揉；臉上兩側都有痤瘡，便取雙手、雙腳；比較嚴重的痤瘡，要再加上耳穴。

經常有人問我：「手和腳上的病，很容易就能取到相對部位，但是，臉上的毛病，比如痤瘡，又該怎麼取呢？」其實，根據全息理論，人體的面部與手背、腳背是互相對應、互相關連的。這樣，大家就可以在手背和腳背上找到四個治療臉部痤瘡的高升點大藥了。

長在右臉上的痤瘡，取左手和左腳的壓痛點按揉；左臉的痤瘡，則取右手、右腳的壓痛點按揉；臉上兩側都有痤瘡，便取雙手、雙腳；比較嚴重的痤瘡，要再加上按壓耳穴的手點、腳點、脾點、神門點、熱穴、腎上腺點、肺點、枕點、面頰。

取耳穴時除了要取圖中所列的對應點外，還可以取痤瘡部位在耳朵上的對應點，並且以這些對應點和肺點爲按壓的重點。爲什麼要取肺點呢？《黃帝內經》說：「肺主皮毛，皮膚上有無數

臉部痤瘡按壓穴位圖

按壓手、腳和耳朵的敏感點是臉部痤瘡的祛根之法。

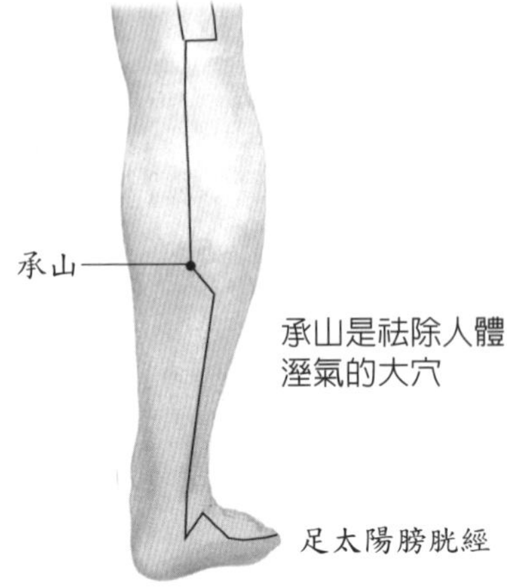

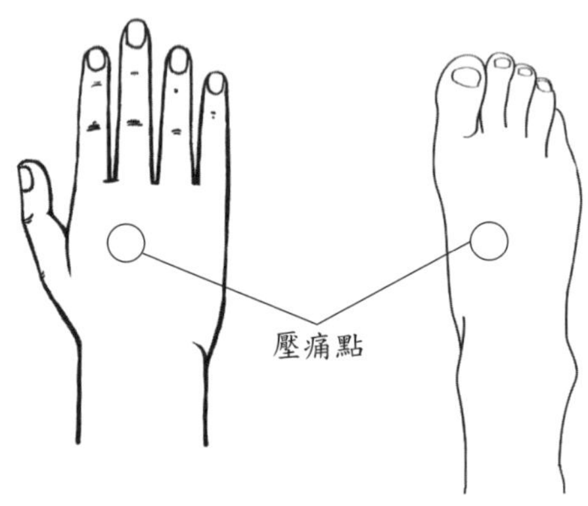

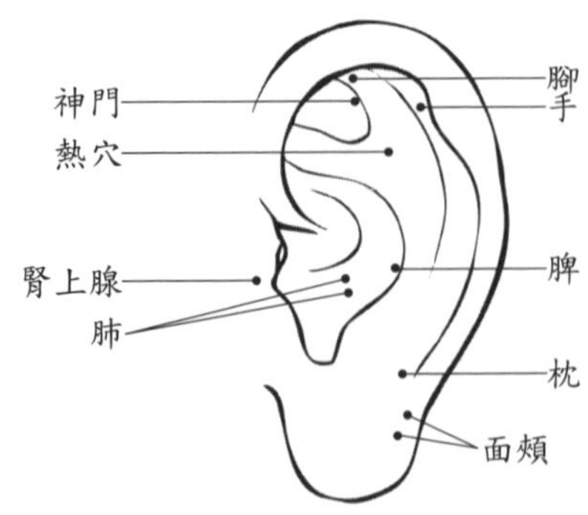

的毛孔，每一個毛孔都是肺氣的開竅，肺氣通利，皮膚才能健康。」所以人體幾乎所有的皮膚病，包括各式各樣的頑癬，都要首取耳穴的肺點。

在我的治療經歷中，痤瘡有一定的頑固性，而且跟病人的體質有關。在中醫看來，痤瘡乃體內溼熱所致，所以，治療痤瘡還要注意祛除體內的溼氣才行。膀胱經上的承山穴是驅除體內溼氣的最好高升點大藥，這個穴在小腿肚下面，每天早晚各按壓一次，每次按壓五至十分鐘，與上面的方法配合使用，效果很好。

第七章　舒緩頸椎不適的四個要穴

在腳的四、五趾後和三、四趾後各取一個點，又在腳踝與腳跟腱的中點內側與外側各取一個點，分別定名為頸椎1、頸椎2、頸椎3、頸椎4，四點各按壓八分鐘，在按壓的過程中，會發現這四個點的感覺不一樣，有的感覺強烈一些，有的感覺很微弱。那麼，不妨記住感覺最強的那兩個點，壓完四個頸椎點後，回過頭來再將其中的這兩個點重新按壓一遍。如果再配合耳朵上的頸椎點，效果會更好。

頸椎病是我們身上極其惱人的毛病，造成頸椎病的原因：一是長時間的伏案工作、學習，姿勢不對，阻遏了頸部的氣血流通；二是現代人普遍心理壓力大，而壓力損壞人的心神，心神損，氣必傷。陽氣不振，人的頸項自然前傾，這就是頸椎病的最大成因。

在我的病人中，有很多上班族和年紀大的學生，尤其是碩士生、博士生，頸椎沒有問題的人少之又少，也就是說，這些人最易得頸椎病，只是病情有重有輕而已。有人年紀輕輕就開始駝背，眞是骨骼變形了嗎？其實不然，大半是因爲通往頸椎的經絡淤阻了。有人不駝背，但也可能患有頸椎病，只要用手撥一撥他脊椎兩側的肌肉就知道了，筋結一團一團的，全是鬱結不散的氣血。所以，凡是頸椎病人，頸椎附近都有筋結，一般把這些筋結揉散、揉開就行了。治療時，雖然有點疼，但揉過之後，他們都表示：明顯感覺整個脖子和後背都輕鬆了，頭腦也清醒許多，有種久違的神清氣爽之感！

揉開頸部的筋節，可以緩解頸椎病的痛苦，但卻不能根治，而透過X形平衡法，可以找到根治頸椎病的高升點大藥。人體的「頸」不止一個，除了脖子，還有「手頸」、「腳頸」（也可以叫做「手脖子」、「腳脖子」），其實就是手腕和腳踝。古人在對手腕和腳踝命名的時候已經暗示全息思維了，實際上，手頸、腳頸和人體的頸部是存在全息對應關係的。正是因爲這樣，頸項部位的病，都可以在手頸和腳頸上找到高升點大藥。

當然，還可以把手掌和腳部看作是與人體對應的局部，進而在手背、手掌、腳面，以及腳背上取到治頸椎病的高升點。周爾晉先生在治療頸椎病的大量病例中，在腳的四、五趾後和三、四趾後各取一個點，又在腳踝與腳跟腱的中點內側與外側各取一個點，分別定名爲頸椎1、頸椎2、頸椎3、頸椎4，四點各按壓八分鐘，在按壓的過程中，會發現這四個點的感覺不一樣，有的感覺強烈一些，有的感覺很微弱。那麼，不妨記住感覺最強的那兩個點，壓完四個頸椎點後，回過頭來再將其中的這兩個點重新按壓一遍。如果再配合耳朵上的頸椎點，效果會更好。

舒緩頸椎不適四點圖 按揉腳上的頸椎點8分鐘，可迅速緩解頸椎部的不適。

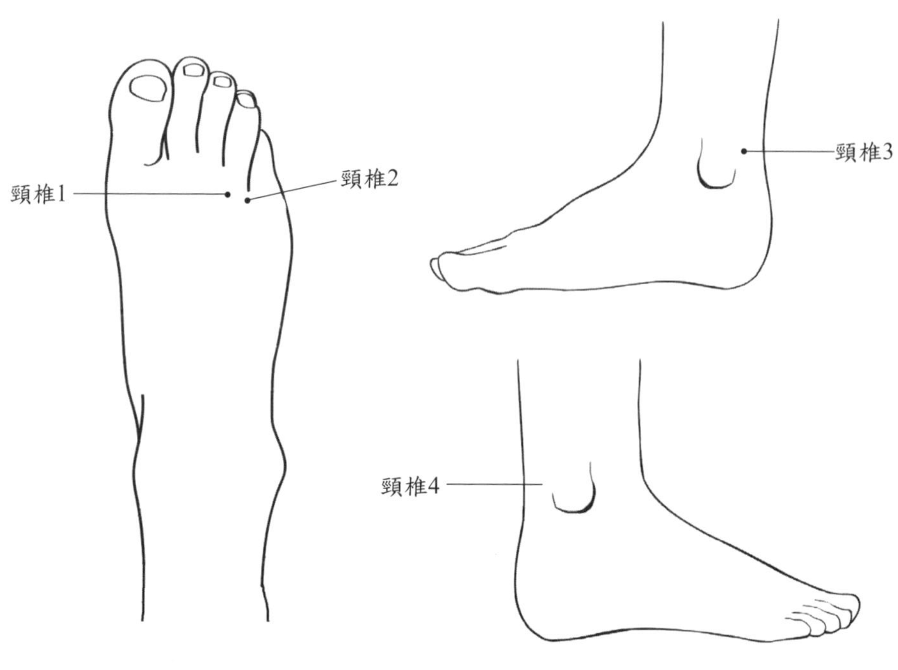

某著名電子公司的一位高階主管，有一天早晨歪著脖子來找我。原來，他早上一覺醒來，發現脖子歪到一邊去了，而且疼痛無比。我按上面的方法爲他按壓耳穴及腳上四穴後，不經意間把他的脖子輕輕往回一扭，他居然一點都不疼了，頸項馬上可以活動自如了。

除了頸椎病，與脖子相關的疾病還有咳嗽、咽喉炎、氣管炎等。這些病都與肺相關，應該在肺經上尋找高升點；但是，肺經那麼長，到底哪裡才是最有效的高升點呢？根據全息理論，手頸與頸項是相對應的，這時應該

耳穴及肺經圖

將耳穴和腳部頸椎點配合起來按壓，治療頸椎不適效果會更好。也可以找肺經上的敏感疼痛點進行按壓，對肺系統疾病大有好處。

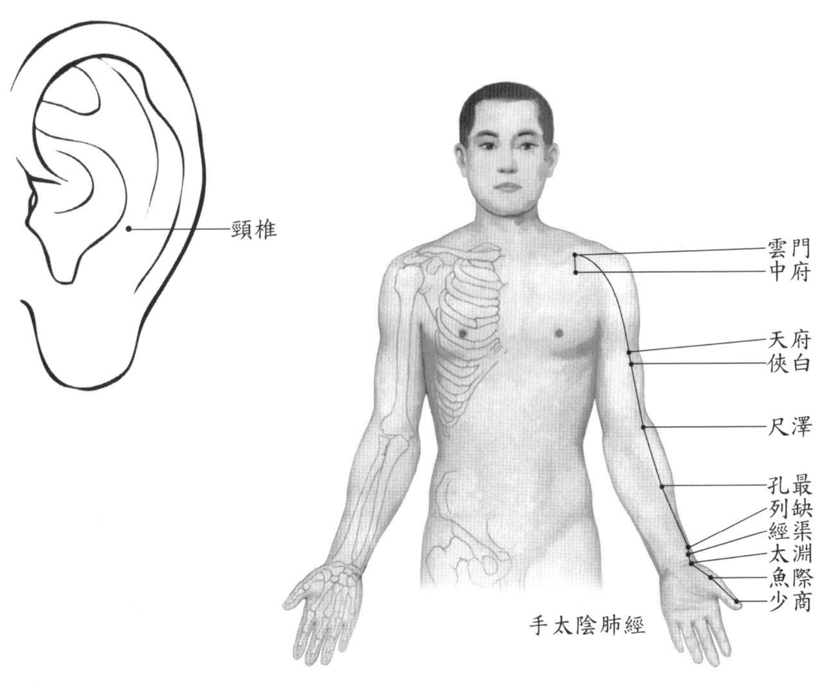

手太陰肺經

取手頸上的太淵、列缺等穴。使用這兩個高升點的方法與前面有所不同，太淵、列缺穴不適合按揉，最好採取撥動的手法，用拇指像撥琴弦那樣撥動太淵、列缺穴位置。每天早晚各一次，按壓這些穴位，對人體咽喉和氣管的好處是說不完的。

第八章　治療頸椎疾病的手穴祕方

治療頸椎病的手部高升點大藥主要集中在手腕前後，主要有：後頭點、後溪、外關、陽池、神門、大陵、內關、頸椎1～4，內頸椎1～2。

疾病在我們身上所產生的疼痛其實是一種警訊，主要是督促我們趕緊去治療；但我們更擔憂的是那些沒有感覺、或感覺不是很嚴重疼痛的病。尤其大部分頸椎的疾病最初都是讓人渾然不覺，它潛伏在氣血通向頭部的經絡交通要道上，偷偷消耗我們體內大量的能量，並且阻礙氣血上行到腦部，眞可謂害人於無聲！

據二〇〇七年媒體一項調查指出，現代花腦力的工作者中，百分之九十五以上的人有不同程度的頸椎病。但眞正去醫院治療的有幾個人？去醫院治好的又有多少人呢？一般人即使意識到自己的頸椎不適，也沒放在心上，更不太可能專心治療。

所以我特別爲大家介紹一套由周爾晉先生獨創的治療頸椎病的手穴保健操，它隨時隨地都可以做，不僅方便而且比大多數的藥更有效，可以讓百忙之中的現代人放心使用。

頸椎高升點圖 堅持按揉手部的頸椎病升高點，是保養頸椎的一個絕妙之法。

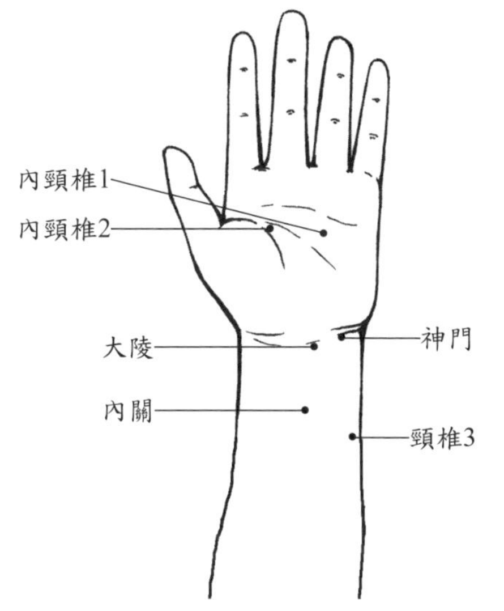

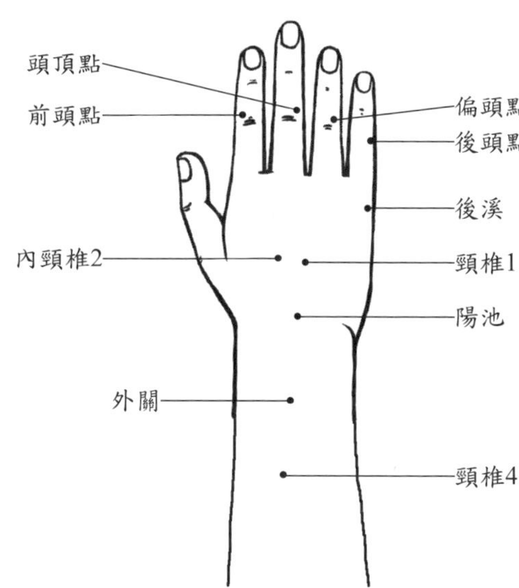

治療頸椎病的手部高升點大藥主要集中在手腕前後，主要有：後頭點、後溪穴、外關穴、陽池穴、神門穴、大陵穴、內關穴、頸椎1～4，內頸椎1～2。

按壓這些穴位的時候，應將食指、中指和無名指三個指頭並用，中指與穴位接觸，其餘兩指壓在中指上助力，使按壓力量達到最大化。

我們在使用這些人體內藥時，沒有必要按照固定模式去做，只要掌握基本的按壓方法就可以了。哪個點按上去壓痛最明顯，就要多按，一般每個點以默念三百下的時間爲宜，大約三分鐘；按上去壓痛感覺不明顯的點就少按一會兒，一分鐘就足夠了。另外，在每個高升點上按壓時，還要適時調整按壓的用力方向，可以偏左，也可以偏右，可以朝掌心發力，也可以向手背使勁，總之要以自己感到舒適爲準。

按壓完穴位之後，十指交叉，使第二關節個個相交，用力擠壓，默念一百下以計時，這樣可以刺激前頭點、頭頂點、後頭點等腦穴。

很多時候，我們都是在做無謂的精神支出，事實上這種大量的精神支出又都是可以避免的；如等人、堵車、出席一些枯燥無聊會議時，總是滿滿的精神壓力，滿腦子的煩惱，結果搞得氣血不暢，而背脊就是被這些煩惱壓得挺不起來。

不如趁這個機會放下煩惱，調整一下身心，專心按按手穴，這就是最好的養生祛病法。大藥就長在自己身上，取之不盡，用之不竭，爲什麼不隨手採上一用呢？

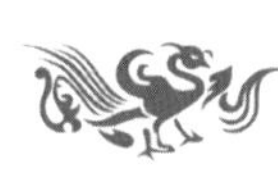

第九章 不用求人，治腰痛有絕招

舉凡腰部的疾病，都可以在雙手和雙膝上尋找高升點大藥。例如：腰椎病可以在雙臂肘後側中部和雙腿彎後中部各取一個點進行按壓。

腰痛，一般來說有三個原因，一是寒溼邪氣阻滯經絡，這種腰痛是慢性的，遇到陰雨天更爲明顯；二是由於腎虛，這種腰痛起病緩慢，隱隱作痛，連綿不已；三是因爲扭傷。當然，腰上寒溼凝滯、氣血不通的人或者腎虛的人，更容易扭傷腰；反過來，扭傷了腰部或腰部氣血不通也會對腎造成傷害；腎虛或腰扭傷的人也更容易氣血不通，因此，這三個病因有時候是夾雜交錯的。但不管是什麼原因引起的腰痛，我們都可以用同一種方法選取人體的高升點大藥來調治。

如果把雙臂和雙腿看成是人體相對應的局部，那麼，雙肘和雙膝就對應於人體的腰部了。所以，舉凡腰部的疾病，都可以在雙手和雙膝上尋找高升點大藥。例如，腰椎病可以在左右臂肘後側中部和左右腿彎後中部各取一個點進行按壓。

不通則痛，腰痛最直接的原因就是腰部氣血出現阻滯，所以在按壓高升點的時候，要邊按壓

雙臂後、雙腳彎處壓痛點圖

在雙臂後肘和雙腿彎處找到壓痛點，
可以治好各種腰痛。

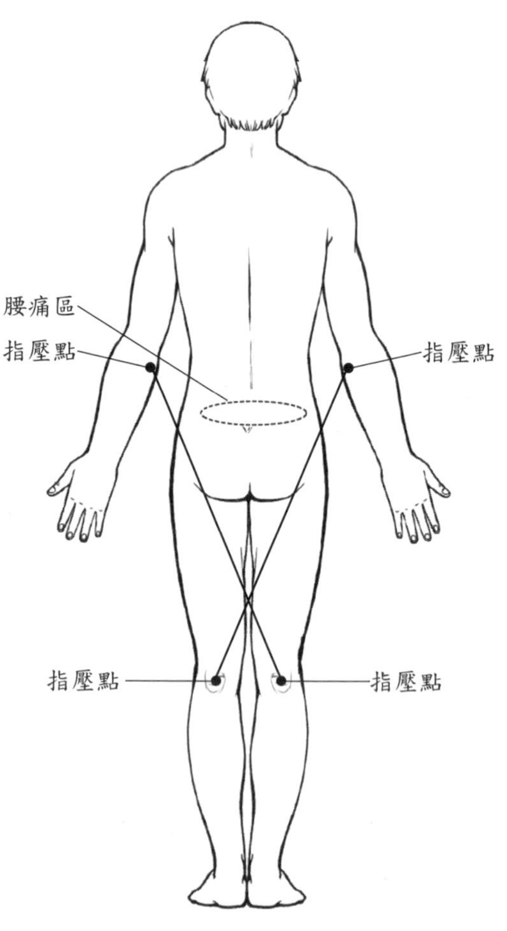

邊揉動。

這是一般性腰椎病的取穴治療方法。如果是腎虛或腰肌勞損引起的慢性腰病，則可以再取手穴和腳穴這兩處大藥，它們在四、五指（趾）後。

如果是急性腰扭傷，就在雙手背和雙腳背的中間部位上取穴，以壓痛感最強處爲準。

另外，腎在腰部，因此，與之相對應的肘部和膝部的穴位大多能養腎。例如，肺經上的尺澤就是補腎要穴；因肺屬金，腎屬水，金生水，所以腰腎方面的傷病可以在肺經上找到高升點大

治腰痛高升點圖

用手腳上的高升點來治腰痛，效果快且好。

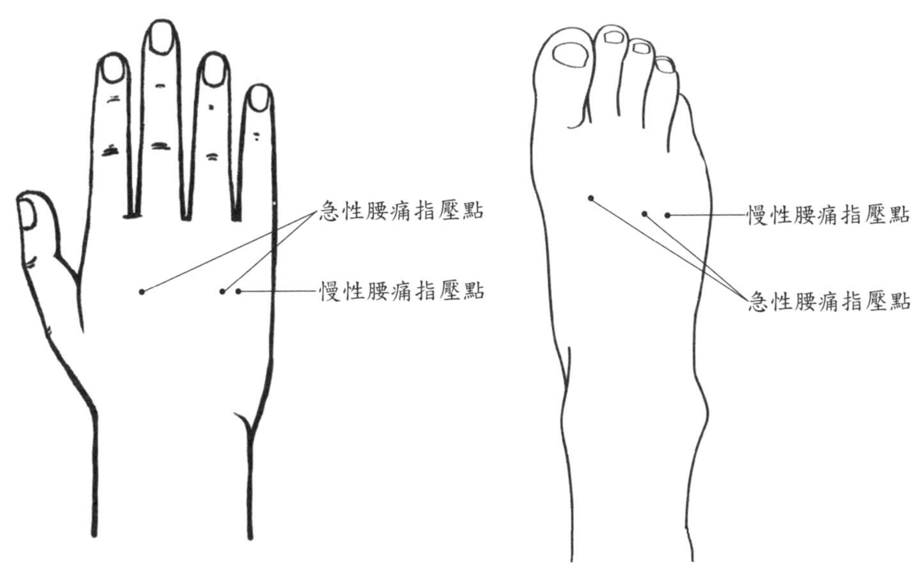

藥。更重要的原因還在於肘部與腰腎有全息對應關係，正是這兩個因素的風雲際會，才使得尺澤穴妙用無窮。

第十章　治腰痛的手穴祕方

按捏手穴的時間可以長一些，以默數兩百下為準；按捏的力度以感覺舒適為宜；經過一番按捏之後，手便會發紅發熱。

腰椎要承受人上半身的重量。中醫講，「腰爲腎之府」，腎氣的盛衰直接決定腰的靈活性、健康度。人年輕的時候，腎氣旺，腰椎一般沒有問題，一旦上了年紀，人體的氣血和先天活力都在走下坡，就會出現不同程度的腎虛，腰的毛病也就花樣百出了，輕則腰痠、腰痛、彎腰困難，重則腰椎間盤突出，更要命的是，腰老是容易閃到、扭著。

這裡介紹周爾晉先生創制的一套調養腰椎疾病的手穴保健操。手穴上對腰椎大有裨益的人體大藥分布得非常有規律，手背上是：合谷穴、後溪穴、腰點1、腰點2，手掌上是內合谷、內後溪、內腰點1、內腰點2。這兩組穴位（高升點）大藥都是裡外對應的。

我們可以把上面的高升點內外兩兩組合起來，用一隻手的拇指和食指去捏另一隻手的內外兩個穴。按捏的順序如下：

雙手除腰痛高升點圖 在我們的雙手上匯集著祛除腰痛的靈藥。

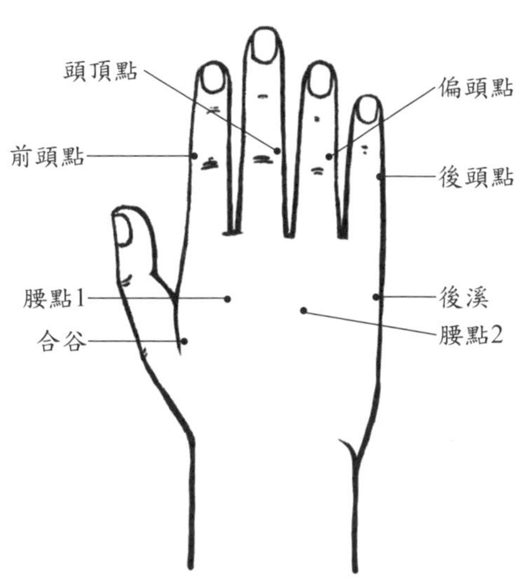

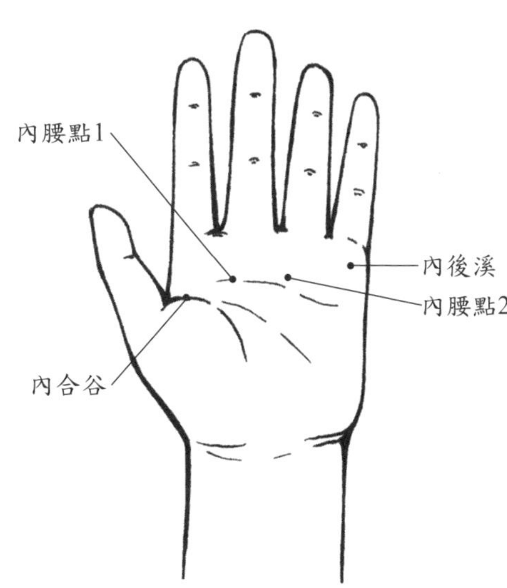

合谷穴與內合谷，後溪穴與內後溪，腰點1與內腰點1，腰點2與內腰點2。

按捏手穴的時間可以長一些，以默數兩百下為準；按捏的力度以感覺舒適為宜；按捏之後，手便會發紅發熱。

最後，仍像頸椎保健操的結尾那樣，十指交叉，第二指關節相交，這樣就是在按壓手指上的前頭點、頭頂點、偏頭點和後頭點。因為腦為髓海，所以，按壓大腦的高升點可以增強腦髓、脊髓和骨髓的活性，還能健腦、強腰。

周爾晉先生自己也患有腰間椎盤突出，他創制的這一套腰病按摩操，不僅自己經常做，還教病人也做這個按摩操，大家都獲益匪淺。

現在，很多腰痛病人老是以工作太忙為

藉口不做，或者三天補魚，兩天曬網，不然則是因爲年紀大，記性差了，總是記不住。於是，我針對周老的按摩操做了一些改變，也就是上面這套簡易的按摩操。這樣一來，病人一學就會了，當然也是一用就靈，更易於讓大家堅持下去。

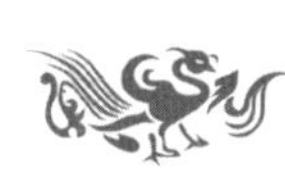

第十一章 五十肩，用四個穴治

食補、藥補都不如經絡補，我們身體內有最好的補藥：條口穴、解溪穴、陷谷穴、足三里穴。平時想到就按一按，不一定疼，但是很舒服，這就對了，因為這也是高升點，它們不僅是治療肩周炎的高升點，而且是治人體虛弱的高升點。

肩周炎主要表現爲肩部疼痛和肩部活動障礙，因其症多發於五十歲以後的人群，所以又稱「五十肩」。

取治肩周炎的高升點大藥很容易：首先是耳穴的肩點、肩關節點和鎖骨點這幾處大藥，其中又以肩點爲按壓的重點。

肩周炎一般都伴有疼痛，所以還要取神門以鎮痛，再取腎上腺點和內分泌點，以調節人體分泌，軟化血管。

手腳上取肩的對應點就行了，如果病在右肩，則取左腳和左手上的點；如果病在左肩，則取

五十肩的高升點圖 取耳朵和手腳上的高升點，再加上陽陵泉，治肩周炎有奇效。

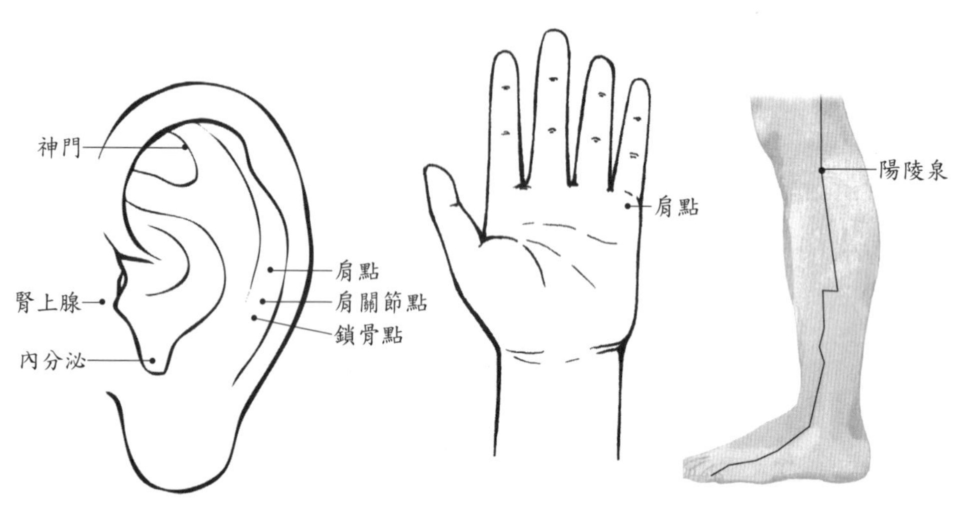

右腳和右手上的點；如果病在兩肩，或者比較嚴重，則最好雙手雙腳上的點都取。

如果因肩周炎引起肩部劇痛，就要動用陽陵泉穴了；陽陵泉在膝下外側。

陽陵泉是八個「會穴」中的「筋會」，與全身的筋都有著密切的聯繫，主治一切筋病。肩周炎是典型的筋病，所以按壓陽陵泉對其有特效。

另外，著名針灸學家高樹中教授發現另一個治療肩周炎的特效穴位——魚肩，它就在魚際穴沿拇指方向往上約半寸處。

肩周炎患者的這個位置，往往會出現一個火柴頭狀的條索狀物，按上去很疼，這也是治療肩周炎的高升點。這個穴位一般的針灸書上沒有，它是高教授發現的，他將其命名爲「魚肩」，意思就是「魚際穴附近專治

魚肩、胃經圖

按揉魚肩穴，可以疏通肺經，迅速改善肩周炎引起的種種不適。而只要經常揉一揉胃經上4個大穴，就相當於吃了上好的滋補品。

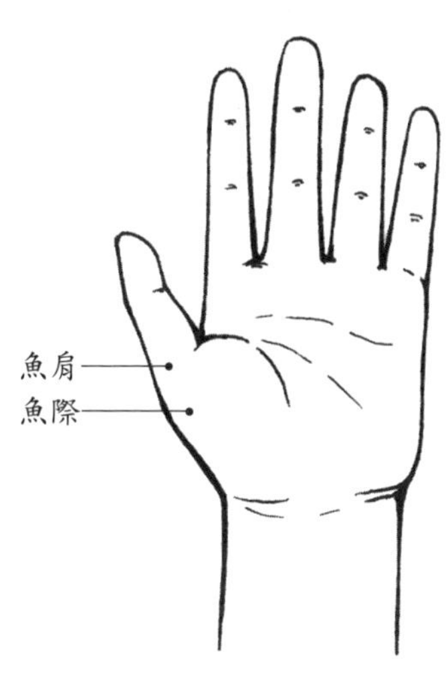

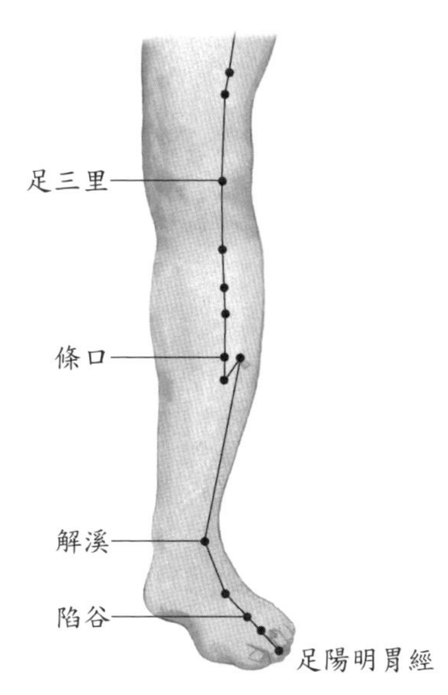

肩部的穴」。

魚肩穴也在肺經上，對於肩前部疼痛的肩周炎患者尤其有效，因爲這部位疼痛的原因是肺經經脈和經筋不通暢，所以它必在肺經上出現如此明顯的高升點。

對於這個魚肩高升點，高教授採用的仍是「隨咳進針」的一針療法，但我相信，如果不扎針，只要使勁揉，同時活動肩部，一直揉到這個點不疼，揉到這個索狀物消失，也會有同樣效果的。

有人問：「肩周炎爲什麼常見於五十歲以後的人？它與人的衰老有什麼必然的聯繫嗎？」

當然有。《黃帝內經．上古天眞論》說：「男子到了四十八歲的時候，身體上部的陽氣就衰弱了，女子到了四十二歲的時候，身體上部的三陽經脈也開始衰弱。人衰老是從腎虛開始的，繼而陽氣衰退。人到了五十歲左右，會出現肝腎陰虛和陽明氣虛，筋部失養，得不到應有的溫煦，於是，不通則痛，就出現了肩周炎。」

食補、藥補都不如經絡補，我們身體內有最好的補藥：條口穴、解溪穴、陷谷穴、足三里穴。平時想到就按一按，不一定疼，但是很舒服，這就對了，因爲這也是高升點，它們不僅是治療肩周炎的高升點，而且是治人體虛弱的高升點。它們的作用是長遠而巨大的，請慢慢享用屬於自己的這幾味上等大補品吧！

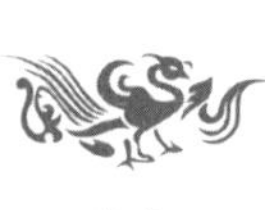

第十二章　解除小腿抽筋立即見效的方法

小腿突然抽筋時，只要儘量把腿伸直或者站起來就會使疼痛減緩；經常性的小腿抽筋則需取壓耳穴和手穴進行治療。

大多數人都有過小腿抽筋的經歷：在睡夢中，忽然被腿肚上的劇痛驚醒，感覺小腿上似乎有一根筋正在迅速收縮，疼痛難忍。體內氣血不足者，如孕婦等，最容易出現這種情況；另外，寒溼侵襲人體或局部肌肉過勞後，也容易引起腿部抽筋，如在游泳的時候，有人甚至因爲腿抽筋而溺水，出現生命危險。

小腿抽筋在中醫叫「轉筋」，西醫稱「腓腸肌痙攣」。小腿突然抽筋時，只要盡量把腿伸直或者站起來就會使疼痛減緩；經常性的小腿抽筋則需取壓耳穴和手穴進行治療。具體取穴部位可參考下頁圖示。

小腿抽筋源於身體氣血不足，肝藏血，脾統血，所以肝、脾這兩點大藥在耳朵和手上都要

小腿抽筋高升點圖

平時出現小腿抽筋，馬上求助手穴和耳穴高升點，效果奇佳。而受寒所引起的小腿抽筋，按揉或熱敷承山穴，可以溫煦受寒的身體，迅速解緩不適。

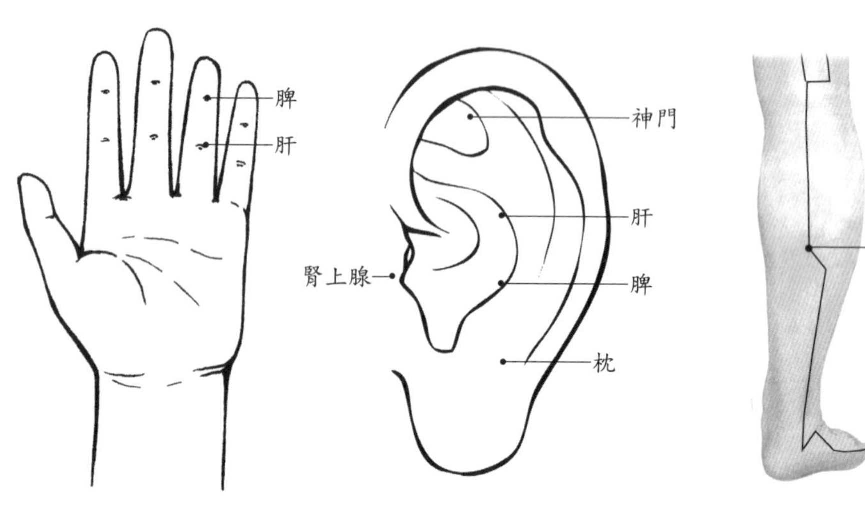

取，並且要作爲按壓的重點。《黃帝內經．痿論》說：「肝主身之筋膜。」《素問．經脈別論》說：「食氣入胃，散精於肝，淫氣於筋。」人體的筋，需要肝來滋養，脾胃又爲肝提供滋養的基礎。所以，耳穴上的脾、肝兩點是按壓的重點，在壓耳穴的時候，首先就要壓這兩個點，給人體舒肝健脾，在壓完耳朵上所有的高升點後，還得壓一次肝點和脾點，以鞏固療效。

此外，耳穴上的神門點是專門用來鎮痛的，腎上腺點可以軟化血管，對治療小腿抽筋也有輔助作用，枕點也是作輔助治療用的。

小腿抽筋，在疼痛的同時，還有一種強烈的收縮感。《黃帝內經》說：「寒主收引。」物體都有熱脹冷縮的特徵，人體組織也一樣。收縮的感覺表明寒氣積聚在人體中，而陽氣有溫煦作用，可以使筋變得豐潤、柔軟；所以，治療小腿抽筋，必須調動身上的陽氣來驅寒。恰好，小腿抽筋的部位正處在足太陽膀胱經的承山穴一帶，而膀胱經上陽氣最旺，在這個穴上進行按壓，一是可以直接活躍患處的氣血；二是能夠調動整個足太陽膀胱經的陽氣。

爲自己進行治療時，除了對承山穴進行按壓外，還可以在上面熱敷，或者用艾條薰一薰，效果非常好，尤其適合那些容易出現小腿抽筋的人。承山，顧名思義，就是要承載一座大山。人體大山的重量要靠小腿去承受，正是這個穴，使小腿有了承載人體大山的力量。小腿抽筋，正是承山穴氣血不通，把這裡打通，讓氣血通暢就萬事大吉了。

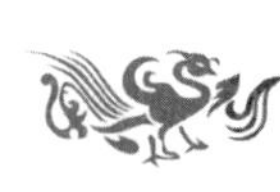

第十三章 治療膝關節炎的穴位點

自己治療膝關節炎，首先要取高升點，也就是膝關節在肘部、手部、腳部的對應點，對於一般的關節疼痛，只取這幾個點按壓就可以了。

《黃帝內經．靈樞經》說：「腸胃受穀，上焦出氣，以溫分肉，而養骨節。」由此可見，人的骨節健康取決於腸胃、氣血和肌肉。當腸胃機能失調、氣血運行不順暢或者肌肉中精氣不足的時候，骨節就得不到養分，自然會產生痠、痛、麻木、活動受限等症狀，這就是關節炎。

尤其是膝關節，承受著人體的重量，需要的養料更多，所以關節炎中又以膝關節炎最爲常見、最爲痛苦。膝關節炎不僅表現爲膝部痠痛、行動費力，嚴重時還會伴有膝部骨質增生，膝關節曲伸時會聽到「喀嚓、喀嚓」的摩擦聲。

自己治療膝關節炎，首先要取對應點，也就是膝關節在肘部、手部、腳部的對應點，對於一般的關節疼痛，只取這幾個點按壓就可以了。

有一個女子得了嚴重的膝關節炎，兩條腿幾乎不能動彈，周爾晉先生爲她治療，僅僅取其雙

膝關節治療點圖

治療普通的關節炎，在雙臂臂彎處取高升點堅持進行按壓就可以了；治風溼性關節炎，要再加上手上和腳上的高升點。

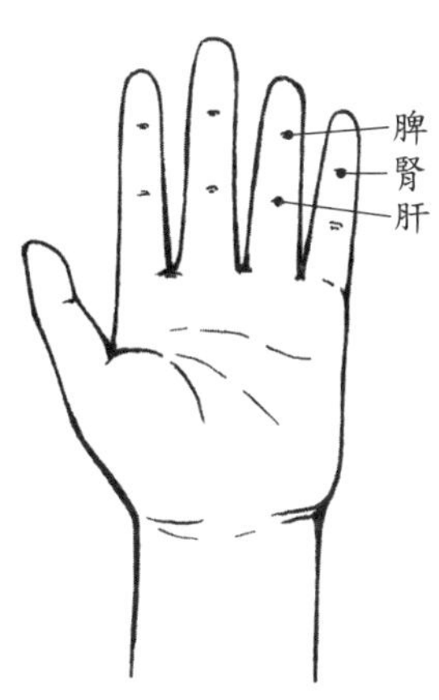

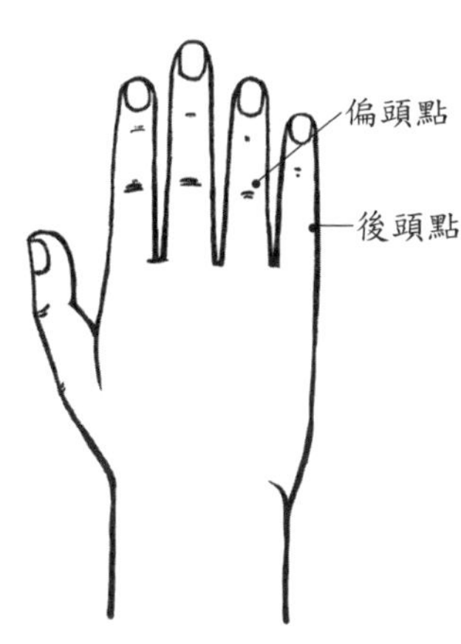

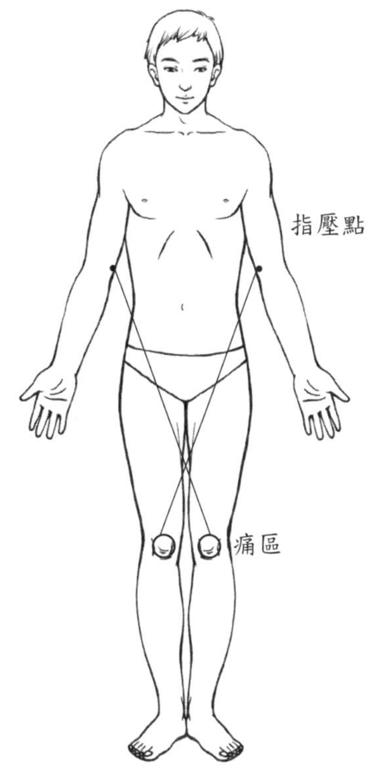

臂臂彎前側的高升點，壓左臂治右膝，壓右臂治左膝，每穴每天按壓八分鐘，不久，效果就出來了。

起初，治療的效果並不是很明顯，雖然高升點按壓上去有感覺，但病人的關節炎還是像以前一樣。其實，很多時候，治病是考驗醫生自信和病人耐心的一場持久戰，古人說「用方難，守方更難」，正是這個原因。對病人進行診斷，確定一種正確的療法，本來已經很不容易了，而當病人接受這個療法一段時間後效果不明顯，醫生如果再要堅持原來的療法就比較困難了，因爲病人這時候往往都沒有信心，而爲其治療的醫生也會信心遞減。

只有當醫生的醫道非常高明，並且對治病胸有成竹，才敢繼續堅持原來的療法。周爾晉先生就是這樣堅持下來，一連二十多天，奇蹟終於出現了，病人的膝關節開始變得靈活，疼痛也明顯減輕，再堅持按壓不久後，竟然痊癒了。

如果是比較複雜的關節炎，尤其是風溼性關節炎，那就不僅僅是關節的問題了，就同全身的協調性、內臟的機能都有密切關係。此時，可以在肘部照常取高升點，此外，再取手上的脾點、肝點、腎點、偏頭點、後頭點，以及在腳上的對應點。

治療膝關節炎還有一個非常有效的高升點，就是大杼穴，它在背的上部。

大杼穴也是一個「會穴」，爲「骨會」，是骨骼精氣匯集的地方，能治一切骨病。《難經》說：「骨會大杼。」疏曰：「骨病治此。」就是說它可以用來治療骨病，而關節炎正屬於骨病。

在我治癒的關節炎病人中，很多人的大杼穴處，都能摸到一個條索狀物，有明顯壓痛感。這時，我會徵求病人的意見，說：「這個點就是治療你膝關節炎的靈丹妙藥，我可以用扎針方式，若不願意扎針的話，自己回去以指頭代針，堅持按壓也可以。」

大部分病人都選擇自己回家按壓，照我教他們方法回家按揉大杼穴。當時，有很多病人，居然在我給他們做示範按壓的時候就感覺膝關節輕鬆了許多。

所以，取對了一個疾病的高升點，人人都能體會到「手到病除」的莫大欣喜。

膀胱經大杼穴圖

大杼穴是人體骨骼精氣匯聚之處，
經常按揉，防治關節炎效果好。

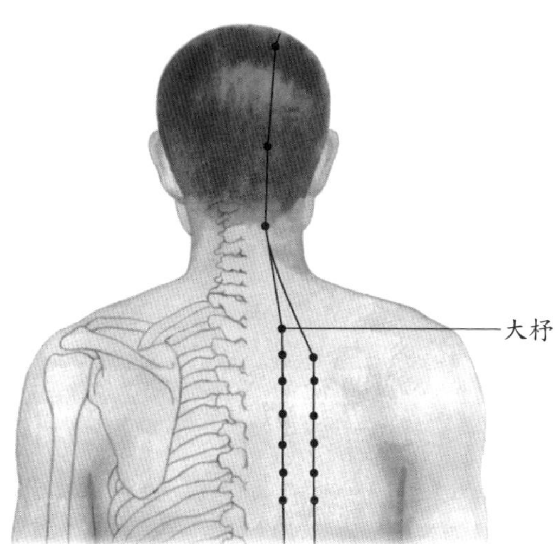

第十四章 治療癱瘓的取穴方法

很多人一旦癱瘓，就容易萬念俱灰，在痛苦、絕望和無聊中了此殘生，真是可惜啊！既然醫藥幫不了自己，為什麼不依靠人體自有的大藥，以及親人的愛心和自己的信心，二心合一，為自己的生命創造一次新的奇蹟呢？

家裡有親人癱瘓，手腳都不能動彈，我們眼睜睜地看著，內心難受萬分，恨不得有更好的方法能幫他馬上恢復。可是現代醫學卻往往對此束手無策，讓病人一天一天地失去信心，對於這種情況，我的建議是：任何情況下都不要絕望！絕望對病人來說，是比死亡還可怕的事情。病人一旦對自己的病失去了信心，即使是扁鵲、華佗再世也毫無辦法。所以，只要病人的心念不絕望，癱瘓是可以慢慢恢復的。平時我給病人家屬推薦得最多的，就是用X形平衡法在病人自己身上選取治癱的大藥，以幫助身體康復。

具體取高升點大藥的方法是：

耳穴：先取相應點（臂癱取頸椎點、肩點，手癱取手點，腿癱取腰椎點、髖關節點）和皮質

耳穴手腳治癱點圖

取耳穴和手腳上的治癱點，每天每穴堅持2~3分鐘，可以幫助身體康復。

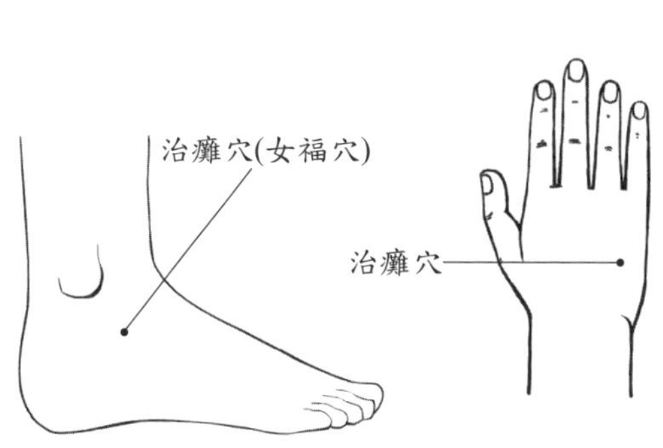

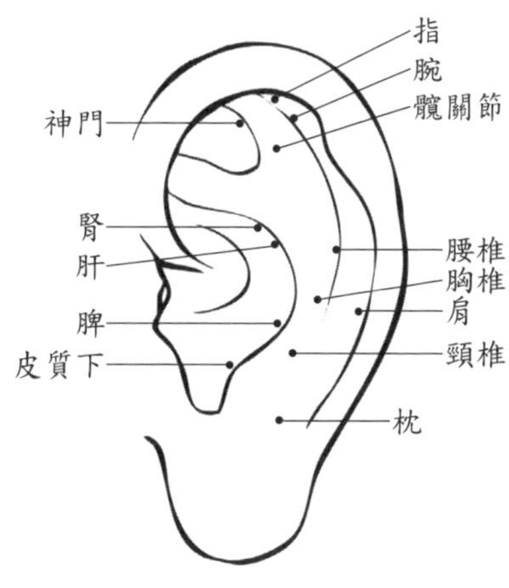

下（此穴可以軟化血管，促進氣血循行，是治癱要穴），以這兩個點爲重點每天進行按壓，再配上神門、枕點、腎點、肝點、脾點。各穴用棒壓二至三分鐘，二十天爲一個療程。這是耳穴的取法，通用於各種癱瘓。在棒壓上述耳穴時，要注意感受其中哪些穴壓上去最痛，然後找出二至三個最痛的點作爲按壓的重點，在按壓完所有的耳穴後，回過來再對此二至三個穴再各按壓二至三分鐘。

手上和腳上的高升點，就要看實際情況而取了。手上和腳上各有一個治癱點，手上的治癱點用於治療臂癱，腳上的治癱點用於治療腿癱，此外，再加上其他點作爲輔助。

上肢癱瘓，可在雙腿髖部取壓痛點治療，正面與背面各取一個點，左臂癱取右腿，右臂癱取左腿，雙臂癱則取雙腿；再在手上取五臟各點和

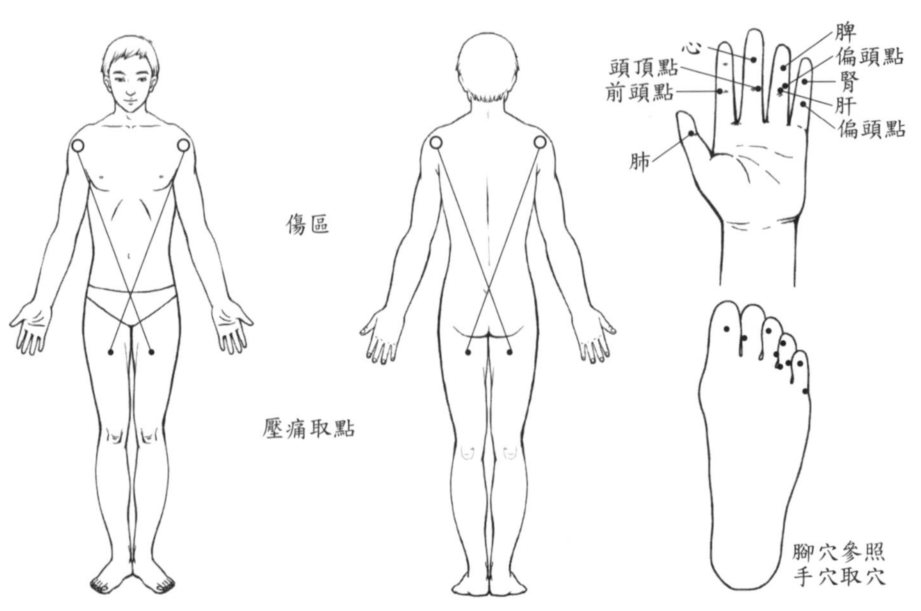

上肢、下肢治癱點圖

X形法調治上肢癱瘓示意圖(上)
X形法調治下肢癱瘓示意圖(下)

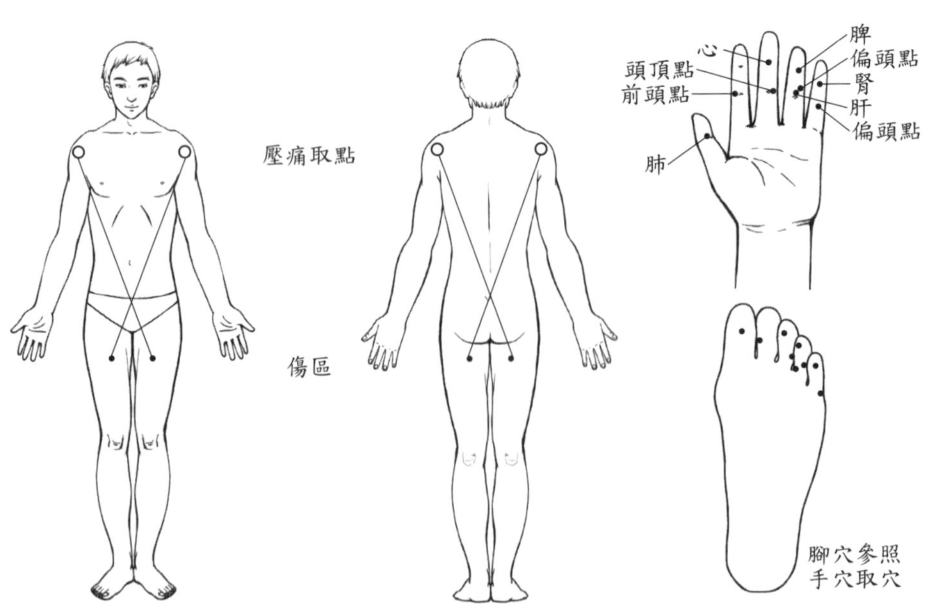

各腦穴，腳穴則參照手穴取。下肢的癱瘓，則在雙臂肩部取壓痛點，手腳穴的取法都與前面所講相同。

需要注意的是，癱瘓都是屬於陰證。親人或醫生爲癱瘓病人進行按壓調理時，時間最好選在早晨或上午，最好選擇晴天。如果是在陰天或下雨的時候按壓高升點，效果可能會差一些。有的病人病情尚淺，身體正氣未衰，按壓幾次，癱瘓部位就有發麻發熱的感覺，甚至能微微活動了；有的人病情較重，身體比較虛弱，則需要堅持更長的時間才能見效。

很多人一旦癱瘓，就萬念俱灰，在痛苦、絕望和無聊中了此殘生，眞是可惜啊！既然醫藥幫不了自己，爲什麼不依靠人體的自有大藥，以及親人的愛心和自己的信心，二心合一，爲自己的生命創造一次新的奇蹟呢？

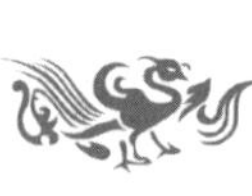

第十五章　治皮膚病的主要穴在哪

有皮膚病的朋友，每天早上起來一定要在每個點上按壓一次，每一個高升點按壓三分鐘，三至五天後，就有效果了，再堅持下去，皮膚病就會徹底好轉。

皮膚在中醫裡與肺和脾聯繫最為密切。《黃帝內經》說：「肺主皮毛。」體表的每一個毛孔都與肺相通，而毛孔通暢與否決定了我們皮膚的好壞。油污能堵塞毛孔，溼熱邪氣能堵塞毛孔，人體的氣血不通暢也能導致毛孔氣機不利。毛孔被堵塞，人體的內外就不能良好地溝通，這時候，輕則使皮膚不是太乾燥就是太油膩，重則溼熱滯留，產生各種頑固的癬疾。

皮膚在肌肉的外面，特別需要肌肉的濡養，脾主肌肉，脾主運化水溼，如果脾出了問題，皮膚就得不到濡養，運化不開的水溼也會滯留在皮下或毛孔間，危害無窮。

用按壓高升點的方法來治療皮膚病，其實很簡單。一般來說，除了按X形平衡法取相對部位的高升點外，還要取手穴和耳穴。因為肺主皮毛，所以，手和耳上的肺點是一定要取的，並且

治皮膚病穴位圖 取用耳穴和手穴來治療常見的皮膚病，簡單又有效。

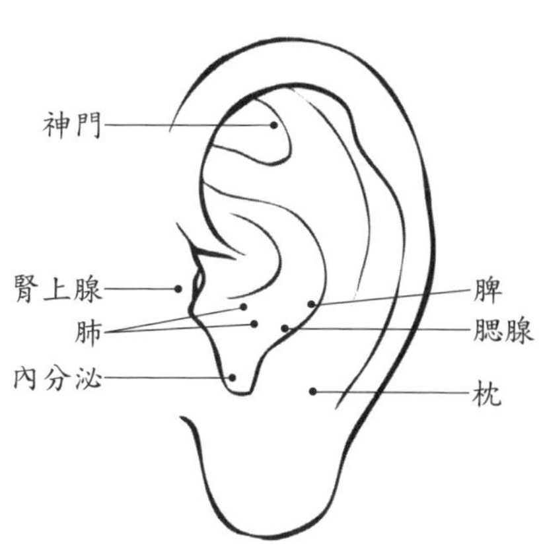

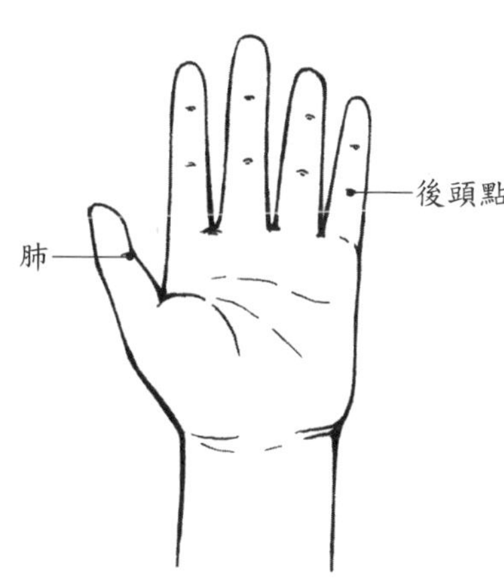

要重點按壓。耳朵上，還要取腎上腺、內分泌點，因爲內分泌和腎上腺激素的分泌也對皮膚有重大影響。如果會癢或者痛，則取神門點。必要時還得取耳穴上的枕點和手穴上的後頭點，因爲大腦調節、控制著各種激素的分泌，這也是任何皮膚病都要取的最基本的穴位。

簡單的皮膚病，像皮膚過敏、溼疹、帶狀疱疹、尋常疣、毛囊炎等，耳穴只需要取腎上腺點、肺點、內分泌點、枕點，手穴取肺點、後頭點這幾個點就夠了。

與人體內部病變有更大關係的皮膚病，就得取曲池、血海穴，並且配上手和耳朵上的對應點了。例如，皮膚搔癢和神經性皮炎就要在上面取點的基礎上，加神門和腮腺點，同時取雙曲池和雙血海進行指壓。

有一類皮膚病是因爲脾虛所致，如蕁麻疹、痱

脾經血海、大腸經曲池穴圖

與內部病變有關的皮膚病，除了取耳穴和手穴之外，再配上雙曲池和雙血海穴，效果更佳。

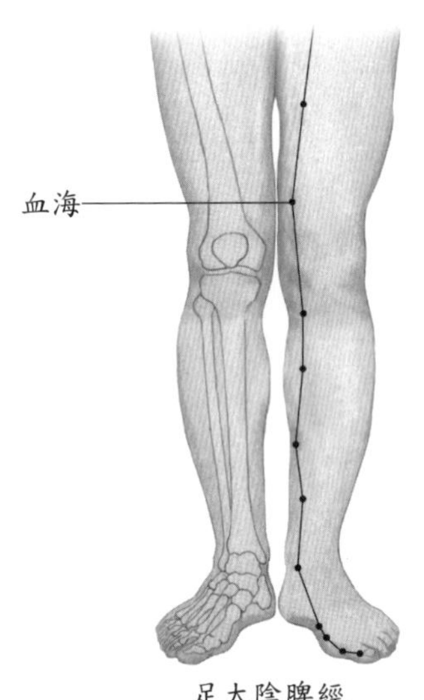

足太陰脾經

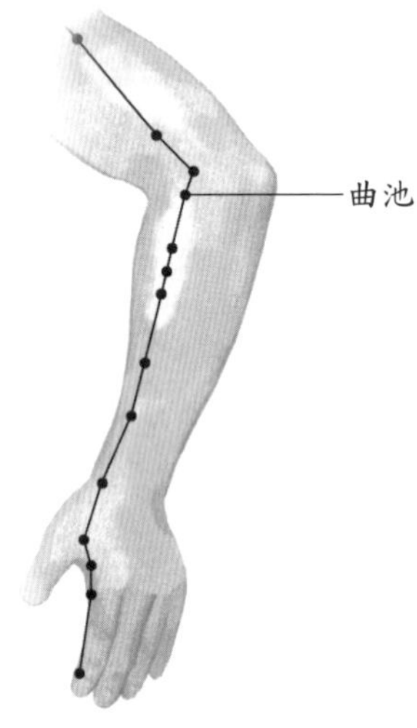

手陽明大腸經

子、日光性皮炎等症，所以，在治療的時候要加上脾點。這種病人一到夏天身上就到處長痱子，很癢。我治療這種病人，一方面注重宣發肺氣，同時注意健脾，療效非常好。

取高升點時選神門點、腎上腺點、肺點、內分泌點、枕點，手穴取肺點和後頭點。

另外我建議有皮膚病的朋友，每天早上起來一定要在每個點上按壓一次，每一個高升點按壓三分鐘，堅持一週左右，效果就出來了。還有病人向我反應說，照我教的去做，不但痱子少了，而且胃口也好了。

在酷熱的夏天中，脾虛的人的確易失去食欲，而透過按壓治療皮膚病的高升點，同時又有健脾效果，食欲自然恢復，算是無心插柳柳成蔭！由衷感歎人體大藥的神妙。

第六篇

消化系統的治療與保養

《黃帝內經》說：「胃為水穀氣血之海，五臟六腑都得靠胃養著。」所以，只要能吃，就是好事，如果不能，哪怕身體看起來再好，也令人擔憂。

胃口沒了，往往是很多大病的先兆；而再大的病，只要病人還有胃口，都不會有太大的危險。所以中國醫學史上有個補土學派，他們把健脾胃作為治療一切疾病的核心。

實際上，我們身邊，凡是處於健康亮紅燈的人，脾胃一般都有問題，這是很危險的。工作緊張、體力透支、營養不良都不足以打垮一個人，而一旦脾胃出了問題，身體很快就會垮掉。

這篇所介紹的保養脾胃、治療脾胃乃至整個消化系統疾病的方法，都是從人體自身取藥，非常簡單易學，把這些方法教會父母，無疑是兒女孝敬父母、使父母頤養天年的最佳途徑，同時也是在為我們自己的健康打基礎。

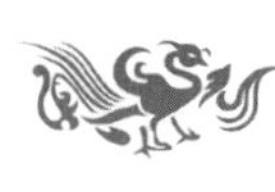

第一章 胃藥之王在哪裡

要六腑通力合作，才算有胃氣，而足三里是滋養六腑、治療六腑一切疾病的靈丹大妙藥。

古人養生，有灸足三里的習慣。有句古話說：「要想身體健，三里常不乾。」就是說，在足三里這個穴位經常使用艾灸，經常有灸瘡，身體自然健康。

過去，名醫判斷一個人的生死，就是看他有沒有胃氣，所謂「胃氣」，就是他的飲食和消化的能力。過去人們吃的東西很粗糙，容易營養不足；如今由於吃得太多、太油膩，或者飲食沒有節制，暴飲暴食，營養過剩，反倒更容易得腸胃疾病。我在臨床上治療的常見腸胃病有：食欲不振、挑食、便溏、泄瀉、便秘等。腸胃有病，胃氣被大量耗散，這是極其危險的事情。所以，我們要從自己的身體上，找出那些能補充胃氣的大藥，其中，足三里便功不可沒。

《黃帝內經》中說：「陰有陽疾者，取之下陵三里。」「下陵三里」就是足三里，而對於

「陰有陽疾」，歷代醫家有不同的解釋，在此採取比較通行的說法，認爲它代表六腑（胃、大腸、小腸、膽、三焦、膀胱）上的一切病症。實驗也證明，六腑的一切病症，都可以取足三里穴。六腑其實都跟接納飲食、運化水穀有關；胃是受納水穀的，膽可以輸出膽汁幫助消化，大腸和小腸是負責消化的，膀胱則負責排泄和傳輸水液。所以要六腑通力合作，才算有胃氣，而足三里是滋養六腑、治療六腑一切疾病的靈丹大妙藥。

古人養生，有灸足三里的習慣。有句古話說：「要想身體健，三里常不乾。」就是說，經常在足三里這個穴位進行艾灸，常有灸瘡，身體自然健康。

如何灸足三里呢？我們放一個艾絨柱在足三里上，點燃，等燒到穴位上有明顯刺痛感的時候，馬上用鑷子把艾絨柱夾走，接著再放一個新的艾絨柱在穴位上，繼續點火……；這樣重複幾次，就叫灸了幾壯。如果能在每年春天的時候堅持灸幾壯，對身體會大有好處；所以，古代有人甚至說：「不與不灸足三里者同行。」不灸足三里者，身體不好，有健康隱患，無耐力，跟這種人一起遠行，如果半路病倒了，特別麻煩。當然，這是一種幽默的說法。

我們平時灸足三里，還有更簡單的方法，就是用艾條烤一烤就可以了，每次堅持烤十五分鐘左右。一段時間以後，身體的健康狀況必定有改觀。

爲什麼調理腸胃的首選高升點是足三里呢？

足三里是胃經的下合穴，下合穴作用強大、療效迅速。另外，在這個穴上有一條支脈直達胃

調理脾胃大藥圖　我們自己的身體上有補充胃氣、調理脾胃的大藥，那就是足三里和中脘。

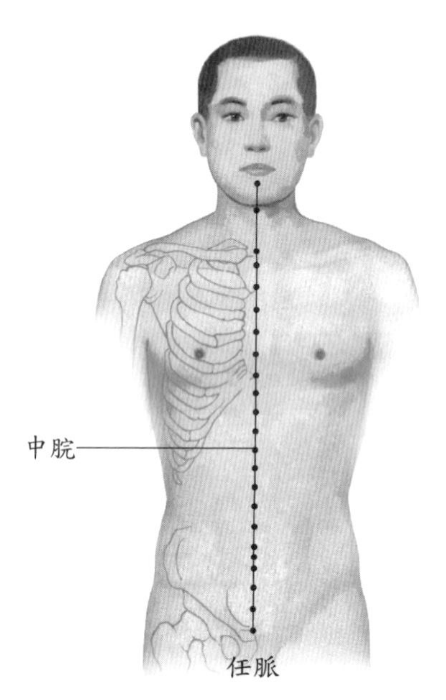

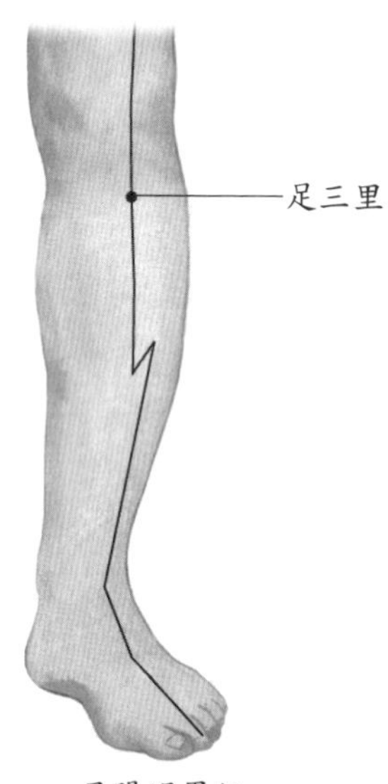

腑，所以，按摩或艾灸足三里可謂是一條養生治病的捷徑。

根據X形平衡法和我的經驗，每個腸胃不好的人都可以把足三里的作用再推進一步，把足三里同其他穴位相配，效果更加神奇。例如，手上的胃腸點配足三里，手三里配足三里，三陰交配足三里，種種配穴都是治療腸胃疾病最常用的重要高升點大藥。

除了足三里，中脘穴也是調理脾胃的高升點大藥，不僅能治各種胃病，還能治胃的「未病」。

胃爲水穀之海。脾胃爲後天之本，脾胃失養，精神血氣也失去了生化之源。胃雖不是直接與任脈相連，但其募穴中脘正屬任脈。這意味著任脈與脾胃有著割捨不清的密切關係。

在臨床中，當我指出某些病人脾胃有問題，往往會遭到強烈的質疑。很多人會說：「我食欲很好，吃喝正常，脾胃好得很啊！」這時候，我會讓他平躺下，把腿蜷起來，然後對著他的中脘穴按下去，只輕輕一下，好好的人馬上疼得大叫。這就是脾胃出現問題的徵兆，正常人這裡是沒有壓痛感的。現在生活條件好了，人們遇到好吃的就拼命吃，結果把胃給撐壞了還不知道。

每個人都可以按照我講的方法每天揉揉中脘穴，如果有壓痛，那就得千萬小心，不要再飲食不節，以免胃病找上門來。

中脘穴不僅可以向我們發出疾病信號，當胃病真的找上門來的時候，我們也得靠中脘穴去解決。中脘位於肚臍正上方一橫掌處，是胃氣聚集之處，所以凡一切消化系統的疾病，包括胃脹、胃痛、消化不良、食滯、嘔吐、食欲不振等問題，都可以去和中脘「交涉、交涉」。經常按摩或者艾灸此穴，腸胃自然暢通無阻，水穀運化輕鬆自如。

有一次，我曾與一位朋友外出旅遊，他見了那些地方美食就開口猛吃，結果吃多了，加上水土不服，到了晚上，又是拉肚子又是胃疼，鬧到半夜，不可開交。我讓他按揉中脘，按著按著他就睡著了。可見，按中脘穴不僅理順了胃氣，也使人的大腦得到了安寧。

第二章　治嘔吐、打嗝，中魁穴最有效

止嘔，一般只選兩個高升點來揉壓就夠了，一個是中魁穴，在中指的第二關節橫紋正中；一個是腳上與中魁對應的點，也就是在腳的中趾的橫紋正中央。

嘔吐和打嗝，其實是兩個症狀，而不是兩種病，它們都跟胃有直接關係。

中醫認爲，脾與胃相表裡，脾主升清氣而胃主降濁氣，一旦脾胃失和，胃不能降濁氣了，濁氣就要往上湧，於是就引發嘔吐或打嗝了。嘔吐其實可以分爲「嘔」和「吐」兩種，有聲而無物謂之嘔，有聲有物謂之吐。輕度的嘔，其實就是噁心，僅僅是有一種想嘔吐的感覺，但是沒有東西吐出來，能吐出東西來就是吐了，嘔和吐其實只是程度不同。暈車、暈機的時候會噁心嘔吐，一些孕婦懷孕三個月左右的時候會噁心嘔吐；另外，胃病會引發噁心嘔吐，食物中毒也會噁心嘔吐……這些情況都讓人難受不已。

止嘔，一般只選兩個高升點來揉壓就夠了，一個是中魁，在中指的第二關節橫紋正中；一個

治胃脹、嘔吐穴位圖

中魁是克服胃脹和嘔吐的制勝奇穴，對妊娠反應引起的嘔吐，療效尤其好；再加上耳穴，效果更迅速。

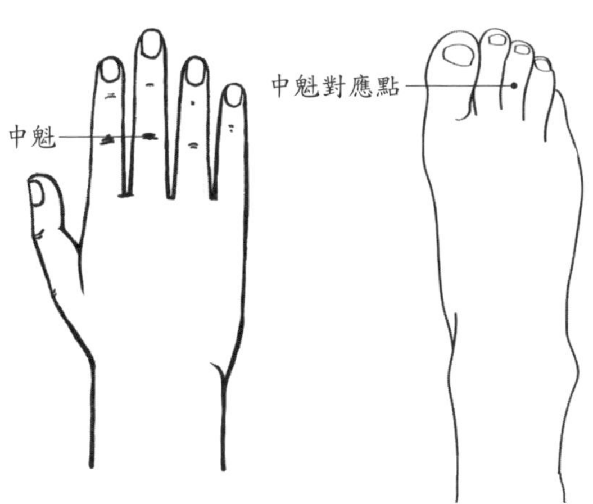

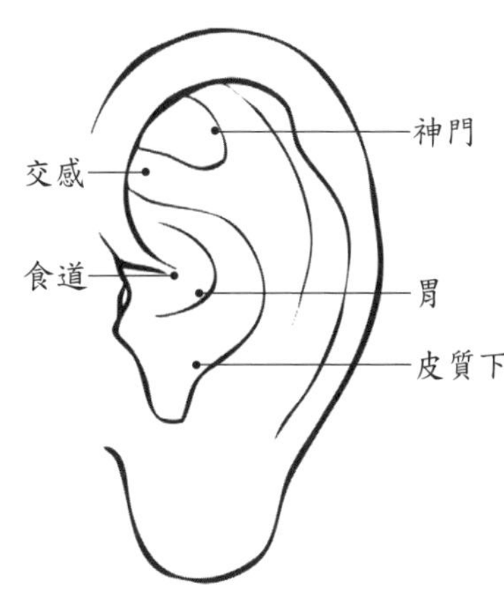

是腳上與中魁對應的點，也就是在腳的中趾橫紋正中。取雙手雙腳，一共四個點，可以用手指壓，可以用按摩棒壓，還可以把高升點頂在其他堅硬物體上，都可以達到刺激高升點的效果。

如果想效果更迅速，也可以取耳穴。以耳朵上的胃點和交感點爲按壓的重點，再配以耳朵上的神門、食道、皮質下等高升點。這個方法對於一般性的噁心嘔吐效果非常明顯，尤其是伴隨著胃脹的。

女性在妊娠期也會出現噁心嘔吐的狀況，有人反應比較輕微，只是早上起來的時候有點難受而已；有人反應則非常強烈，一聞到異味就嘔吐不止，這種情況對孕婦和胎兒都是不利的現象。其實這種噁心嘔吐的治療方法是比較簡單的，上面所舉的手穴和耳穴就是最好的藥，且療效非常顯著。

《黃帝內經》中教給了我們三種治療打嗝的簡易方法：第一種方法就是用一根軟軟的草戳進人的鼻孔，輕輕捅一捅，打幾個噴嚏出來，打嗝就止住了了；第二種方法是想辦法讓人深吸一口氣，然後屏住呼吸；第三種方法是想辦法讓人猛吃一驚，這三種方法都能讓打嗝很快消失。

後人又發現了人身上很多止打嗝的高升點：攢竹穴、翳風穴、太淵穴、乳中穴、太溪穴、中魁穴，都是止打嗝的大藥，往往只用其中一穴，就能見效。攢竹是足太陽膀胱經上的穴位，膀胱經主人體一身的陽氣，這個穴位也能振奮人的陽氣，使人體正氣旺盛，腸胃的氣逆也就在正氣的帶動下消失了。這是從體表調整人的氣機，對偶發性的較輕的打嗝最有效。當攢竹穴效果不明顯的時候，可以試著按壓翳風穴，因為翳風在三焦經上，可以調暢三焦氣機。太淵穴在肺經上，也是理氣的。乳中穴就在乳頭的位置，歷來是禁針禁灸的，但這個穴的深處便是膈肌所在，透過按壓或熱敷這個穴，也可以止住打嗝。太溪穴在腎經上，用於治療因腎虛而引起的打嗝，效果明顯。至於中魁，那就更不用說了，這一章所列舉的三種病症中，它都派得上用場。

人人都有過噁心或打咯的經驗。它可能只是身體臨時出現的一點小問題，過一陣就沒事了，這種情況只需按壓一兩個高升點就可以當場解決問題。

臨床上，一般都是教病人用手按壓胸口的乳中穴，或者直接用雙手的中魁穴去頂桌子、頂牆，或者揉一揉攢竹穴，通常三至五分鐘就能見效。有時候，嘔吐或打嗝可能是經常性或持續性的一種症候，我見過很多持續了好幾年的打嗝病人，百醫無效，這時我會讓他將攢竹穴、翳風穴、太淵穴、乳中穴、太溪穴、中魁穴這些高升點全部用上，每個點每天按揉三至五分鐘，外加用滾熱的毛巾敷乳中穴，用艾條灸太溪穴，往往效果如神。

止嗝神奇大藥圖 這5個穴位可以很快調暢人體氣機，都是止打嗝的神奇大藥。

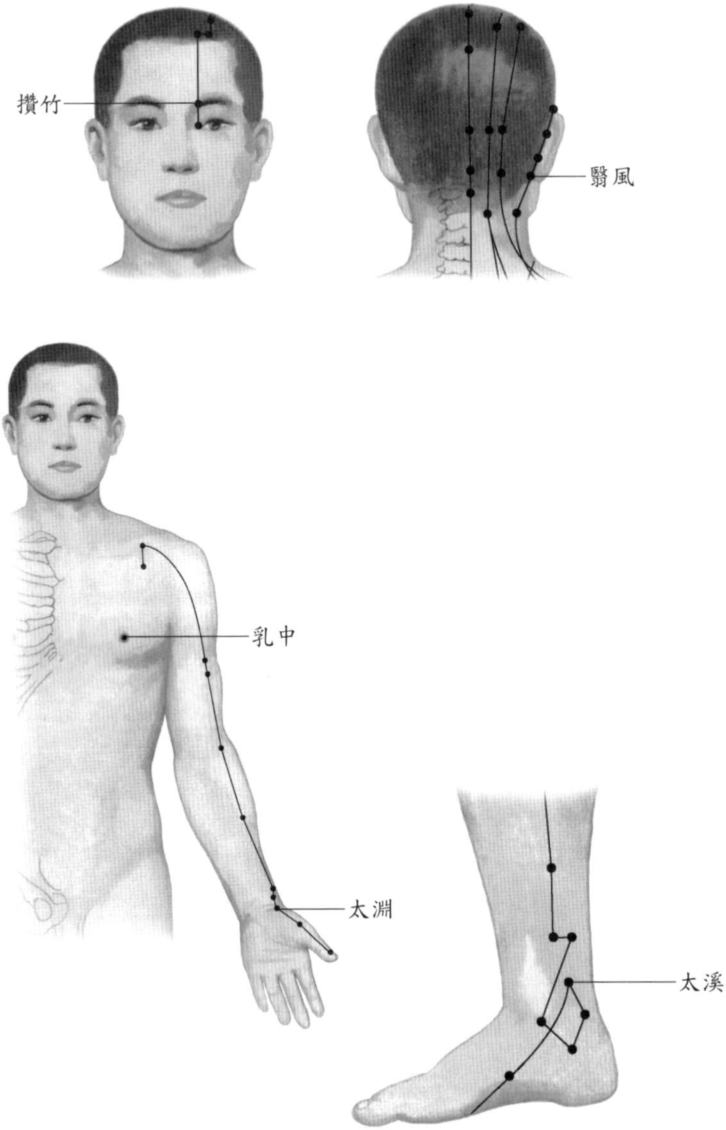

第三章　治療各種胃病的穴位點

有胃病當然要取足三里這味大藥了，不管急性還是慢性，不管寒、熱、虛、實，取足三里按壓，絕對有效果，當然；必要的時候，還需其他穴位或其他方法的輔助。

《黃帝內經．靈樞經》說：「胃者，太倉也。」也就是說，胃是人體的國庫。飲食不節、饑飽失常、冷熱不適、情緒波動，都可能影響胃的功能，導致胃病，如胃痛、胃脹、食欲不振、食欲失常、嘔吐等，最主要的就是胃痛。胃病當然要取足三里這味大藥了，不管急性還是慢性，不管寒、熱、虛、實，取足三里按壓，肯定有效果，當然，必要的時候，還需其他穴位或其他方法的輔助。

專治慢性胃痛的三味大藥

對於慢性胃痛，在人體上取三味藥就足夠了：雙足三里、雙胃腸點、中脘穴，一共五個高升點。足三里和胃腸點每天每處以手指按揉八分鐘，中脘穴以食指、中指和無名指併攏按順時針方向輕輕按揉，按揉中脘穴，體內會有痛感，這正是胃裡積食和氣血阻滯之處，需要我們慢慢把它揉開，促進胃的自我修復。如果再配上捏脊，效果更好。

調理過程中，要有耐心，慢性病就要慢慢治，貴在每天持之以恆。

專治急性胃痛的大藥

急性胃痛來得快，但去得不一定也快。治療急性胃痛，有個一用就靈的高升點，將其命名

治慢性胃病穴位圖　足三里、胃腸點加中脘，通治一切慢性胃病。

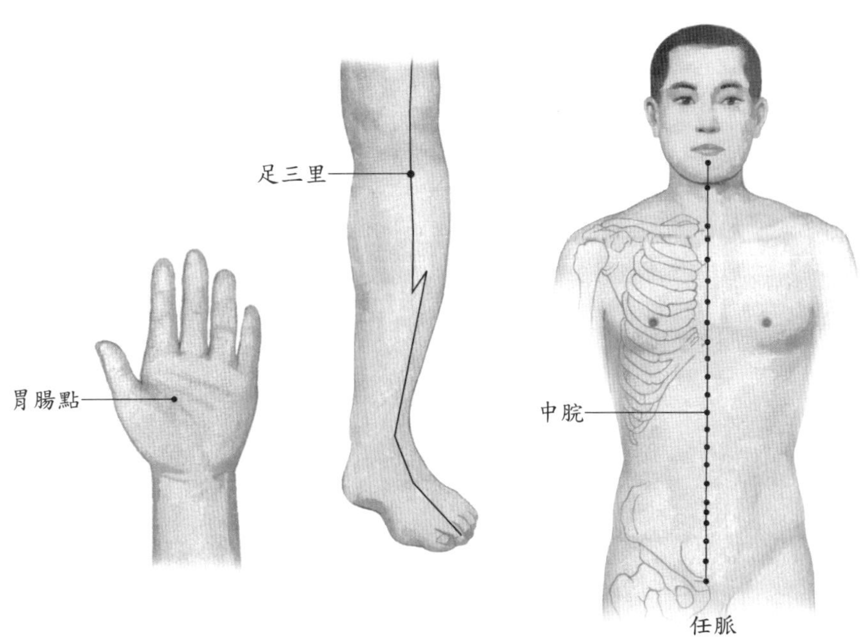

爲：快胃點。

這個高升點位在脊椎上的至陽或靈台穴的位置；也就是說，它可能在至陽穴上，可能在靈台穴上，也可能在兩穴之間，這要因人而異，需視壓痛點而定。按壓這個快胃點，對治療急性胃痙攣、胃痛有特效，短則三至五秒鐘，長則三至五分鐘，立即止痛。

至陽穴在第七節胸椎突下凹陷中，靈台穴在第六節胸椎棘突下凹陷中。

至陽，就是陽氣到了極點的意思，使用如此強勁的陽氣之穴，自然能散寒溫胃。另外，《黃帝內經》說：「背爲陽，陽中之陽，

治急性胃病穴位圖

找到靈臺和至陽之間的快胃點，可以馬上解除急性胃痛、胃痙攣。

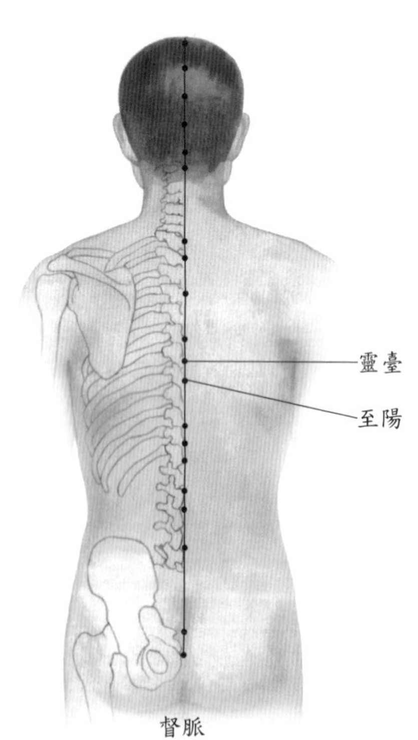

心也。」至陽，就是陽中之陽，就是心；靈台也是心，《會元針灸學》說：「靈台者，心靈之台也。」胃和心之間有一條支脈連著，很多急性胃痛都是由於這條支脈氣血不通，透過按壓位於至陽穴和靈台穴之間的快胃點，能夠迅速打通這條支脈。

在一次旅行途中，跟我同一節臥鋪車廂裡的一個年輕人胃痛難忍，車上的醫務人員給他吃了藥，但他仍痛得蜷著身子。這時，我讓病人趴下，掀開他的上衣，用手按其至陽穴，病人馬上感覺痛不可觸；接下來，我用拇指按住他的至陽穴，一邊朝裡用力，一邊做圓圈狀按揉，同時讓他做腹式深呼吸，以活動胃部。結果不到三分鐘，他就坐了起來，說不疼了！看年輕人自己都有些不敢相信的樣子，我說：「好了就對了。到家你再灸一灸足三里，鞏固一下療效。」為什麼要他自己灸足三里，是因為我看他的臉上一派寒相。當時因為找不到艾條，於是我讓他以點燃的香菸來代替。

一時間，大家好像都成了病人，把我圍住，這個人問：「醫生，我怎麼早上起來就乾嘔呢？」那個人問：「醫生，我經常便秘呢！」甚至有人嚷嚷：「我那方面不行怎麼辦啊？」

事實上，我們每個人身上都有一些或大或小的隱痛與暗疾，只因平時不以為意，而疾病發作時，正是身體向我們發出的吶喊，如果忽略了它，平常不多加關心愛護，必將再次遭遇疾病的侵襲。相反的，如果我們能夠根據身體的暗示信號及時做出調整，那就可以把健康牢牢握在手中。

專治胃下垂、胃潰瘍的高升點

除了至陽穴和靈台穴，治療胃痛、胃下垂、胃潰瘍等胃病還有三個常用的高升點穴位，一個是公孫穴，在腳部，正是足部胃的反射區，另一個叫尺胃，還有一個叫臍胃。

它們分別在手臂的尺部和人體的肚臍旁，這兩個點本來不是穴位，而是高樹中教授發現治胃病的特效穴位，其實就是治療胃病的高升點。

尺胃在肺經上，位於太淵穴與尺澤穴連線的中點，即孔最穴的下一寸處，凡是胃痛或有慢性胃病的人，會在此處出現壓痛，甚至能找到一個條索狀的壓痛物，這正是人體生長在胳膊上的治胃病大藥。

臍胃在肚臍左上方的半寸到一寸處。其實就是推拿導引裡面講的「達脈」，是用來使人體氣血暢達、內外通達的，如果配合人體其他穴位進行按壓，治療胃部系統病症比諸多藥物都好。

有一位兒科老中醫曾頗有感慨地對我說：「治病，眞是太容易了，什麼方法不能用啊！」的確，一種病有許多種治法，結果往往是殊途同歸，最終都能把病治好。如果一種方法用了無效，還可以馬上啓用另一種方法，總之，治病都會有「山窮水盡疑無路，柳暗花明又一村」的時候。

對於胃痛來說，如果上面所有的方法都沒有效果，那就可能是心痛。心臟和胃的位置非常近，很多心痛被醫生和病人誤以爲是胃痛，從而出現誤診，延誤了治療的最佳時機。因此，有經

治胃痛、胃脹大藥圖 找到公孫、尺胃和臍胃，就可以輕鬆防治胃痛、胃脹等疾病。

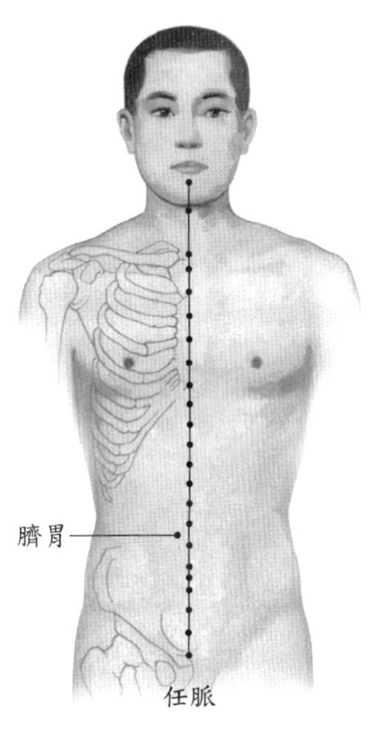

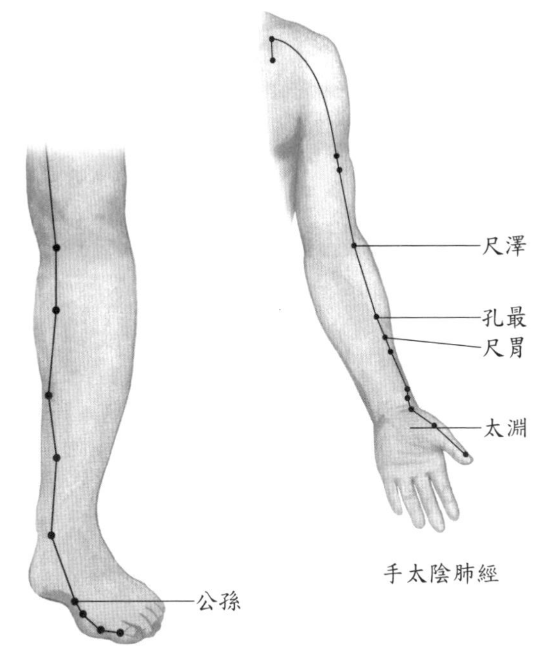

驗的老醫生總是說：「寧把胃痛當心痛，莫把心痛當胃痛。」而《黃帝內經》索性就把胃痛和心痛都稱爲「心痛」，古人可謂是用心良苦啊！他們在治療胃痛和心痛的方法上面，的確有很多値得後人借鏡之處。

再給大家介紹一個治胃痛的特殊穴位——內關穴。這個穴位在心包經上，不僅有補心、強心的功能，同時又能治療胃痛，是一個多方位的治病高手。無論是胃痛還是心痛，都可以通過這個穴位來緩解。採用按壓或揉按的方法都可以，以手臂上的整個心包經感到有明顯的痠脹爲宜。對於那些取至陽

治胃病、胃潰瘍穴位圖 內關穴治胃病和心痛都有神效；治胃潰瘍平時要堅持按揉手穴、腳穴。

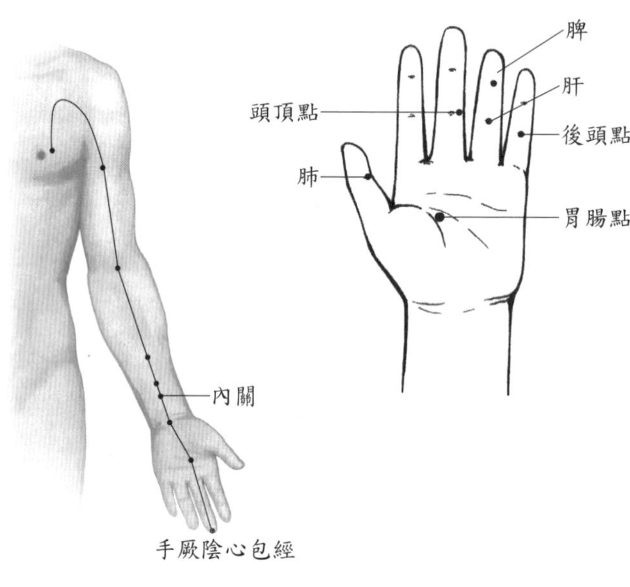

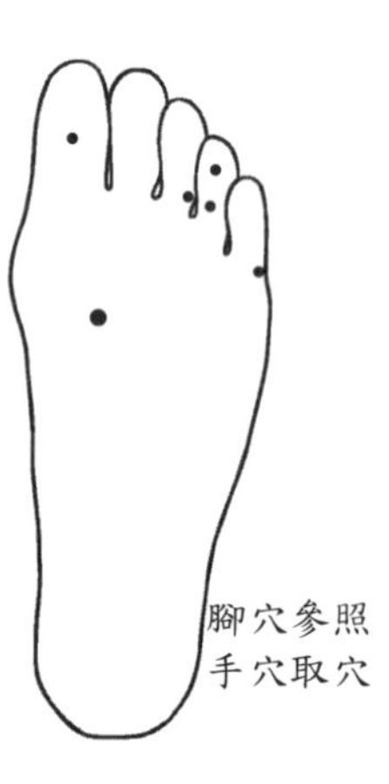

穴或靈台穴治療效果不明顯的朋友，不妨以用內關穴來代替。

另外，治療胃潰瘍，可以單在手足上取穴：雙手三里配雙足三里，手穴取胃腸點、肺點、頭頂點、脾點、肝點、後頭點，腳穴參照手穴，在對應的位置取。

因爲，手三里和足三里的位置正好對應，四點連起來正好是一個大X形，而在雙手雙腳上取的這些穴位，正應X形的對應關係，證明了「中間有病四邊平」的治病理念。在雙手雙腳、膝部、肘部各取高升點，共同朝中間的胃部發力，還怕疾病不能祛除嗎？

如果取耳穴，效果則更爲明顯。以胃點和肺點爲取壓的重點，另取交感、

緩解胃部不適穴位圖

雙足三里配雙手三里，共同向胃部發力，很快解除各種胃部不適。

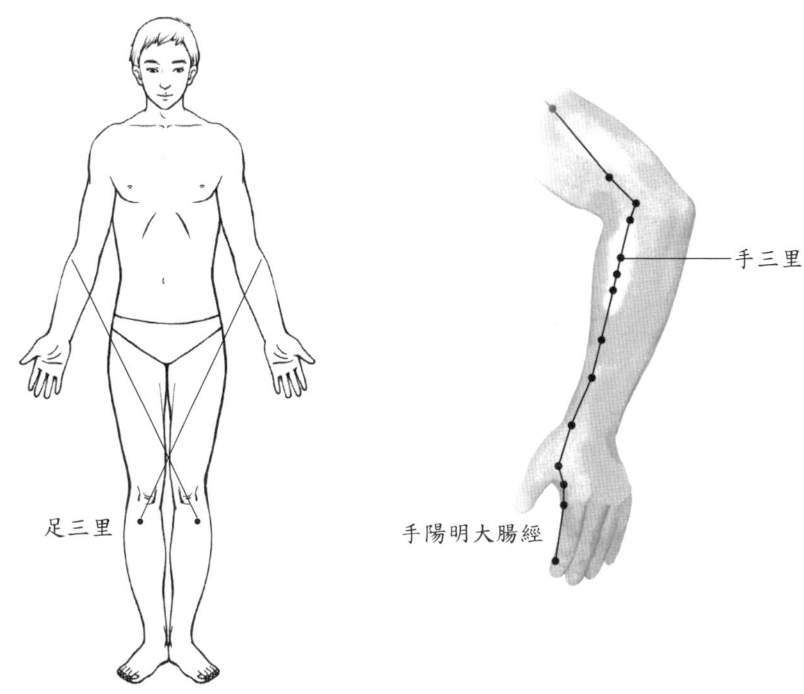

神門、腎上腺點、內分泌點和皮質下點（雙耳都要取），同時，配合手掌上的胃腸點，再配合捏脊和壓雙足三里，這個取穴陣容是最強大的，如果每天堅持按壓，對嚴重的慢性胃潰瘍療效十分顯著。

無論是手穴還是耳穴，都要取肺點，爲什麼呢？因爲肺不僅主管人體外部的皮毛，而且對內臟表面和內壁也有影響，只有肺氣流暢，人體臟器的器質性損傷才能迅速恢復。所以，無論是皮膚上的還是內臟中的潰瘍，如果長期不癒合，就很有可能是肺氣不調造成的，所以，強肺是治療各種潰瘍的祛根之法。

治胃潰瘍穴位圖

治胃潰瘍，一定要加上耳穴才會療效更佳。

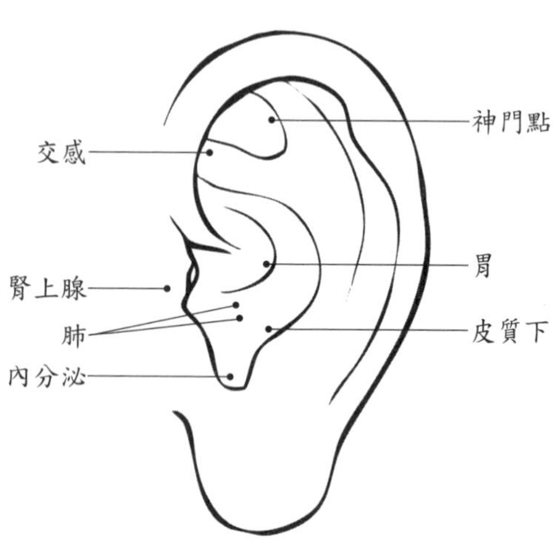

調理一切氣虛病症的仙丹

在講到如何治氣虛病症前，我們先討論一個問題：人體的臟器爲什麼會下垂？

光憑人體的骨架，是支撐不起一個人的。人能夠直立著活動，還需要氣來支撐。《黃帝內經．靈樞經》說：「眞氣者，所受於天，與穀氣並而充身也。」支撐一個人的氣是先天的「眞氣」，又叫「元氣」，與後天的「穀氣」相合而成。而人一旦勞傷過度、久病失養，耗散了元氣，就會出現氣虛之症，輕則有氣無力、懶得說話、無精打采、食欲不振，次則出現皮肉下垂，重則出現內臟下垂。

在一個年少氣旺的人身上，身體的任何部位不會有下垂的跡象，而人一旦氣虛，似乎什麼都在下垂：面部兩側下垂，鬆弛的皮膚下垂，稍微嚴重一點的，胃、肛門、子宮都在下垂……人體器官的一切非正常下垂都是源於氣虛，所以，治療人體的一切下垂之症，首先要補氣，把元氣補起來。

如何補元氣？壓臍，然後再配以手、腳上的穴或耳穴來治療。比如胃下垂，除了上面所講的通治穴位療法外，還要取手穴上的胃腸點、肺點、頭頂點、脾點、肝點，接著，再在腳上取相應的穴位。

還有一個方法是取耳朵和手上的點，耳朵上以胃點、皮質下點爲重點，配上交感點、神門點、肝點、脾點，手上則取胃腸點，配上捏脊、指壓足三里。

無論是手上還是耳朵上，我們都要取肝點。《黃帝內經》講：「肝屬木，生風，主疏泄，使人全身之氣調暢通達。」凡是肝膽之氣旺的人，全身之氣就旺，整個人都虎虎生威。凡是肝膽氣虛的人，全身之氣都虛，做事縮手縮腳，說話都沒有力氣。我們平時說某某人「膽小」，其實是有醫學根據的，膽小就是肝膽氣虛。通常情況下，膽小的人最容易出現中氣下陷的症候。如何看出一個人肝膽之氣的盛虛呢？肝膽氣盛的人，雙手雙腿強壯有力，肋部肌肉結實、有韌性，面部兩側很飽滿，我們看那些著名的將軍，無不劍眉倒豎，這正是肝膽氣盛的標誌；而肝膽氣虛的人正好相反，眉毛老是皺起，精神不振。

所以，治療各種氣虛之症，首先要注意舒肝，強健肝膽之氣，從根本上得到改善。

防治內臟下垂大藥圖

通過按壓手穴、腳穴和耳穴，可以調補元氣，防治內臟下垂。

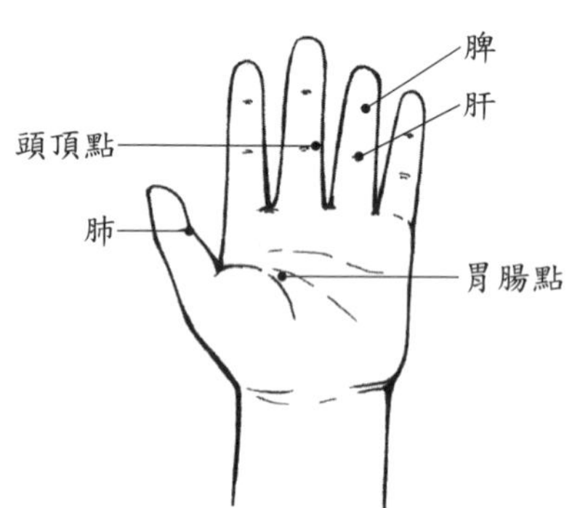

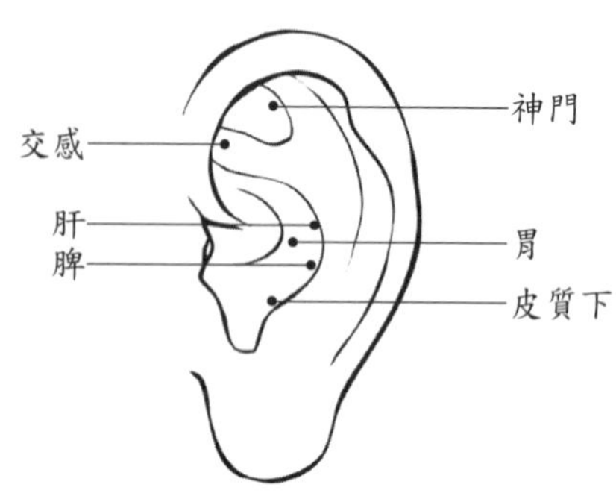

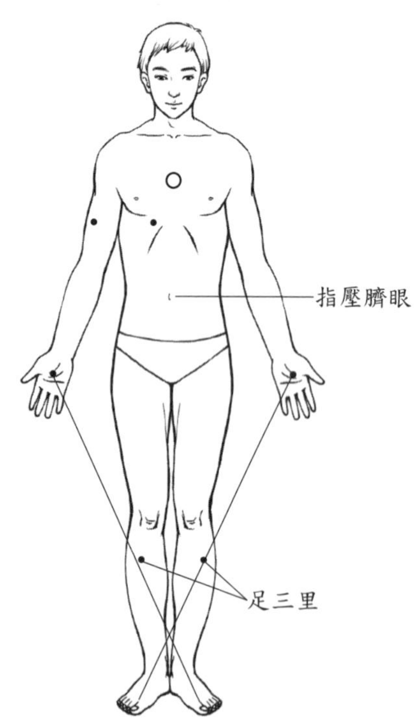

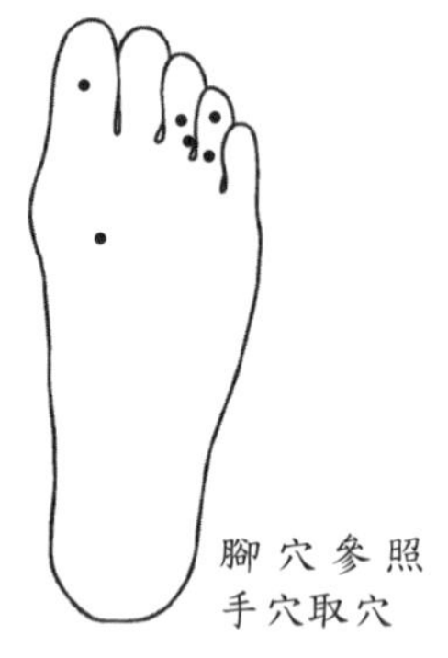

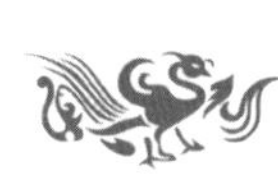

第四章　祛除各種慢性腸炎的取穴法

治療結腸炎，首先要調節作息規律，飲食方面忌食辛辣，且要保持心情舒暢，同時，在雙耳和雙手上取治病的高升點。

雖然大腸與肺相表裡，小腸與心相表裡，然而，《黃帝內經》又說：「大小腸皆屬於胃。」所以，一切腸病，除了要從心肺上去考慮外，還要從胃方面著手論治。

食物在胃裡消化完畢後，首先進入的是十二指腸，而十二指腸潰瘍雖然是一個常見的病，但治療效果卻常常不盡人意。但用X形平衡法在人體上找高升點大藥，治療十二指腸潰瘍卻非常簡單有效：雙耳上以十二指腸點和肺點爲按壓的重點，再配上交感、神門、小腸點、胃點、腎上腺點、皮質下點、內分泌點，雙手上取胃腸點，再配上壓臍、捏脊和壓足三里。每天各點按壓約五十次，疾病產生的不適感就會明顯減輕，堅持按壓，十五天左右即可好轉。

對於一般性的腸炎，在手上取腹瀉點、胃腸點和肺點，腳上則取與手上三點相對應的點。

請注意，病完全好了之後，還要堅持按一段時間，以鞏固療效。

常見的腸道疾病還有結腸炎，這是一種最常見的腸道功能性疾病。該病主要表現爲慢性便秘、腹瀉，或兩者交替發生，病人典型症狀常爲無痛性腹瀉；另一典型症狀表現爲慢性腹痛且伴有便秘，或腹瀉與便秘交替，腹痛以左下腹爲多，放屁或排便後會有所緩解。

腹瀉，很多醫生認爲是由細菌引起的，治療時多半大量使用抗生素。但由於本病的誘因多是生活不規律、情緒抑鬱或過度食用刺激性的食物，所以，很多時候服用抗生素藥效不明顯。另外，如果長期濫用抗生素，還會導致腸道菌群失調，引發更嚴重的腹瀉。

十二指腸潰瘍治療圖

採用X形平衡法取高升點大藥防治十二指腸潰瘍，效果甚佳。

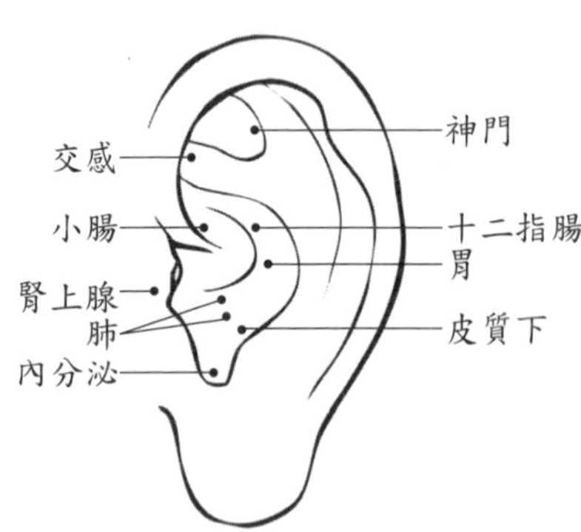

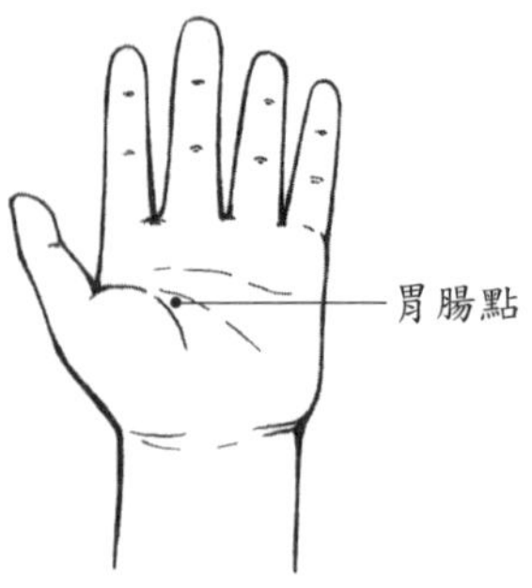

治療結腸炎，首先要調節作息規律，飲食方面忌食辛辣，且要保持心情舒暢，同時，在雙耳和雙手上取治病的高升點。耳朵上以小腸點和內分泌點爲重點，外加交感、神門、大腸、肺、肝和腎上腺點。手上則取肺點、胃腸點、大腸點、小腸點和手背上的腹瀉點。

結腸炎往往是慢性的，與人體代謝失常和正氣虛弱有關，所以，還要配上捏脊和壓臍；此外，還要配上按摩腹部。方法是：以肚臍眼和丹田爲中心，順時針、逆時針各八十一次。人的腹腔裡面有那麼多的腸子，全部窩在一起，如果長久不動，縫隙間總難免藏汙納垢，淤滯不通，孳生邪氣，每天揉一揉肚子，也就是揉開肚子內部的各種鬱結，對治療各種腸道疾病好

治一般性腸炎高升點圖

取手上和腳上的高升點來治療一般性腸炎，很快見效。

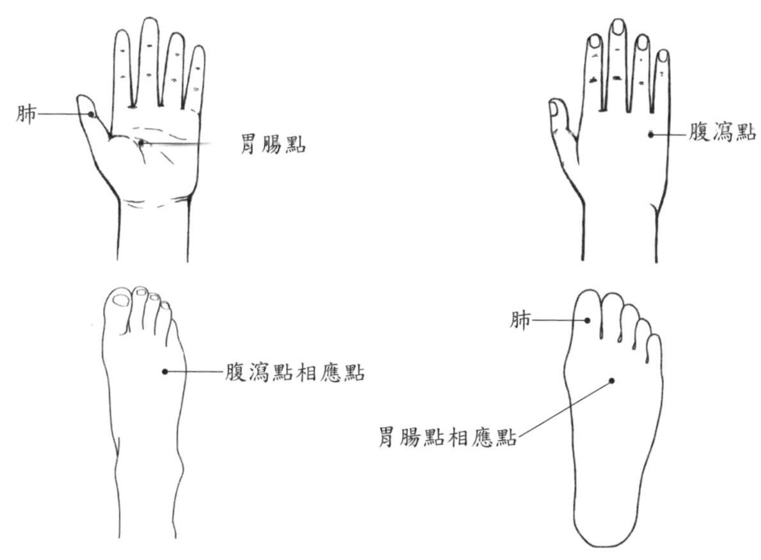

治慢性結腸炎高升點圖

治療慢性結腸炎，一定要堅持按揉這些高升點。

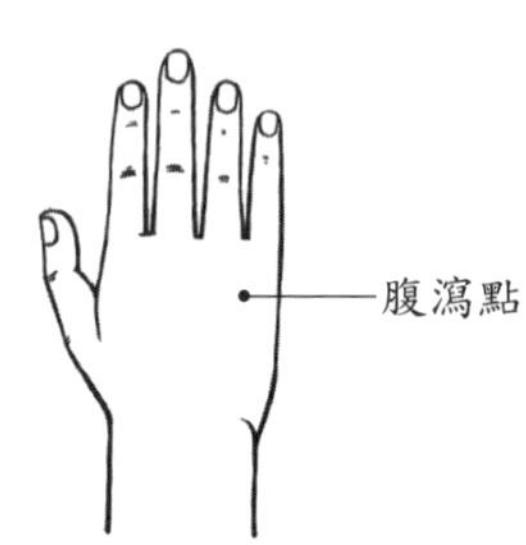

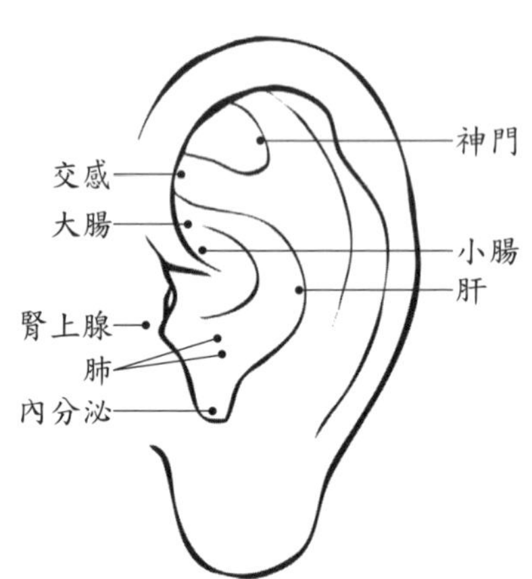

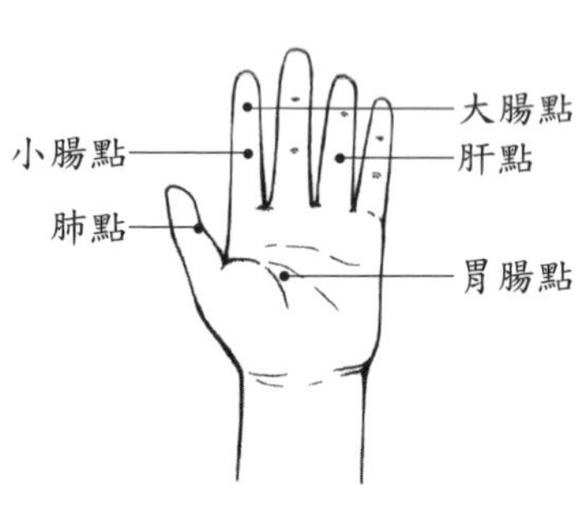

處多多。

所以，我們按摩腹部的時候，會發現腹部一些部位有明顯的疼痛，這些有疼痛的地方，便是有淤滯之處，好好按摩這些地方，把這些淤滯全部揉散、揉開就好了。

另外，上面講過，結腸炎的重要病因之一是情緒抑鬱。我在臨床中接觸的結腸炎病人大多有這個特點，容易生氣，一生氣就腹痛，接著不是便秘就是腹瀉。消化系統屬於脾系統，屬土，而肝屬木，木剋土，肝氣盛必然導致脾虛。

所以生氣不僅傷肝，還容易導致消化系統的疾病，偏偏結腸炎的疼痛位置恰好在肝經和脾經相交之

消氣穴圖

太衡是大名鼎鼎的「消氣穴」，經常按揉它，對情緒抑鬱引起的結腸炎，效果明顯。

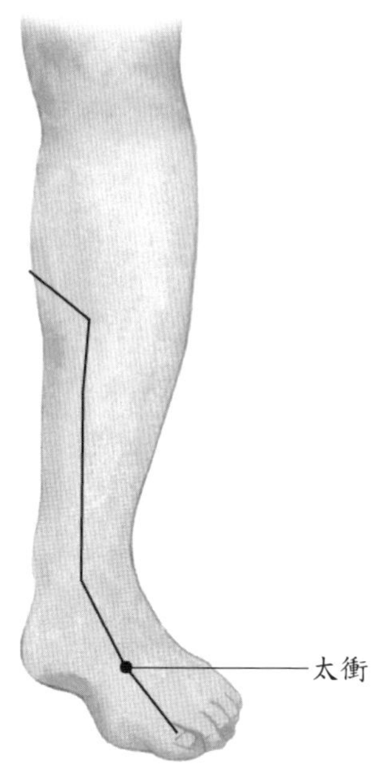

處，首當其衝。於是我在取耳穴的時候會加上肝點，同時讓病人按太衝穴。

太衝穴是肝經上的穴位，俗稱「消氣穴」，是專門用來平息怒氣的，按壓這個穴位，可以瀉掉肝經上的邪氣。對於那些典型一生氣就犯病的結腸炎病人，按壓這個穴位效果會非常明顯。

第五章 治便秘簡單、方便的方法

便秘的病因有很多種，一般都跟體弱氣虛有關。如果人體正氣不足，就無法推動食物在小腸、大腸裡的正常運作。所以，治療便秘，首先便是要恢復人的正氣，調暢人體的氣機和代謝功能，而捏脊和壓臍就可以有效做到這兩點。

在臨床上，每接觸一個病人，尤其是慢性病人，總要問他發病前有哪些反常現象，以積累疾病預測的經驗。我發現，疾病發作前夕，人們身體出現最多的反常現象就是：大便變得沒規律了。漸漸地，在對所有病人的問診中，我都要問他大便的時間規律有沒有改變。如果沒有改變，即使病症看上去很嚴重，問題都不大，容易治；如果大便變得沒規律，這個病的情況就比較複雜，因爲即便是小毛病，都有可能潛藏著大的危機。

漢代養生家王充在《論衡》裡說：「欲得長生，腸中常清，欲得不死，腸中無滓。」「金元四大醫家」之一的朱丹溪說：「五味入口，即入胃，留毒不散，積聚既久，致傷沖和，諸病生

治便秘高升點圖

取耳穴和手上的支溝穴治便秘，效果立竿見影。

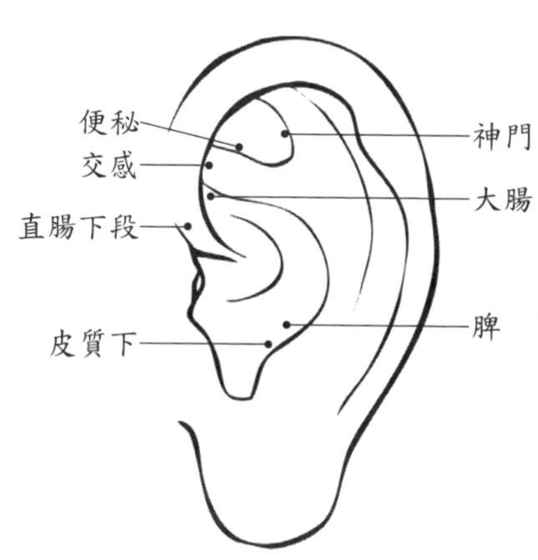

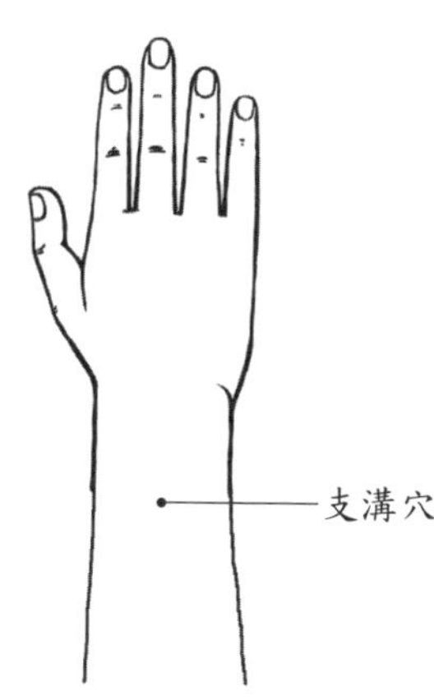

焉。」就像每天三餐要按時吃一樣，大便排泄也應該是按時的，一般每天一次，時間在早上起床後，這是最健康的排便習慣。

便秘的病因有很多種，通常都跟體弱氣虛有關。如果人體正氣不足，就無法推動食物在小腸、大腸裡的正常運作。所以，治療便秘，首先要恢復人的正氣，調暢人體的氣機和代謝功能，而捏脊和壓臍就可以有效做到這兩點。另外，嚴重的便秘是因為腹內滯留的垃圾太多，光靠內力還不能運走，所以還要通過按摩腹部，把肚子裡的淤滯揉開。

捏脊、壓臍和按摩腹部，是治療一切便秘的基礎。

此外，治便秘還要取雙耳、雙手上的對應點，耳朵上以皮質下和便秘點為重點，外加交感點、大腸點、直腸下段和脾點。手上取支溝穴，它在外關穴下一寸左右的位置。

耳朵上的便秘點治便秘效果非常好，我在臨床中屢試不爽。

有一次，一位朋友的父親問我：「我有便秘的毛病，現在又是三至四天沒解便了，到很多醫院看過，吃了很多藥，都不管用。後來我在網上搜尋很多偏方、療法，還是不行。」

於是我拿起一枝牙籤，用圓頭在他的耳朵上找出皮質下點、交感點、大腸點、直腸下段點壓，每個點匆匆壓了一會，他就感覺很疼。壓到便秘點的時候，他忽然說：「這個穴不能壓，太疼了，太疼了！」前後也就幾分鐘，老人就說：「我要趕緊上洗手間。」

老人便秘很常見，但現在年輕的便秘患者也越來越多了。主要是由於飲食無規律，而且大量吃肉，助長體內溼熱之氣，造成大腸淤阻。年輕的便秘患者，在左腳腳底的腳跟正前方有一個明顯的壓痛點，這就是直腸點，從這一點往肛門點推，共推三分鐘，再按揉天樞、大橫穴各三分鐘，外加順時針方向按摩腹部三分鐘。如果在便秘的同時伴隨食欲減退，可加揉足三里三分鐘；如果在便秘的同時還出現心絞痛、胸悶等，可加揉內關穴三分鐘。

治頑固便秘大藥圖

這些特效穴位，專治年輕人的頑固便秘。

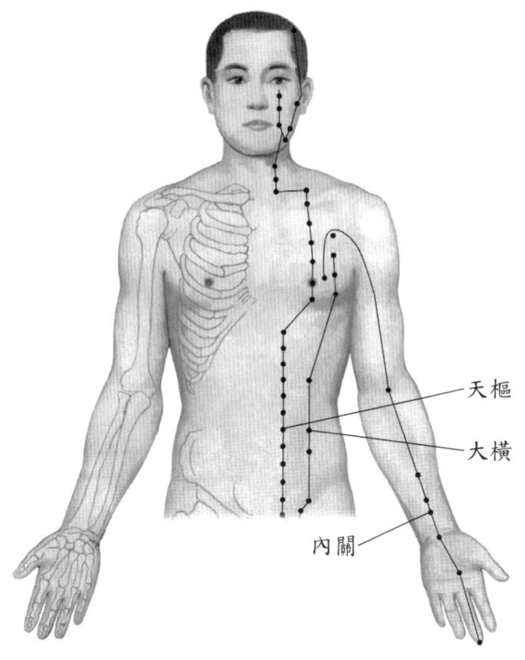

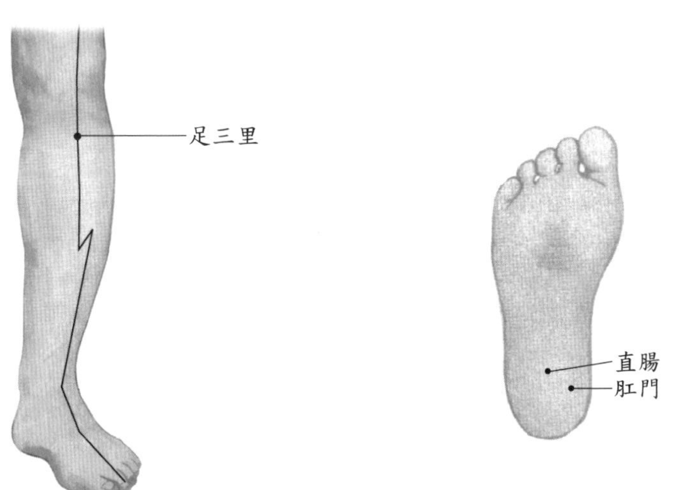

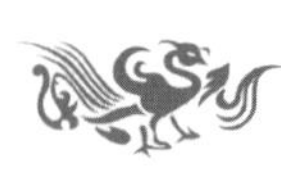

第六章　腹瀉的特效藥

手上有個腹瀉點，是治療一般性腹瀉的特效藥。腹瀉病人會在這個地方出現高升點，這是通治腹瀉的第一味人體大藥。胃腸點配上足三里，是健脾胃、激發脾胃元氣和活力的重要穴位，對於急慢性腹瀉都有特效。

人體出現急性腹瀉的原因有很多種：有的人是因爲吃多了，有的人是因爲吃錯了，有的人是因爲受寒，還有的是體內沾惹了溼熱邪氣，另有些人在生了一場大病之後也會拉肚子。慢性腹瀉，原因也有很多：有的人是因爲脾虛，人體不能很好地升清降濁；有的人是因爲腎虛，命門火衰，不能腐熟水穀；還有的人是因爲肝火旺，肝屬木，木剋土，脾胃屬土，正好受剋；還有的人是因爲胃和大小腸出了問題。

急性腹瀉，有的人不用藥也能很快就好，但有的人卻會瀉到虛脫，甚至脫水，發生生命危險；慢性腹瀉也是很傷人的，「好漢經不起三次瀉」，久瀉的人，元氣必傷。

無論是治病還是養生，我們都要學會收得攏，放得開。以腹瀉而言，如果我們能夠分辨不同

治療腹瀉穴位圖 人體內生長著通治各種腹瀉的大藥，請放心採用。

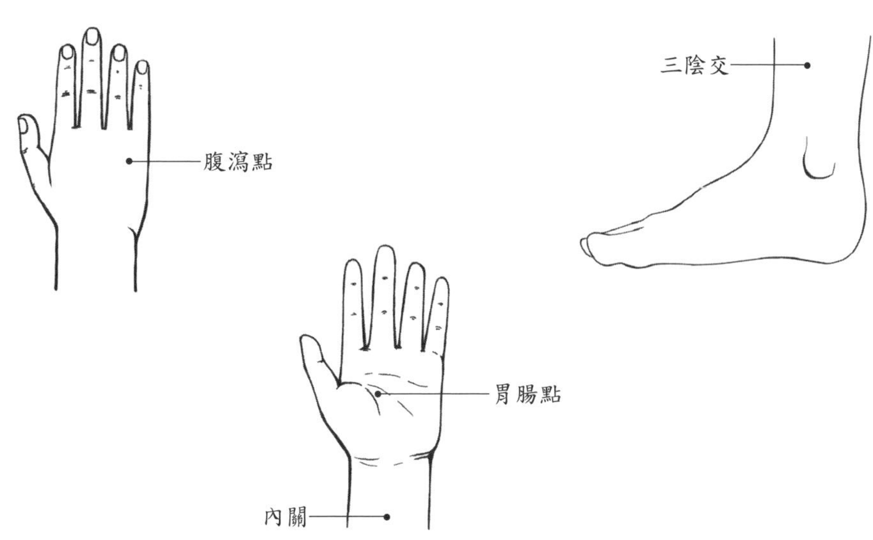

類型的腹瀉，明白引起腹瀉的各種原因，就能對每一種類型的腹瀉施以不同的治法，而不是籠統地一概而論，這就叫「放得開」；同時，我們還要學會如何從根本上找到腹瀉的源頭，掌握腹瀉的通治方法，這就叫「收得攏」。健脾胃、補元氣、調暢人體內環境，是治療各種腹瀉的基本原則。

人的手上有個腹瀉點，這是治療一般性腹瀉的特效藥。腹瀉患者多半會在這個地方出現高凸點，這是通治腹瀉的第一味人體大藥。

胃腸點配足三里，是健脾胃、激發脾胃元氣和活力的重要穴位，對於急慢性腹瀉都有特殊效果。

內關穴配三陰交穴，則是調暢全身氣

機的重要之穴。眾所周知，脾胃屬土，處於人體中央，而周邊的任何不和諧都會影響中央，所以，它的地位非常重要。內關穴是心包經上的重要穴位，三陰交是肝經、脾經和腎經的交會點。按壓這兩個穴，無異於把心這個「君主之官」請出來，協調肝、脾、腎之間的關係。心會讓肝火不那麼旺，不能去欺負脾；心也會主動和腎搞好關係，做到「心腎相交」、「水火既濟」，共同幫助脾胃，提高其運化機能。如此一來，腹瀉不就沒了嗎？

另一種方法就是捏脊。

總之，上面講的是治療腹瀉的常規。在常規的方法中選取效果最好的，再酌情配上耳穴、手穴，一切腹瀉就都能解決了。根據我的經驗和X形平衡法，治療這種疾病有以下幾種思路：

普通腹瀉，雙耳上以小腸和肺爲按壓重點，加上交感、大腸、腎上腺、脾和內分泌點。手上取腹瀉點和胃腸點，腳上取足三里和腹瀉點的腳對應點。

對於所謂腸胃功能紊亂導致的腹瀉，治法如下：捏脊，胃腸點配足三里。耳朵上以脾點和皮質下點爲按壓的重點，外加交感、大腸、小腸、胃、內分泌點。

對於消化不良引起的腹瀉，有效的治法是：三陰交配內關穴；耳穴以皮質下點和脾點爲按壓的重點，再配上大腸點、小腸點、胃點、內分泌點。手上再取前頭點、頭頂點、脾點、腎點、肝點、大腸點、小腸點。

疾病的種類無法窮盡，如果要一一列舉，估計僅僅一個腹瀉，三天三夜也講不完。

這裡只是教你取穴的範圍和取穴的基本方法，在取點治病的時候，要以壓痛爲標準，在這個大的取穴範圍內再取最有效的幾個高升點，就可以用這些人體大藥組成一個最適合自身的精妙配方了。

治療腹瀉耳、手穴圖

在手腳穴的基礎上，取耳穴治腹瀉，效果更勝一籌。

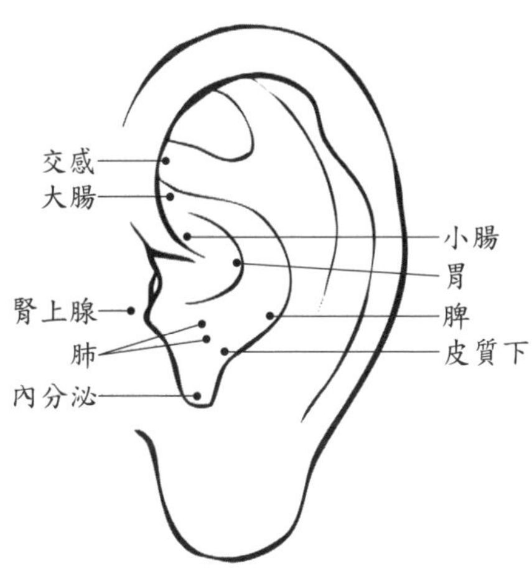

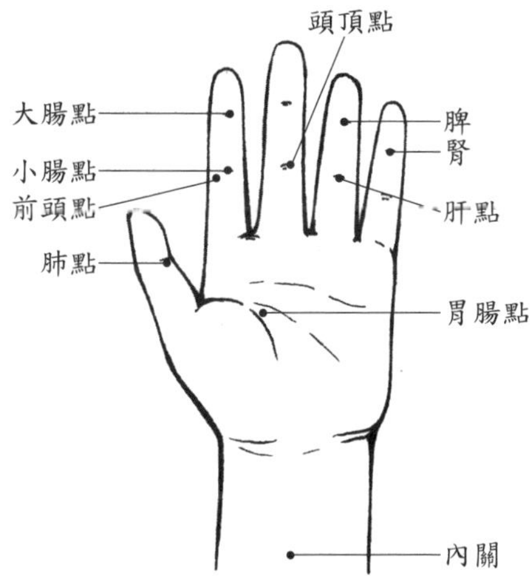

第七章　健脾保胃的四大要穴

調理脾胃，耳朵和手上的脾點、胃點、大腸點、小腸點都是一定要取的，因為它們直接屬於消化系統；而且，脾點和胃點必須作為按壓的重點。

講了那麼多的腸胃疾病，最後該提到消化系統的總指揮——脾。

有一位四十多歲的父親帶著他十七、八歲的兒子到我這來諮詢健康，父親白白胖胖的，兒子非常瘦削，臉色發黃。我說：「你們的問題，根本上都在於脾虛。」

那位父親大惑不解，說：「我兒子脾虛，那是不假，光吃不長肉。我都這麼胖了，怎麼也是脾虛呢？」

我說：「不錯，脾主肌肉，脾虛肯定肌肉不豐滿，你覺得你的肌肉豐滿嗎？」

那位父親回：「我這是虛胖，沒啥肌肉，全是脂肪呢。」

我說：「那就對了。脾不僅控制著消化系統，還負責運化全身的水溼，你身上的這些脂肪，在中醫看來就是沒有運化的水溼。我敢肯定，你年輕的時候也跟你兒子一樣瘦，是三四十歲以後才發福的。脾虛可以讓人變瘦，也可以使人很胖，這些都不是健康的狀態。」

消化系統的問題，從胃炎、腸炎到闌尾炎、便秘，都與脾有關。脾是人的後天之本，給人體供給營養，是人體的總後勤官，它一出問題，身體其他部位也會出現一系列反應。例如，脾統血，脾虛會造成心血虧虛，還可能使血液不聽使喚，亂跑，最典型的就是胃出血、皮下出血等。

調理脾胃，耳朵和手上的脾點、胃點、大腸點、小腸點都是一定要取的，因爲它們直接屬於消化系統。而且，脾點和胃點必須作爲按壓的重點。

脾胃屬土，火生土，心屬火，心火爲脾土之母；土生金，肺屬金，肺金爲脾土之子。心和肺對脾胃的影響也是非常直接的，所以，要維護消化系統的平衡，還得取耳朵和手上的心點和肺點。

足陽明胃經在頭部的對應部位是前額。從西醫的角度看，前額部位的大腦皮層分管精神系統與消化系統。也正因爲如此，很多腸胃疾病與情緒抑鬱和精神受刺激有關。所以刺激前額部位的大腦皮層，不僅治療原發的腸胃疾病，同時還能治療由情緒因素引起的腸胃疾病。如何刺激呢？取耳朵上的額點和手上的前頭點按壓。

耳朵上的皮質下點是大腦在耳朵上的對應點之一，堪稱人體的總指揮部駐兩耳的聯絡點，所以我們也不能忘了它，並且要把它作爲按壓的重點。

腳上的治療點參照手上取對應點就可以了。

健脾保胃穴位圖

在耳上和手上這些高升點進行按壓，可以調理脾胃、強身健體。

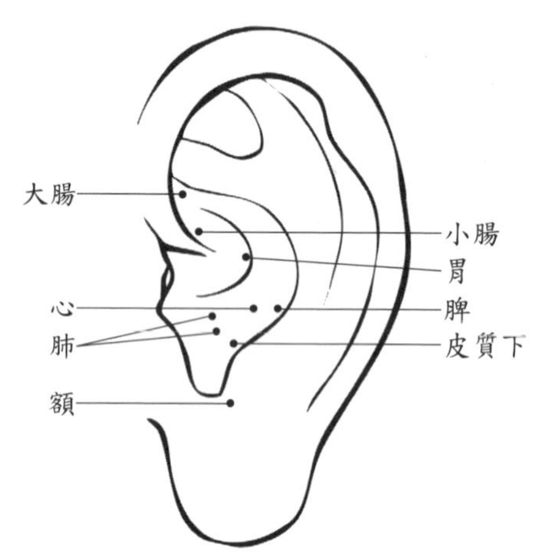

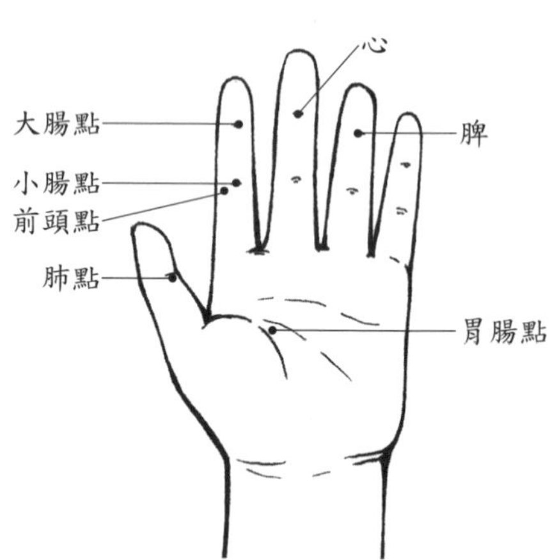

照X形平衡法取穴，則取雙足三里配雙胃腸點、雙內關配雙三陰交。此外，按摩腹部、捏脊和壓臍都有很明顯的健脾胃作用，可以配合使用。

要有健康的脾和胃，還要注意兩點：一是不要暴飲暴食，一定要減輕腸胃負擔；二是精神上要輕鬆樂觀，無論遇到什麼事，盡量不要有壓力，不要有憂慮。中醫講，七情六欲是致病的重要因素，惡劣情緒傷害五臟，憂思傷脾。只有腸胃無負擔、精神無負擔，才會擁有健康的人生！

健脾X平衡法圖

根據人形X形法取這些健脾點進行按壓，很快就會讓人胃口大開。

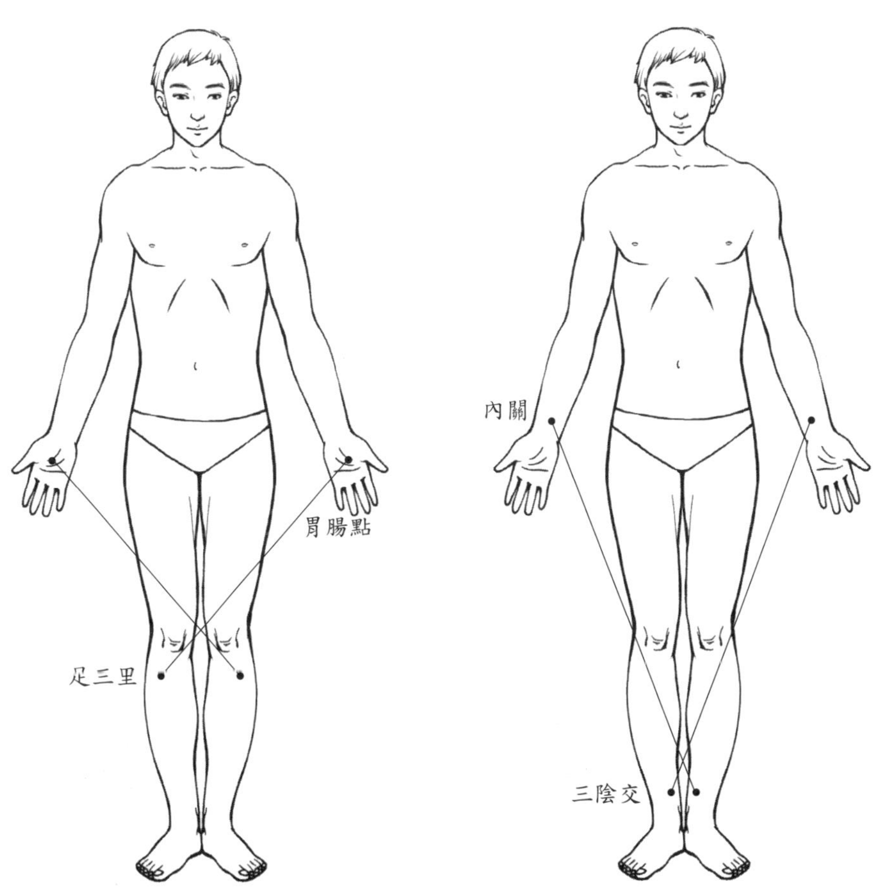

第八章　治療肝炎、膽囊炎的方法

> 肝主疏泄，肝屬木，木的性質是舒展通達的。如果人體的氣機不能疏泄，不能舒展通達，那就是鬱結，肝氣最怕鬱結。因此；肝病最需要捏脊和按摩腹部。

我講的消化系統，並不僅僅是指脾胃。當病人出現消化系統症狀的時候，醫生如果認爲僅是脾胃的問題，那就有失偏頗了。我們前面講過，胃痛可能是心痛，不僅如此，消化系統的症狀還可能與肝有關。

當肝出現問題的時候，人的第一反應就是：食欲沒有了，不想吃東西，接下來便有可能出現腹痛（有時候是胸脅痛）、噁心、嘔吐等。這時候如果把它看作是腸胃疾病，那就要誤事了。不過，既然有消化系統的症狀，治療時還是可以取腸胃方面的高升點的。

治療肝系統疾病的大藥

調理和治療一般的肝炎，耳朵上以肝點、脾點爲重點，加上神門點、交感點、腎點、膽點、皮質下點、內分泌點、肝陽1點、肝陽2點。手上則取前頭點、偏頭點、小腸點、肝點、脾點、胃腸點。腳上的治療點參照手上取對應點。

在這個人體內藥的配方中，耳朵上把脾點列爲重點，手上也包括脾點和胃腸點，這也正符合《金匱要略》開篇所講的「肝病治脾」的理念。

肝主疏泄，肝屬木，木的性質是舒展通達的。如果人體的氣機不能疏泄，不能舒展通達，那就是鬱結，肝氣最怕鬱結；因此，肝病最需要捏脊和按摩腹部。捏脊可以調整全身的陽氣，按摩腹部會揉開腹部的鬱結。

另外，肝氣通達，還需要有一個根本的驅動

治肝炎穴位圖 堅持按壓耳穴和手穴，可以調暢肝氣，加速肝炎康復。

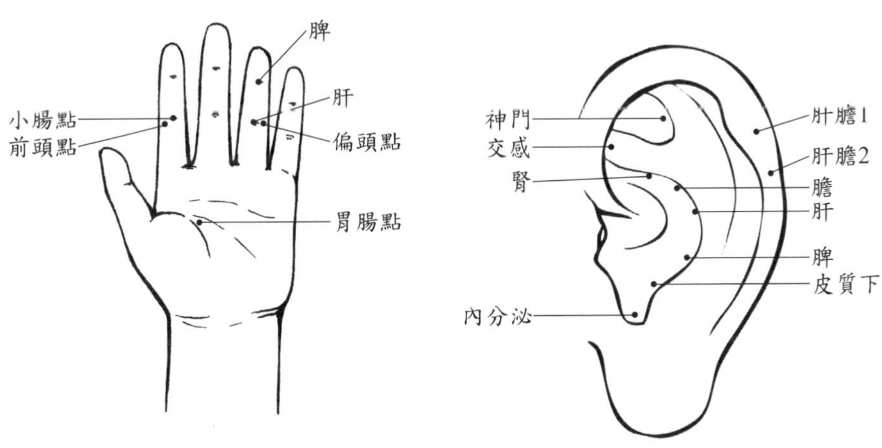

力，那就是人體的元氣，如何增強人體的元氣呢？這就非壓臍莫屬了。捏脊、按摩腹部和壓臍，這三種最常用、效果也最廣泛的保健法是肝病的剋星，可以同時用，也可以選擇性使用。曾經有一位老年肝硬化病人，每天讓老伴幫他捏脊，堅持捏了四個月，肝硬化竟徹底好轉了。簡簡單單的捏脊，效果豈能小看？

還有，調理肝硬化，當然要看病的深淺。輕度的、慢性的肝硬化，可以堅持用捏脊的方法，但如果是病勢已深，或者疾病發展的速度比較快，那麼，光用捏脊就不行了。所以，在捏脊的同時，還是取耳穴和手、腳上的穴位。耳朵上以肝點、脾點爲重點，加上神門點、交感點、膽點、腎上腺點、皮質下點、內分泌點、枕點。手上取肝點、脾點、頭頂點、後頭點。腳上的治療點參照耳朵上的取對應點。如下 圖所示。

調理慢性膽囊炎的大藥

肝膽是互爲表裡的，膽病與肝病相同的地方，在於它也會影響消化系統。本來，膽汁就是幫助消化食物的消化液，一旦膽汁分泌出了問題，消化一定會受到影響，人就會出現厭油膩食物、上腹部悶脹、噯氣、胃部灼熱等症狀。

用耳穴和X形平衡法調理慢性膽囊炎，效果非常好。耳穴以膽點和內分泌點爲重點，加上神門點、交感點、肝點、腎上腺點、肺點、皮質下點。

治肝硬化大藥圖

在捏脊的基礎上，另取耳穴、手穴、腳穴堅持按壓，保肝養肝作用更好，可以幫助肝硬化患者早日康復。

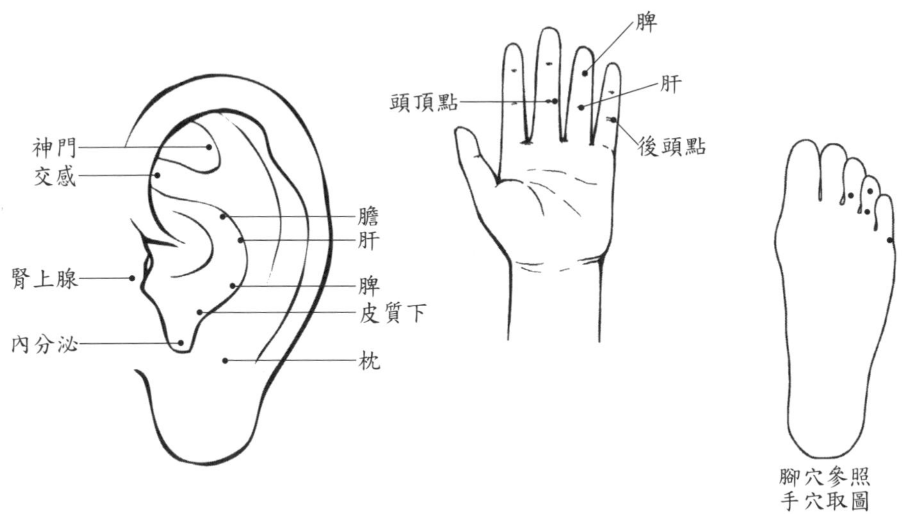

治慢性膽囊炎穴位圖

取耳穴和腿部壓痛點堅持按壓，可有效防治慢性膽囊炎。

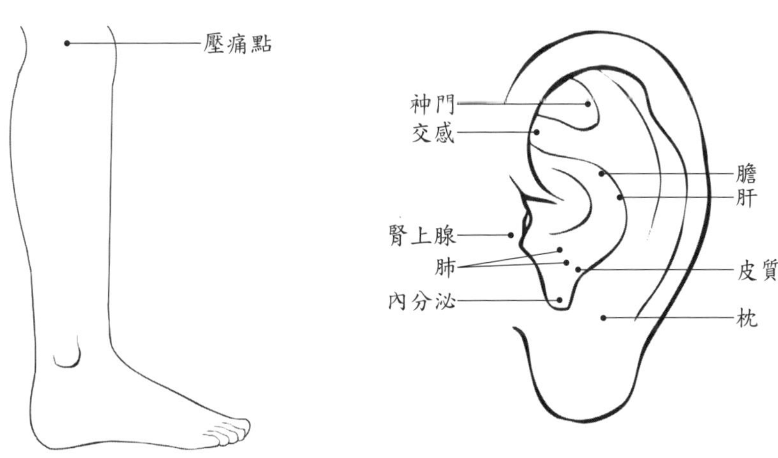

這個配方中雖然沒有直接取脾胃點，但是，神門可以鎮痛，交感可以調節人體內部的植物神經，腎是水臟，水可以生木，耳朵上的腎上腺點對肝膽有好處，肺點治療一切炎症，這些穴才是更重要的高升點。

另外，此病在膝外側有一處明顯壓痛點，也是特效的高升點，手臂上取其相應位置，配上捏脊效果會更好。

第七篇

心腦血管系統的治療與保養

心為神之居，血之主，脈之宗，在五行中屬火，起著主宰生命活動的作用，所以《黃帝內經・素問》中說：「心臟為『君主之官』」。

心主神明，又主血脈，血脈運行的障礙和情志思維的異常，如健忘、驚悸、失眠、多夢、心絞痛、心慌等，都是心系統出了問題；人體的一切感覺，在心腦間都會產生反應，為了更易於掌握，我們可將其稱為「心腦血管系統疾病」。所以，取與心和腦對應的高升點，更能直接作用於心腦，是治療心腦疾病的大藥。

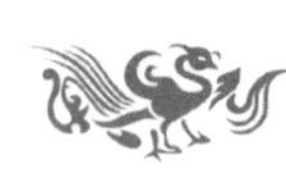

第一章 補心養腦的具體配穴法

小小的幾個點，就在手上和腳上，天天按一按、掐一掐，就會帶來健康，讓人頭腦清醒靈活、心情愉快，何樂而不為呢？特別是對於中老年朋友來說，用上面的方法把心腦系統保養好，就可以不用擔憂心腦血管疾病了。

《黃帝內經》說：「喜則傷心。」表面上理解，就是一高興過度就會傷害心臟，實際上，這裡面有更深層的涵義。喜，並不是指一般的高興、歡喜，而是指情緒的大起大落、大喜大悲。在現代社會中，人們承受著生存的壓力，同時受到外界環境中數不清的誘惑，更是喜怒無常，身心備受煎熬，精神支出巨大，久而久之，心氣就這樣被掏空了。心氣被掏空了，就是心虛。心虛在中醫中又有心氣虛、心血虛、心陽虛、心陰虛等說法，這在處方用藥的時候要區別，而我們使用人體大藥，則不需要劃分得如此細微。

在我們身邊，心有問題或心存隱患的人非常多。心的一切問題，都是從心虛開始的。

有人健忘，記性不好，丟三落四，這就是輕度心虛的表現。我們通常將健忘看作是一種習慣、一種性格，忽略了它跟身體的關係，這其實也是一種症狀。因爲心力不濟，心的力量管不了那麼多事，就擱下一些，於是我們把這些事忘了。

比健忘更嚴重的是失眠、多夢。人的精神本應隨著晝夜的交替而開合，白天該開放的時候就應該精神百倍，晚上該閉合的時候就應該馬上進入甜美的夢鄉， 覺睡到天亮；白天昏昏沉沉的，到了晚上必然睡不好，多夢，這就不僅是心力不濟，而且是心腎不交了。

除此之外，心虛還有可能表現爲發呆、木訥、口吃、心悸等等。治療心虛，也就是保養整個心腦系統。

治療心虛的具體方法，一般在手腳上去找X形就可以了，配穴方法有多種：

❶手穴取心點、肝點、腎點，腳穴取這3點相應的點

木生火，肝火旺則內擾心神，心虛也會導致肝氣鬱結，肝和心息息相關，所以要取肝點；腎屬水，心屬火，雖說水火不容，但水和火也是朋友，尤其是在人體內，水和火要互相借助，互相推動，以形成良性循環。當心虛的時候，腎也會變得懶洋洋的，心腎不能積極配合，於是出現心腎不交，所以，在取心點啓動心的同時，也別忘了取腎點啓動腎。

❷神門配昆崙

神門就在心經上。心主神明，神門穴是神明進出之門戶，主治一切神志病。昆崙穴在膀胱經上，是神門在腳上的對應點。膀胱經主管一身的陽氣和水液代謝，心神在神門被啓動後要從膀胱

補心補氣穴位圖

對手上和腳上的心點、肝點、腎點進行按壓，可以調補心氣，有預防失眠、心悸、口吃等心虛之症。

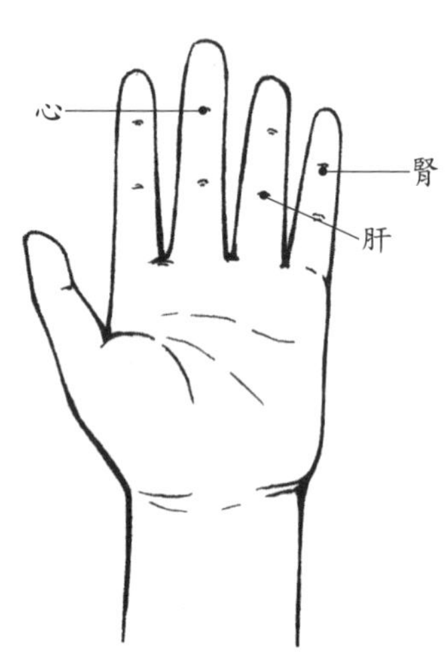

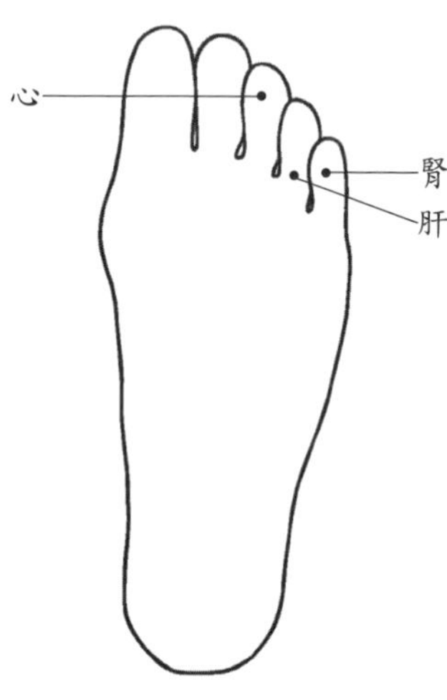

經那得到能量和滋養，所以要取昆侖與之呼應。雙神門和雙昆侖也是治療心虛的妙藥。

❸內關配三陰交

這一對穴的作用，在消化系統疾病那一章已經談過。內關和三陰交是人體的強壯要穴，它們不但能使脾胃強壯，還能使心強壯。何況，內關穴就在心包經上，本來就是保養心腦的良藥。

小小的幾個點就在手上和腳上，天天按一按、掐一掐，就會帶來健康，讓人頭腦清醒靈活、心情愉快，何樂而不爲呢？特別是對於中老年朋友來說，用上面的方法把心腦系統保養好，就可以不用擔憂心腦血管疾病了。

● X形平衡法讓你告別失眠

心虛持續的時間一長，便會成爲頑固性的

腦神經衰弱，症狀是失眠、多夢、發呆，有些人還伴有抑鬱、容易受驚嚇等症狀。這時候就應該多取一些點了：手穴取前頭點、偏頭點、頭頂點、後頭點、心點、肝點、腎點、胃腸點，必要的時候還可以加上脾點。腳穴取相應的點。

前頭點、偏頭點、頭頂點和後頭點是用來刺激大腦皮層的，它們可以重新喚醒大腦的活力；腦神經衰弱其實就是人體氣血的衰弱，脾爲氣血的化生之源，取脾點和胃腸點是用來補充人體氣血的。也可以取耳穴，同樣參照上面的那些點來取。

我經常爲許多因過度勞累而變得心虛的朋友調理身體，一般就是取耳穴，貼耳豆，貼上以後讓他們自己沒事就揉，效果非常好。

保心養腦大藥圖 雙神門配雙昆侖，是治療心虛之症的妙藥；雙內關配雙三陰交，可以強健脾胃，保心養腦。

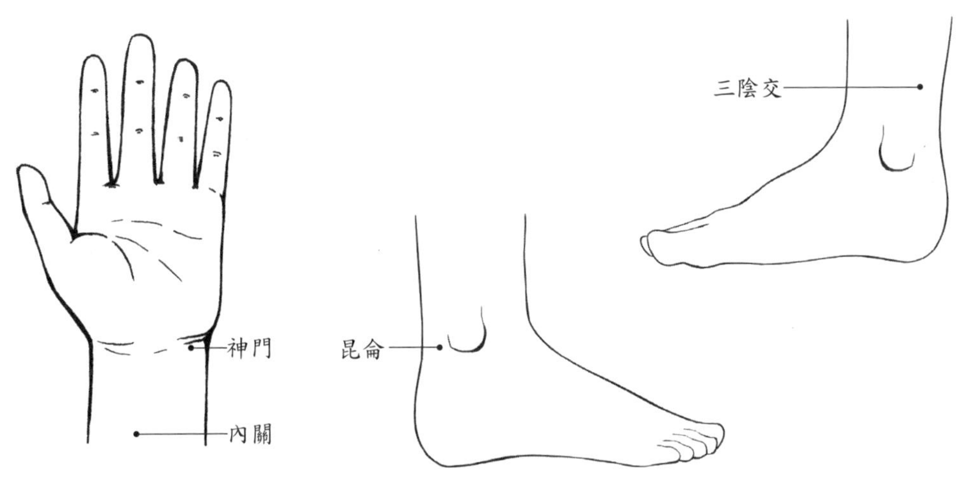

治失眠、抑鬱高升點圖

取耳朵、腳上的高升點進行按壓，可以很快改善失眠、抑鬱等腦神經衰弱之症。

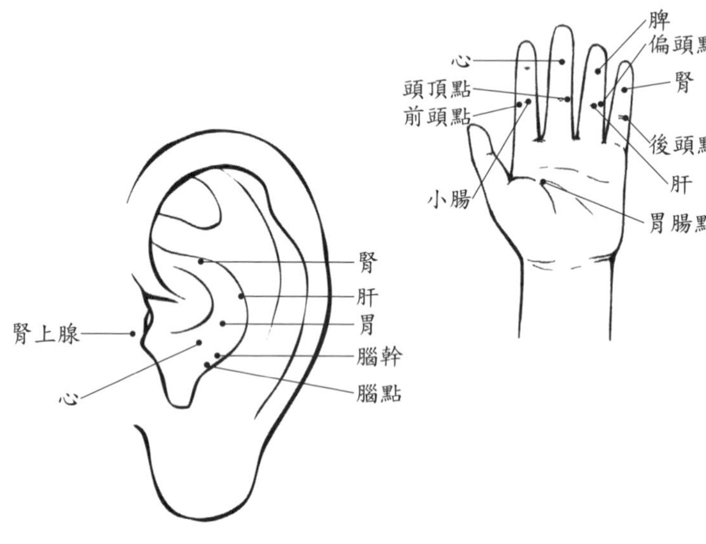

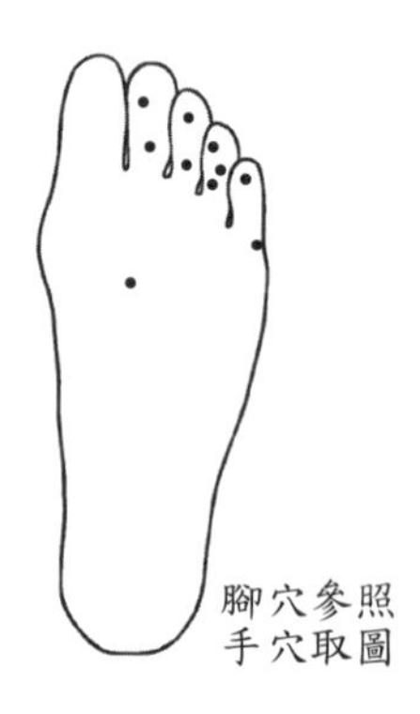

有一個朋友聽說我治失眠有一手，就來找我，說他嚴重失眠，睡覺總做夢。我在他耳朵上找到高升點後，給他貼耳豆，讓他三天換一次，一連貼了兩個星期後，他沒信心說：「你這個辦法開始比較管用，後來就一點用都沒有了，還是睡不好。」我當時心想，這是怎麼回事呢？再仔細觀察，發現他三叉神經附近有些異樣，鼓鼓的且色澤也不太對，於是用手指使勁一壓，他立刻大叫了一聲：「好疼！」

三叉神經鼓起並疼痛，意味著起居不規律。我問他：「你是不是還經常熬夜啊，要不就是起居根本就沒有規律？」他說：「是啊，完全沒有規律。」他是記者，我這才想起來。紊亂的作息攪亂他的身體平衡，他已是嚴重的心腎不交了。於是我壓他內外勞宮問：「感覺如何？」他回：「痠痛……嗯，感覺心裡很暢快。」「好，腳上還有兩個穴，我就不給你壓了，我畫個位置圖，你回去自己壓。」腳上的兩個穴是內外湧泉。內外勞宮配內外湧泉是專門用來治療心腎不交的。

之後他再也沒有消息。大概半年後，我們在一次聚會上遇見，他一見到我就說最近一直忙，也沒來得及跟我聯繫。我心裡馬上石頭落地，知道我的治法對他起作用了。果然，還沒等我問，他就告訴我，他回去後每天堅持壓雙手雙腳上的那八個穴，感覺非常痛快，壓了十幾天後，雖然作息仍然不規律，但基本上都能做到一睏就睡，且一覺到天亮，連以前隱隱作痛的三叉神經也不痛了。

治療一般的三叉神經痛，同樣可以取內外勞宮配內外湧泉，效果也非常好。

內外勞宮、湧泉圖

按揉內外勞宮和內外湧泉，治作息紊亂引起的失眠效果非常好。

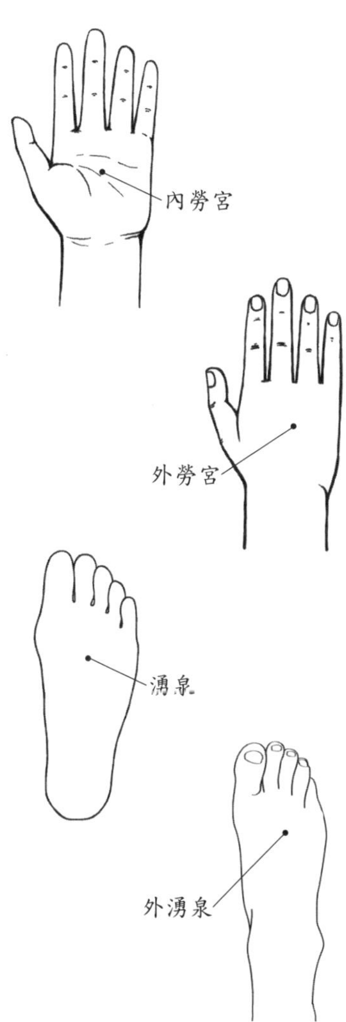

第二章 治貧血與低血壓的取穴依據

凡是血虛的症狀，往往在上臂、大腿內側會出現壓痛點，刺激這個壓痛點，就會改善血虛。

遇到精神狀態有問題的病人，我總是從心的方面去分析，要麼是心虛，要麼是心火亢盛。他們往往認為我在小題大做，聳人聽聞。有人問：「心是供血的，我就是頭腦有點昏沉，怎麼會和心扯上關係了呢？」

我說：「你的心率不夠，供到頭腦上的血不夠用，頭腦處於缺血狀態，哪能不昏沉？你躺下是不是清醒點？」

「對啊。」他說。

「躺下來頭腦和心臟就平齊，心臟給腦供血就容易了，這時感覺自然會好些。」

其實這就是低血壓和貧血患者為什麼會出現頭腦昏沉、健忘、失眠等症狀的根本原因。

凡是血虛的症狀，往往在上臂、大腿內側會出現壓痛點。低血壓屬於血虛，該部位的壓痛

治療貧血、低血壓大藥圖

按壓上臂、大腿的壓痛點和手、腳上的高升點，可以調理血氣，從根本上改善貧血、低血壓等血虛之症。

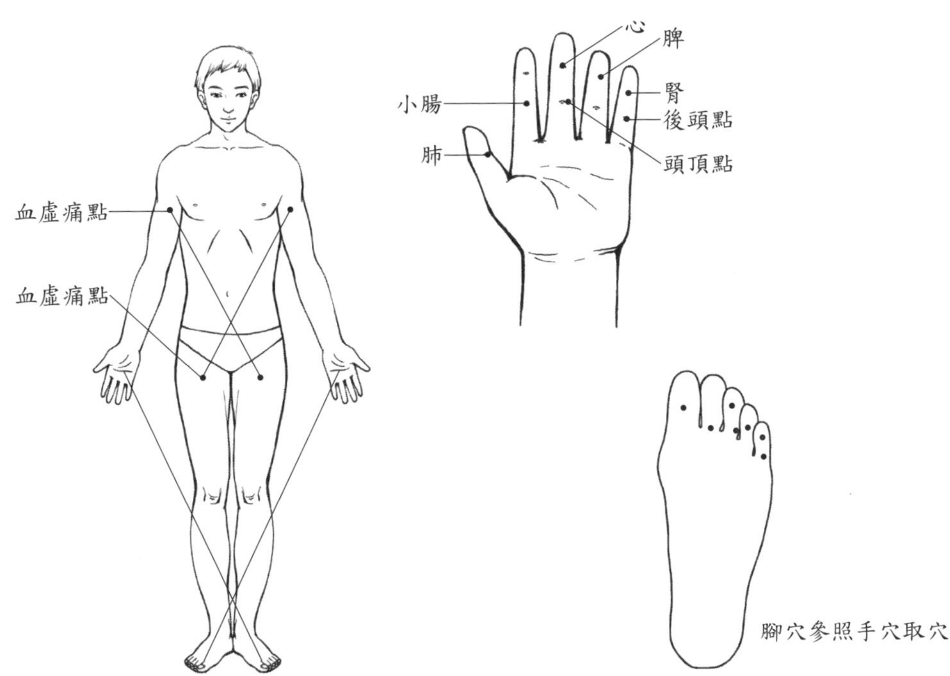

感尤爲明顯，有的病人甚至不需要壓，也會有隱隱作痛之感。那麼，不用說，取這4個點就對了！此外，手穴取心點、小腸點、肺點、脾點、腎點、頭頂點、後頭點。腳穴取與手穴相對應的點。

如果要取耳穴，則以心點和皮質下點爲按壓的重點，外加神門點、交感點、小腸點、腎上腺點、枕點。此外還可以用手上的胃腸點配足三里，內關配三陰交。再配上捏脊，效果更好。

在醫學上，貧血和低血壓不是一回事，雖然它們的症狀差不多，但取人體內藥來治療貧血，

防治血虛穴位圖

堅持按壓耳穴、手穴和腳穴，可以提升氣血，增強體質，從根本上防治血虛症狀。

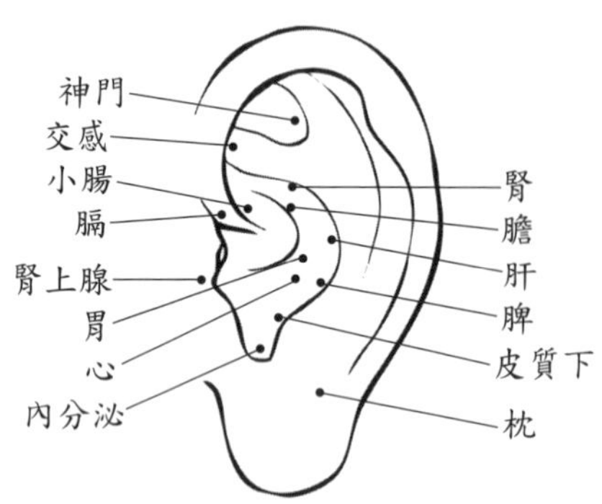

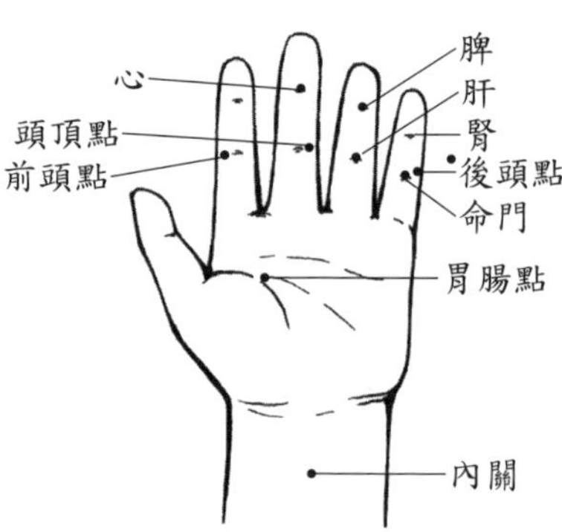

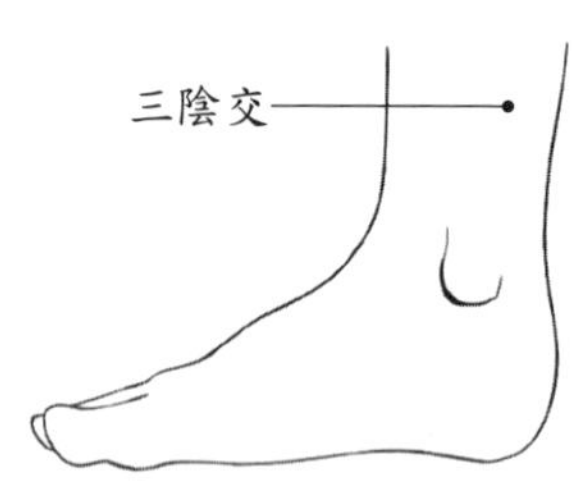

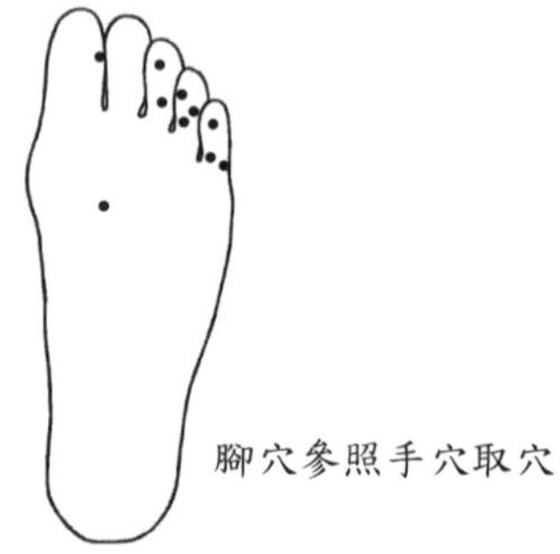

與治療低血壓很相似。手穴取胃腸點、肝點、心點、脾點、腎點、命門點、前頭點、頭頂點、後頭點，腳穴也取相應的點，再配上壓臍、捏脊，效果會更好。

臨床上另一種缺鐵性貧血比較頑固，常規的治療方法就是補鐵、補血，但由於人體吸收鐵離子的機能減弱，補鐵也沒有用，甚至會出現不良反應。缺鐵性貧血同腸胃和內分泌有很大關係，所以，在取穴的時候要注意鞏固消化系統，調節內分泌。耳穴以脾點、肝點、腎點爲重點，配上小腸點、胃點、膈點、內分泌點、皮質下點。此外，大X形取胃腸點加足三里、內關配三陰交。再配上捏脊，效果就更好了。

腎造血，肝藏血，心運血，脾統血，肺主一身之氣，氣能行血。人體血液系統的運作是各大臟器通力合作的結果，任何一個環節消極怠工，都會出現血虛，所以，我們在取手穴和耳穴的時候，五臟對應的點都要試一試有沒有壓痛感。

大腦是人體的總指揮部，也控制著人體血液系統的運行，因此各個腦點、耳穴中的皮質下點、內分泌點等也要考慮到。

血液不是憑空產生的，它源於我們的飲食，所以，調理脾胃是治療血虛的根本，調理脾胃的穴位也是治療血虛諸病的重點。這就是治療低血壓、貧血等血虛疾病的取穴依據。

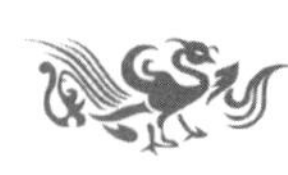

第三章 降高血壓的對應穴

使用人體的內藥來治療高血壓，效果非常明顯，而且還沒有任何副作用。手穴取血壓點、心、小腸、魚際穴；腳穴仿照手穴取相應的點。再在大X形上取太衝穴配合谷穴。每個點都用指壓或者按摩棒壓，各壓三至五分鐘即可。

高血壓屬於「富貴病」，越是生活條件好的地方，發病率越高，也就是說，城市居民中高血壓患者的比例更大，大約平均每五至六個人中就有一個人血壓偏高。

高血壓的早期，也是一系列的心虛、血虛症狀，如頭痛、頭暈、耳鳴、心悸、眼花、注意力不集中、記憶力減退、手腳麻木、疲乏無力、易煩躁等。

這是爲什麼呢？

高血壓一般是由血管堵塞、老化或收縮引起的。當血管出現堵塞或收縮時，再要通過跟以前同樣多的血液就比較困難了。

人體是有自我調節功能，於是血壓自動升高，以加速血液流動速度，保持正常供血，但即使是這樣，人體還是會出現供血不足，血液不能充分且及時送達大腦和四肢，所以，人會出現心虛和血虛的症狀。

如何把血壓降下來?

推薦大家使用人體的內藥來治療高血壓，不僅效果非常明顯，而且還沒有任何副作用。

手穴取血壓點、心、小腸、魚際穴；腳穴仿照手穴取相應的點。再在大X形上

降血壓大藥圖 取手穴和腳穴來降血壓，不僅效果持久，還沒有任何副作用。

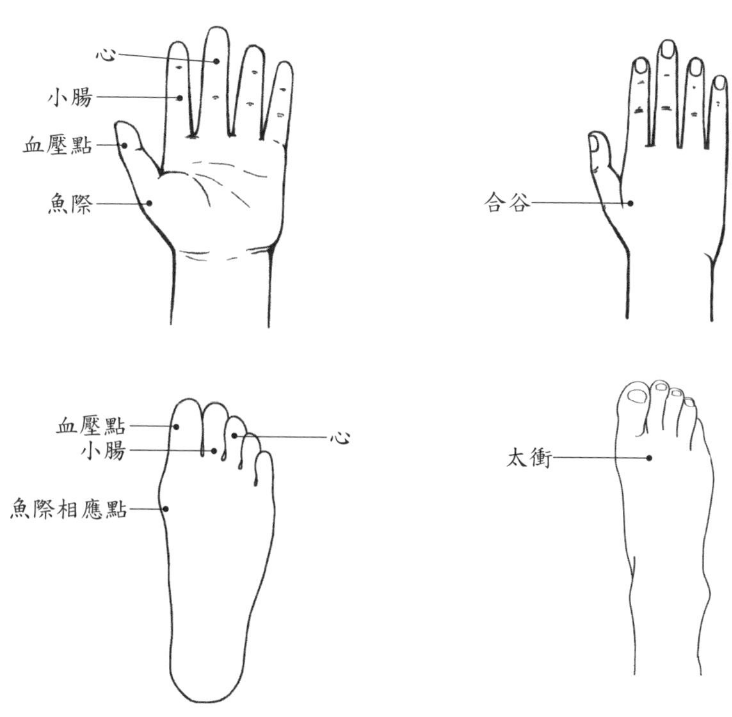

降血壓圖 取耳朵上的降壓點、高血壓點和降壓溝進行按壓或揉捏，效果神速。

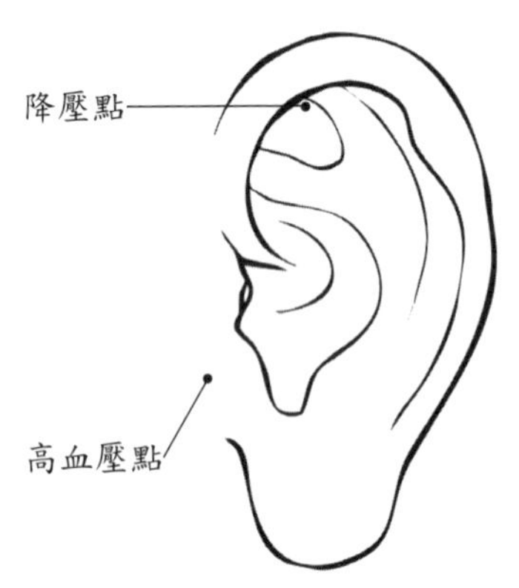

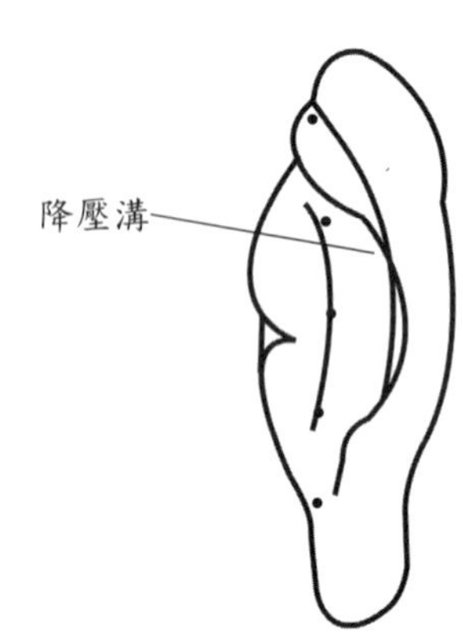

取太衝穴配合谷穴。每個點都用指壓或者按摩棒壓，各壓三至五分鐘即可。

此外，耳朵上也有好幾味治療高血壓的大藥。耳穴中有專門的降壓點，一個是耳屏下方的高血壓點，一個是三角區上部的降壓點，自己治療時都可以採用。一般來說，因高血壓而導致的頭暈、頭痛、無神等狀態，只需通過按壓這兩個耳穴，馬上就能得到緩解。

而且，耳朵背後有一條溝，名叫「降壓溝」，有高血壓的朋友經常會出現頭暈、心慌等症狀，這時候可以自己用手掐這條降壓溝，從下往上一一掐過去，或者用拇指推降壓溝，從下往上推，這樣可以臨時降低血壓，減輕高血壓帶來的不適。

上述三種方法，都是取人體自有的降壓大藥，當出現高血壓的症狀時，使用上述方法能大大減輕痛苦。當然，如果只在症狀出現的時候按壓一次，沒有症狀的時候就不按壓了，那高血壓症永遠不會根治，這些藥就都成了臨時的降壓藥，不能發揮最好的作用。

如果想根治高血壓，那一定得堅持每天按壓這些降壓點，同時注意作息、飲食等，一個月左右，血壓就能恢復正常。

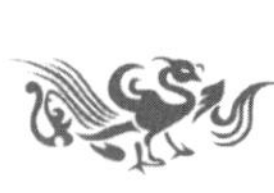

第四章 心臟保健與治療的取穴法

心臟病是一個大病，也是一個很複雜的病，但只要我們知道了與心臟相關的基本穴位和簡單的治療方法後，就可以防治各類心臟疾病。

心臟不太好，並不一定都以疾病的形式出現，它往往為一些細微的徵兆，除了精神方面的症狀外，還可能出現為心律不整、心跳過速等。

有的人能明顯感覺到自己的心跳，尤其是在稍有劇烈運動，或者受到驚嚇的時候。本來，人是不應該感覺到自己的心跳的，能感受到自己的心跳，一般是心臟的病理表現。

還有些朋友偶爾會不知不覺地突然感到一陣心慌，或者幾秒鐘的輕微心絞痛，有的則在晚上睡覺前有一陣一陣的心絞痛……

所以，當經常感覺到自己的心臟在不規則跳動，或偶有心慌、心痛，或是醫院的檢查結果為輕微的心律不整的時候，不管你的身體看起來有多棒，都要當心：心臟病在發出預警了，此時採取措施還來得及。

心臟病的保健與治療，可以取以下人體自身的大藥：手穴取心點、小腸點、頭頂點、腎點，腳上也取相應的位置。

心與小腸相表裡，是相依爲命的一臟一腑，互相牽制，互相影響，所以，心病除了取心點外，還得取小腸點。頭頂點是重要的腦穴，主治心肺疾病。取腎點，則是爲了加強心腎之間的聯繫，心屬火，腎屬水，水剋火，但並不意味著腎對心有害處，腎只是對心進行一些必要的約束，就好像心臟這個君主的權力需要受到合理的制約一樣。

如果取耳穴，則以心點和交感點爲按壓的重點，再配上神門點、小腸點、皮質下點、枕點。另外，根據大X形，在四肢上取合谷配太衝穴、魚際穴配相應點，外加捏脊，這一招對於治療心跳過速非常有效。

以上是治療和保養心臟的通行方法，專門解決與心臟有關的問題。但真正慢性的嚴重心臟病，就不僅僅是心臟的問題了，它一定與肝、脾等的病變都有關，這時候就要注意在耳穴或手穴中取與肝、脾等相關的點。

例如，心臟疾病中有一類比較嚴重的，如風溼性心臟病、冠心病等，防治這些病，就要在原來的基礎上加進肝的對應點來治療。肝主疏泄，折磨心臟的風邪、溼邪，只能在肝的強大疏泄功能下被趕走。而具體的取穴方法是：上臂、大腿的壓痛點，手穴取小腸點、心點、肝點、腎點、頭頂點，腳穴則取相應點。

保養心臟高升點圖

平時經常按揉這些高升點，對心臟有十分好的保養作用。

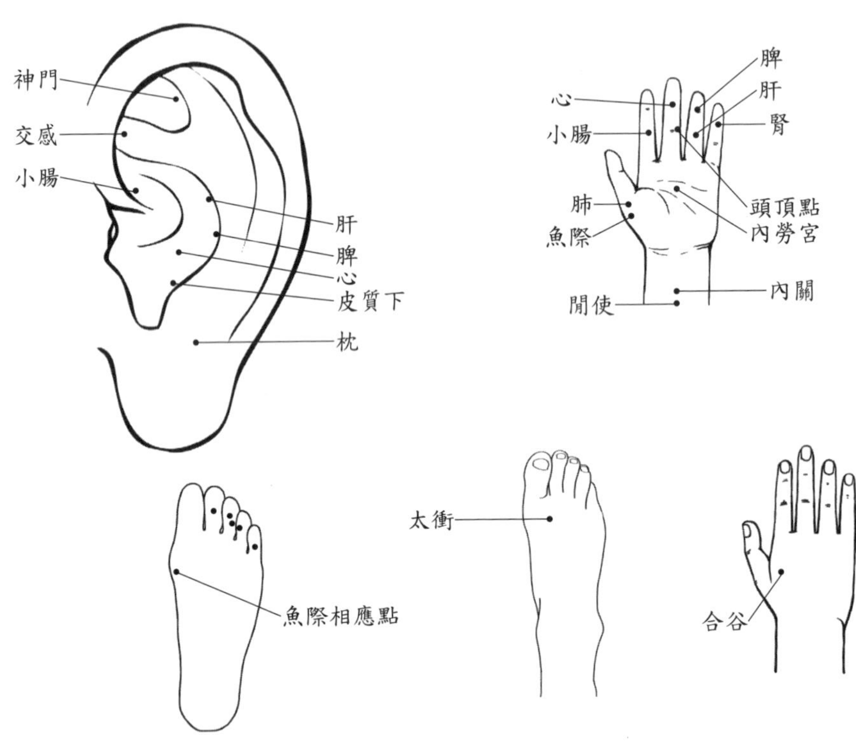

如果取耳穴，則取心點、肝點和交感點爲重點，配上神門點、腎點、小腸點、腎上腺點、脾點、皮質下點、內分泌點。在四肢上按大X形，取勞宮配湧泉、內關配三陰交，外加捏脊。

可千萬不要小看這幾個穴位，用得好完全可以起死回生。像周爾晉先生老家有位鄰居患有冠心病，有一次突然發作，脈搏每分鐘跳兩百四十次，命懸一線，病情危急。恰好這天周爾晉先生回老家探親，就取了上述耳穴，進行強烈刺激，再在這位鄰居手臂內側郄門穴處找了一個高升點，進行按壓，病人立即轉危

養護心臟大藥圖

人體上這些養護心臟的大藥，往往有起死回生之效，可以用來防治風溼性心臟病、冠心病等嚴重的心系統疾病。

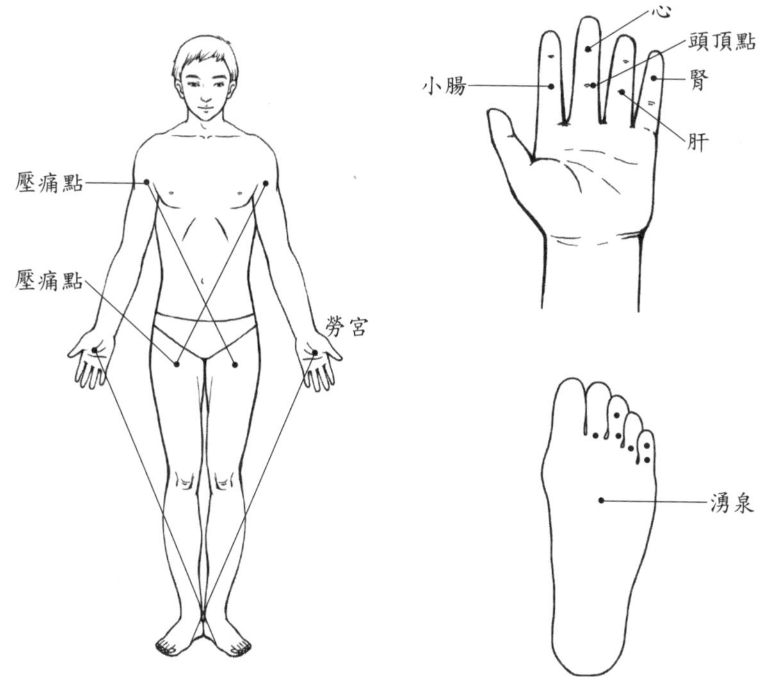

為安！後來，經過周老的取穴治療，鄰居康復得特別好，一段時間後，她又可以像正常人一樣工作了。

心臟病是一個大病，也是一個很複雜的病，但只要我們知道了與心臟相關的基本穴位和簡單的治療方法，就可以防治各類心臟疾病，我平時總是建議病人根據自己的感覺，參考上述取點方法，在自己身上找到防治心腦血管疾病的高升點。

第五章　治胸悶、氣喘與心悸的方法

膻中穴位於兩乳連線的正中點，它在胸部的正中，是胸部開合的樞紐，總管一身的氣，又被稱為「氣海」，是人體「四海」之一。大部分胸部的問題，都可以由膻中這個大穴來解決。

有位病人說，她看見廣告上說有一種豐乳的藥，效果非常好，於是就買來服用。服用了幾天，就感覺胸部有脹痛感。她非常高興，以爲是藥物正在起作用，就加大了劑量。但不久後，她就出現了心煩、胸悶、氣短、胸痛等一系列症狀，同時乳房還是那個樣，一點也沒變大，她這才意識到自己錯了，一下子慌了，問我該怎麼辦？我讓她趕緊停藥，並按揉膻中穴來補救。

膻中位於兩乳連線的正中點，它在胸部的正中，是胸部開合的樞紐，總管一身的氣，又被稱爲「氣海」，是人體「四海」之一。

大部分胸部的問題，都可以由膻中這個大穴來解決。

乳房太小是不是胸部的問題？這個問題可以通過按揉膻中穴來解決。膻中穴是豐乳要穴，它

膻中穴圖

膻中是胸部開合的樞紐，可以美乳豐胸，還能解除胸悶、氣喘、胸痛，防治乳腺系統疾病。

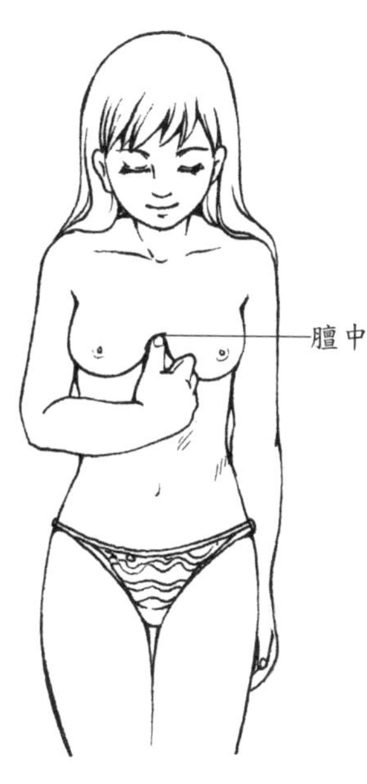

不但能豐乳，還能糾正乳房不對稱等問題。經常揉按兩個乳房正中間的位置，能使乳房與胸中之氣相通，也能使乳房之間的氣脈更加通暢，這才是眞正的豐乳大藥。我告訴她，只要堅持按一段時間膻中穴，不但胸悶、氣喘、胸痛的問題會消除，豐乳的願望不久也會實現。半年後她打電話給我，說效果比較好，她還把這個穴位介紹給了好幾個姐妹呢。

心在胸中，心理上的很多問題，膻中穴也能治療。《黃帝內經．素問》說：「膻中者，臣使之官，喜樂出焉。」爲什麼膻中穴與人的喜樂相關呢？因爲，膻中是心包的募穴，心包經經氣會聚於此；在人體「四海」當中，膻中又爲氣海，爲宗氣匯聚的地方；再者，膻中又是手太陽、手少陽、足太陰、足少陰的交會點。膻中既主氣，又主喜樂，那麼寬心理氣，自然少不了這個穴位了。

去年夏天，我的一個朋友因為家庭糾紛鬱悶了一個星期，後來直接找到我，說自己胸悶、氣喘，問我有沒有解決的辦法。我跟她說，首先要放下這分執著，不要總是想不開，這種胸悶很明顯是抑鬱的情緒導致的氣結。我建議她每天多揉一揉膻中穴，或者用兩手的拇指指腹自膻中穴往兩邊推。她照著做了好幾天，後來打電話告訴我一切都恢復正常了。

在日常生活中，每個人都會遇到不順心的事或是看不慣的事，倘若把這股子鬱氣、悶氣都憋在心裡，就會覺得內心堵得慌、難受。這個時候，不要忘了自己胸口上的這個奇穴——膻中，它會幫你解開心結。實際上，不只是胸悶氣結，一切與氣相關的毛病，包括哮喘、心悸、心煩，都可以找膻中穴來幫忙。

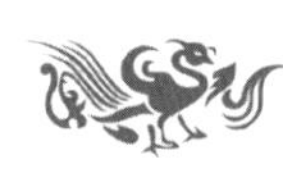

第六章　治療頭痛的特效藥

很多疾病都伴有頭痛，如果頭痛的症狀比較明顯，我們可以不考慮其他疾病，先治頭痛，往往頭痛的症狀消失了，原來那個病也在不知不覺中給治好了。

如果有廣告稱某種藥「專治各種頭痛」，那一定有問題，除非這種藥是麻醉人感覺的鎮痛藥。對於這樣的藥，我們還是少用爲妙，因爲它不僅麻醉了病痛，掩蓋了病情，還使疾病在人體裡暗中孳長，等它再冒出頭時，要治就很難了。

頭痛不是一個專門的病，很多疾病都有頭痛的症狀。從這個角度看，頭痛其實是好事，這是身體在提示我們：治這個病得先治頭，得取與頭相關的人體內藥。人體不但是一個預測疾病、提供藥材的「慈善機構」，而且還是一個靈活多變的老師，它會以各種方式引導我們找到治病的高升點。

治療一般性的頭痛，耳穴要取心點、腎點、皮質下點、神門點、枕小神經點。

治頭痛大藥圖

治一般性的頭痛，這5味耳穴大藥已經足夠了。

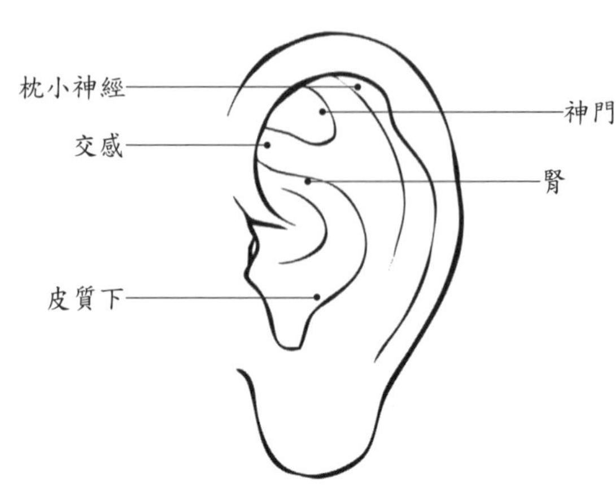

如果是局部的頭痛，則要搞清楚是哪個部位痛。頭可以分為前頭、頭頂、後頭、偏頭四個區域，每一個區域都對應於特定的腑臟。前頭在額頭正上方，對應脾胃；頭頂就在正頭頂上，對應人的心肺；後頭就是後腦勺，對應腎和膀胱；偏頭在頭兩側，對應肝膽。根據頭痛的位置，我們可以選取相應的高升點：

如果是前頭痛，則取耳穴的胃點，手穴的前頭點，再加上專門用來健脾胃的雙足三里配雙胃腸點，或雙足三里配上雙三陰交。

如果是偏頭痛，則取耳穴的肝點、膽點，手穴的偏頭點，再加上雙太衝配雙合谷。

如果是頭頂痛，則取耳穴的肺點，手穴的頭頂點。

如果是後頭痛，則取耳穴的太陽點、腎上腺點，以及手穴的後頭點。

前頭痛高升點圖

按壓這些高升點，很快解除前頭痛。

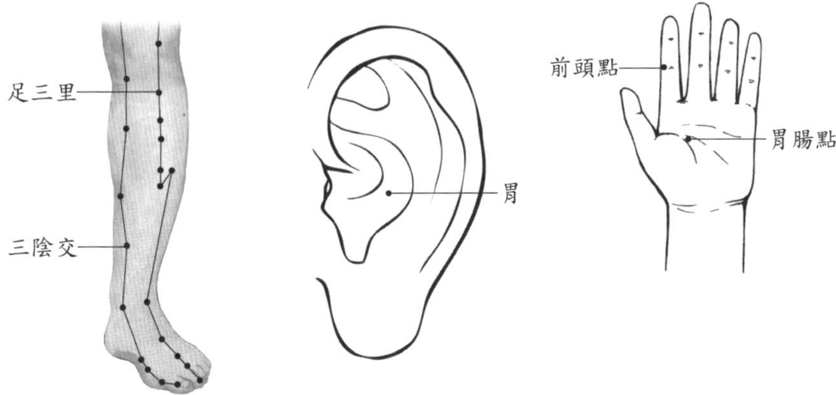

偏頭痛高升點圖

出現偏頭痛，按揉這些高升點可以很快緩解。

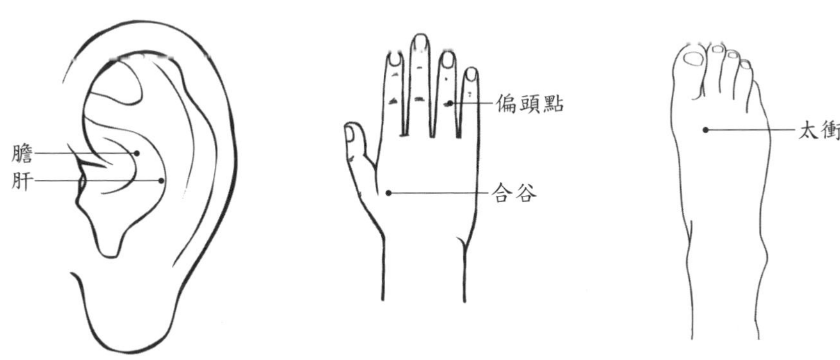

頭頂及後頭痛高升點圖

頭頂對應於人體的心肺，從耳上的肺點和手上的頭頂點可謂對症下藥。而取耳穴和手穴的相應點來治療後頭痛，十分靈驗。

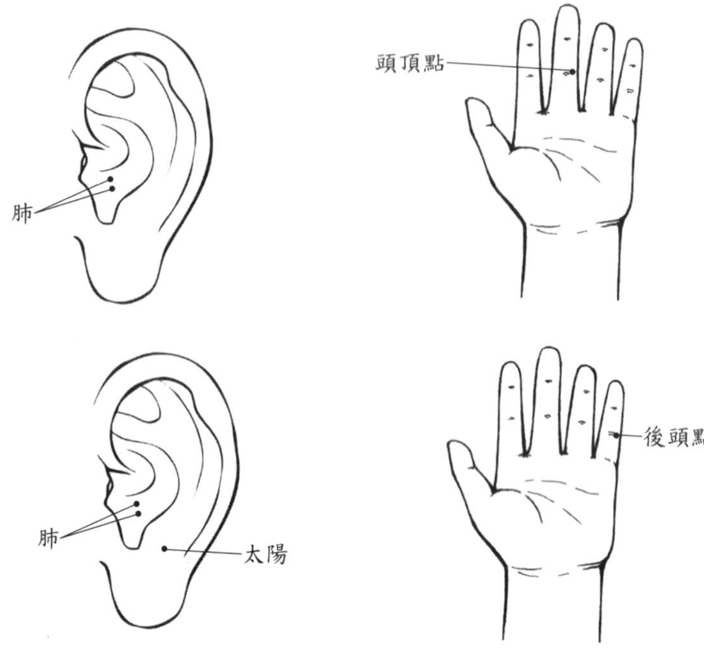

以上所取的手穴，都可以在腳上找到相應的位置，配成一個大X形，進行按壓。如果是慢性頭痛，還可以配上捏脊、壓臍和按摩頭頂百會穴的方法來治療。

這樣看來，沒有比治療頭痛更簡單的事情了。很多疾病都伴有頭痛，如果頭痛的症狀比較明顯，我們可以不考慮其他疾病，先治頭痛，往往頭痛的症狀消失了，原來那個病也被不知不覺地給治好了。

第八篇

呼吸系統的治療與保養

醫學上曾有人斷言：人七天不吃飯，還不至於餓死，但是如果三天不喝水，就有可能被渴死。看到這個說法的人都說：「水對人太重要了！」但我要說了，人可以多久不呼吸呢？恐怕連三分鐘都堅持不了。在中醫看來，人是天地養育的，大地以食物和水養人，而老天以氣養人。人從生下來的那一刻起，時時刻刻都離不開氣，一直到離開這個世界。我們平時吃飯喝水由脾胃來管，因此脾胃被稱為人的「後天之本」；人全身氣的運動則由肺來管，所以中醫講「肺主一身之氣」，其重要性是不亞於脾胃。因此養肺，就是養人一身之氣，不管是呼吸的氣，還是內在的氣有異樣，都可以通過養肺來調整。要怎麼樣來養我們的肺呢？其實人體自身就有養肺的大藥。

第一章 能養肺兼養氣的取穴法

人體自有養肺、養氣的大藥。要讓肺強健，首先考慮取耳穴上的肺、大腸、脾、腎、皮質下、枕、心、小腸等穴位，其中又以肺、大腸、皮質下為按壓的重點。

中醫講的氣，並不僅僅是指人呼出和吸入的氣體，它還有一些抽象的涵義。例如，我們講某個人年少氣盛、講某個人有氣力，或者講某個人心平氣和等等，其中的「氣」，都是中醫所講的「氣」，這些「氣」也都由肺在管著。

氣行則血行。在日常生活中我們會發現，有的人氣長、氣盛，這樣的人血液循環一定會很順暢，因爲他們的身體得到氣血的充分濡養，所以，表現得精力充沛，行動有力，說話聲如洪鐘。而有的人則氣短、氣虛，因此血液循環較緩慢，從而使全身機能變慢，整個人也就表現得萎靡不振、舉止畏縮、說話沒有力氣，這其實跟肺大有關係。因此，擁有健康的肺，才可能有健康的身體和健旺的精神。

古往今來，那些修煉氣功、內功的人，其實就是在練肺、養肺，進而達到強身健體、增強內力的目的。而我們普通人並不奢望成爲什麼武林高手，只想保持健康，益壽延年，這樣，練肺、養肺的方法就會很簡單了。

日常生活中的各種運動，不僅是在鍛鍊筋骨肌肉，同時也是在鍛鍊氣，運動的時候，我們的呼吸變得急促、深長了，肺部得到了充分的擴張和運動，渾身的氣就會通達健旺，這才是鍛鍊的眞諦所在。不過注意運動必須適可而止的，不能太劇烈。

爲什麼那麼多肌肉發達的運動員反而會英年早逝？因爲他們雖然練就一身肌肉，但他們的氣卻在長期的劇烈運動中耗傷了。倒是那些清瘦的學者、精瘦的農民往往享有高壽，因爲他們的肺養得好，氣養得好。所以，效率最高的鍛鍊是練肺、練氣，這樣說來，心平氣和的散步、呼吸深長的靜坐等，才是較上乘的鍛鍊方式。

要養肺、養氣，人體自身就有上天賜予的大藥，怎麼取呢？首先考慮取耳穴上的肺點、大腸點、脾點、腎點、皮質下點、枕點、心點、小腸點等穴位，按壓時又以肺點、大腸點、皮質下點爲重點。

人體的肺經是通到手上的，所以手上穴位也非常重要：在手掌上有左肺、氣管、右肺四個點，手背相應處又有外左肺、外氣管、外右肺四個點，腳上也有相應的對應點，這樣雙手雙腳共有三十二個點，如果長期堅持按壓，對於健肺養肺有神效。

濡養肺氣穴位圖

經常按揉這些耳穴、手穴和腳穴，就可以把肺氣養得充足。

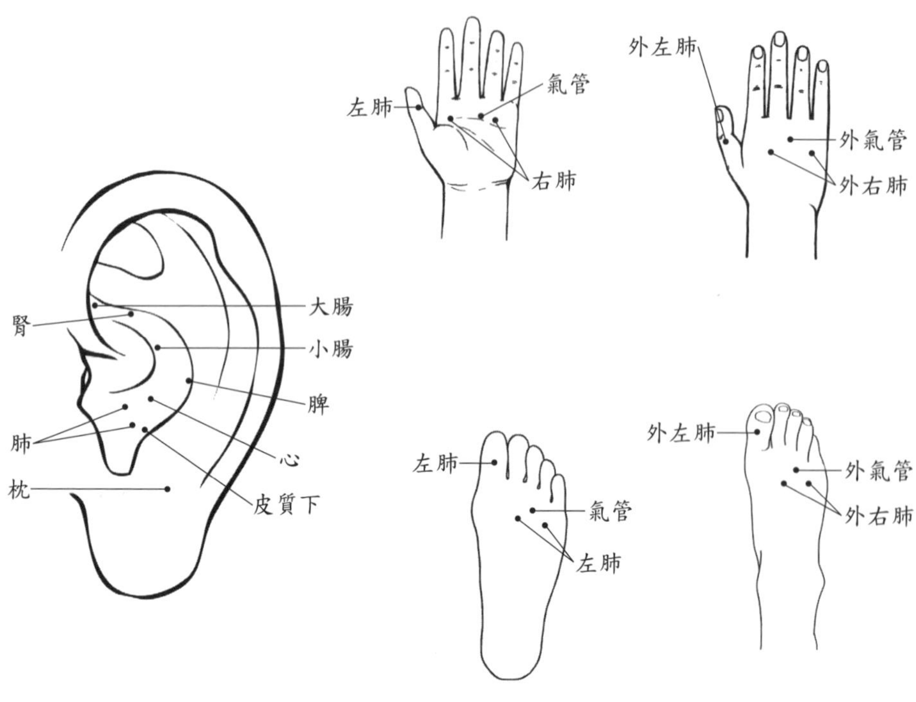

這是保養人體肺部的基本取穴方法，如果同時患有其他的肺部疾病，只要在上述取穴的基礎上再加上取相關的穴位就可以了。

肺系統最常見的症狀就是咳嗽和氣喘，下一章則專門來談這些症狀。當然，由於肺的重要性和肺部疾病的複雜性，如果得了急性肺病，建議最好還是上醫院治療。

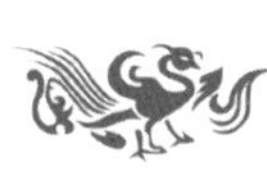

第二章 治各種咳嗽的神奇「止咳點」

止咳點在手上，手掌上有一個，手背上與之對應的地方還有一個，腳上與手相對應的地方也可以找到咳嗽的高升點，一般的急性咳嗽，按壓雙手雙腳的這幾個點，五分鐘即見效。

咳嗽可大可小，輕微的感冒可能咳嗽，肺炎也可能咳嗽；有的是乾咳，有的會咳出痰液，有的甚至還會咳出血來；有的咳嗽持續一陣子自然就好了，而有的咳嗽則會持續很長的一段時間。

咳嗽是典型的肺部系統疾病。清朝著名醫家陳修園在《醫學三字經》中指出：「氣上嗆，咳嗽生……肺如鐘，撞則鳴。風寒入，外撞鳴。癆損積，內撞鳴。」肺是「臟腑之華蓋」，它就像一口鐘，高高地蓋著人體的其他臟腑。

鐘可以從外面撞，也可以從裡面撞。當外面的風寒侵襲肺臟時，這就好比從外面撞鐘，會導致急性的咳嗽。這種咳嗽容易治，只要發發汗，祛除一下風寒就可以。可以刺激耳穴中的肺點，但最好的方法還是按止咳點。止咳點在手上，手掌上有一個，手背上與之對應的地方還有一個，

手、腳止咳點圖 一般性急性咳嗽，按壓雙手雙腳的止咳點就可以了，5分鐘即見效。

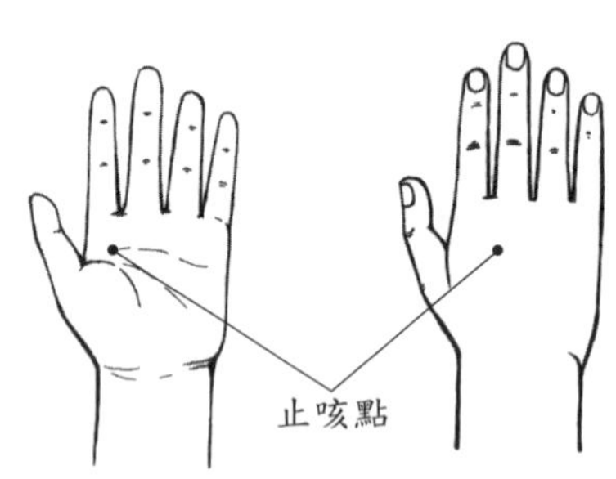

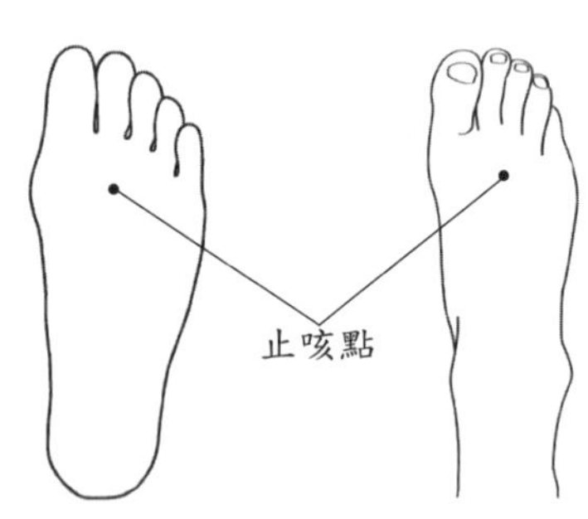

腳上與手相對應的地方也可以找到咳嗽的高升點，一般的急性咳嗽，按壓雙手雙腳的這幾個點就可以，五分鐘即見效。

鐘也可以從裡面撞。當人體臟腑一旦有病，就會有一股病氣往上沖，侵襲肺臟，這就好比從裡面撞鐘，也會導致咳嗽。所以《黃帝內經》說，五臟六腑都會使人咳嗽，但無論是哪種咳嗽，最終都與肺有關。例如，腎消耗過度的，腎氣不足，由此腎的病氣會上沖至肺部，導致咳嗽，這叫腎咳；心火旺的人，心的病氣上沖肺部，這叫心咳；有人大怒之下會咳嗽，這是肝氣上沖肺臟，就叫肝咳了。這些咳嗽都與體質虛弱有關，而且往往是慢性的，如果光治肺，一般都不容易治好。

對於這種咳嗽，按壓止咳點當然重要，但還要配上耳穴效果才更好，可以在耳朵上取肺、大腸、交感、腎上腺、枕等點，這是專門治肺止咳的；再

清除嚴重咳嗽穴位圖

慢性咳嗽或較嚴重的咳嗽，需要在止咳點的基礎上，再加上耳穴和手腳上的魚際穴。

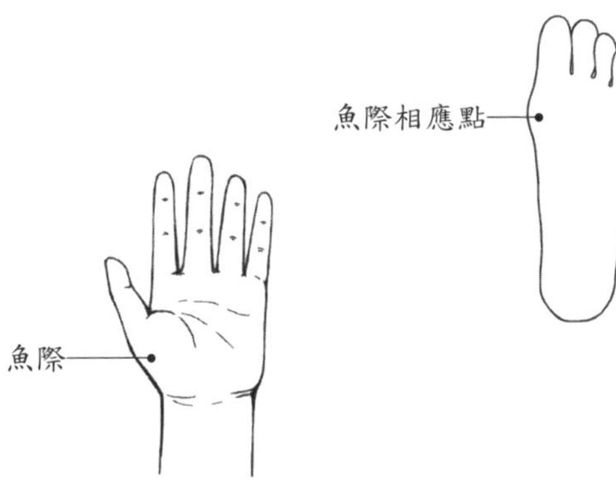

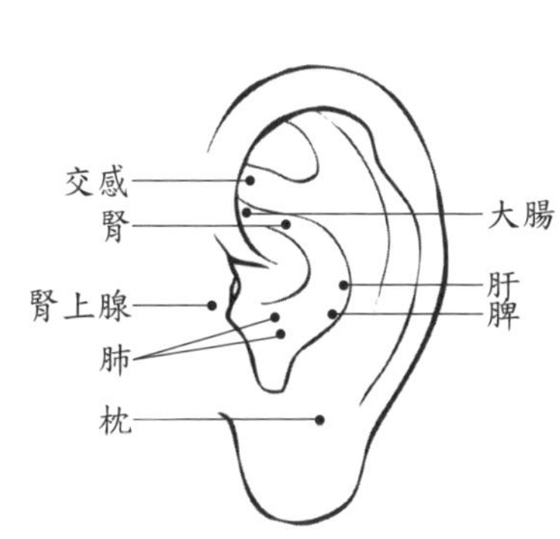

加上脾、腎、肝等點，這是用來調節其他相關臟腑的。當然，還可以加上足三里等穴，以增強體質。如果到了咳血的地步，還要加上魚際穴及其在腳上的相應點。

其實，肺經上的很多穴都有很好的止咳作用。咳嗽的時候，可以順著肺經，在拇指外側的少商穴往後按壓，一直壓到肘部的尺澤穴，哪個部位壓上去最痛，那裡就是高升點，此處便是治療咳嗽的大藥所在。

一般來說，急性的咳嗽，高升點會在少商穴、魚際穴一帶冒出來，而慢性的、與其他臟腑相關的咳嗽，高升點則出現在孔最穴、尺澤穴一帶。另外，處在這條線中間的經渠穴、太淵穴，則可以通治各種咳嗽，不需要任何辨證。朋友們在咳嗽的時候可以自己試試，馬上就會折服於它們的巨大威力了。

治療咳嗽大藥圖

找到肺經上壓上去最痛、最敏感的點，此處就是治咳嗽的大藥。

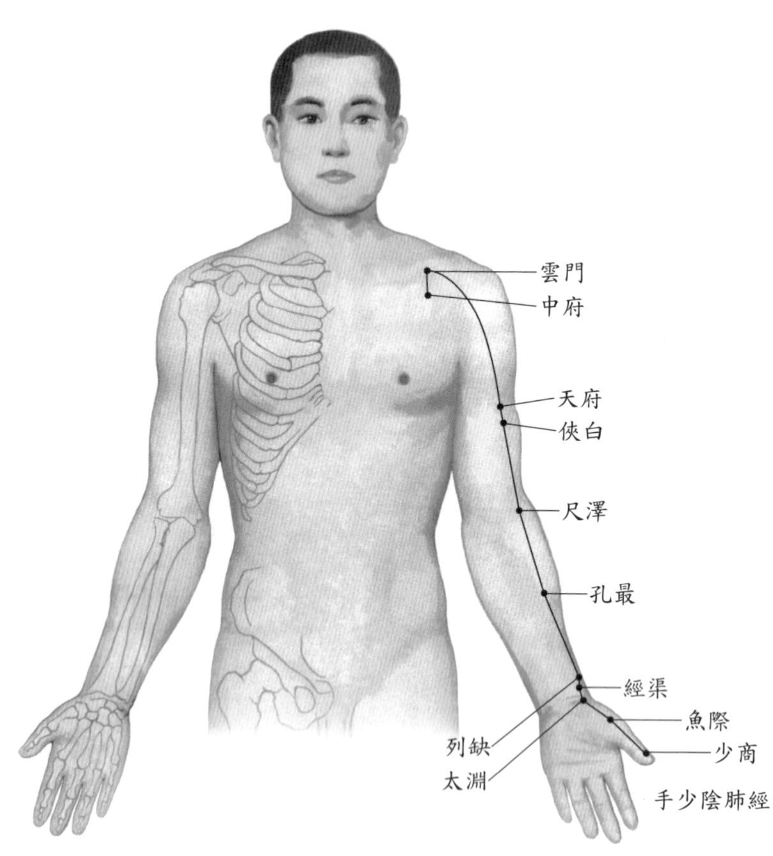

第三章　裡應外合治喘最有效的方法

如果是一般的氣喘，按壓雙手雙腳的止喘點就可以了，一般幾分鐘就能見到效果。

中醫界有句俗語：「外科怕治癬，內科怕治喘。」意思是說，癬和喘，都是很難治癒的病，因爲它們容易復發，不過這種情況主要是指以外藥來治療，用人體內藥則不然。在本書第六篇中，介紹的X形平衡法治癬是比較容易的，這裡則要告訴你：用人體大藥治氣喘，同樣也不難！人的手掌上一個止喘點，與之對應的手背上也有一個，同樣，腳上與手相對應的地方也可以找到氣喘的高升點，如果是一般的氣喘，按壓雙手雙腳的這幾個點就可以了，一般幾分鐘就能見到效果。

如果是比較嚴重的氣喘，就要多取幾個穴。有位四十多歲的男士，由於家裡裝修房子，油漆味聞多了，老是喘，吃藥只能控制一會。找到我後，我建議他每天重壓以下手穴：肺點、咳喘點、氣管、哮喘點、前頭點、頭頂點、偏頭點和後頭點；腳穴取相對應的位置。

這裡把所有的腦穴都用上了，可以調暢全身陽氣和五臟氣機的。同咳嗽一樣，引起氣喘的原因也很複雜，頭爲諸陽之會，頭部的不同部位分管著不同的臟腑，因此壓手上的腦穴可以提綱挈領地調節人體內環境，這叫居高臨下。然後再把與肺相關的咳喘點、哮喘點、氣管點和肺點全部用上，集中精力調理肺系統，這叫裡應外合。如此，再複雜的哮喘也能治癒。

更複雜的慢性哮喘，還可以加上耳穴：以平喘點、喘點和肺點爲重點，加上神門點、交感點、腎上腺點、內分泌點、枕點，另外，還要再配上捏脊。

有一種比較危險的肺病叫做肺氣腫，中醫稱爲肺脹，肺脹大會壓迫心臟，引起心臟的疾病，嚴重的會導致死亡。肺氣腫病人也有明顯的氣喘，因此，治療肺氣腫也要從治喘入手。治療這種喘，在取手上腳上喘點的同時，還要配上耳穴和四肢穴。耳穴以肺點和支氣管點爲重點，加上神門點、交感點、腎上腺點、脾點、平喘點、枕點等。另外，雙臂曲池穴、尺澤穴附近，也就是兩臂肘處，有一個明顯的壓痛點，這也是調理和治療該病的特效點。

我在臨床中曾遇見過一位中年肺氣腫病人，我給他開湯藥調治，喝了一段時間有效，但是並未痊癒，還需要反覆診斷、開藥。於是我給他開了一個可以長期服用的藥方，同時推薦他周爾晉先生的X形平衡法，取上面這些高升點，每天按壓兩遍，手腳上的每個高升點每天按壓十分鐘，耳朵上的每個高升點按壓八分鐘，其中肺點和支氣管點，每點每次按壓十五分鐘。

手腳止喘點圖

一般的氣喘，按壓在手上和腳上的止喘點，很快見效。

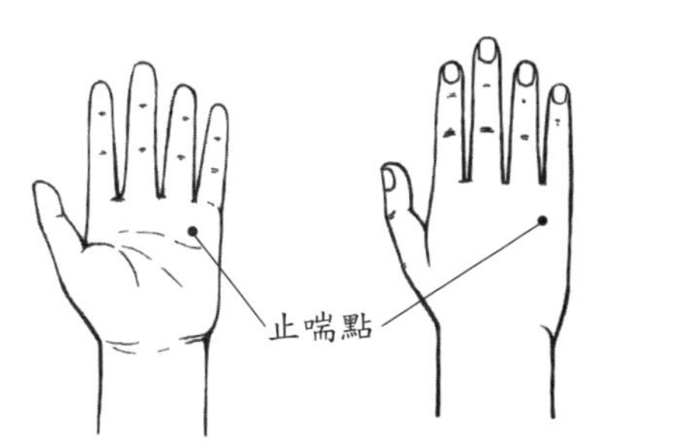

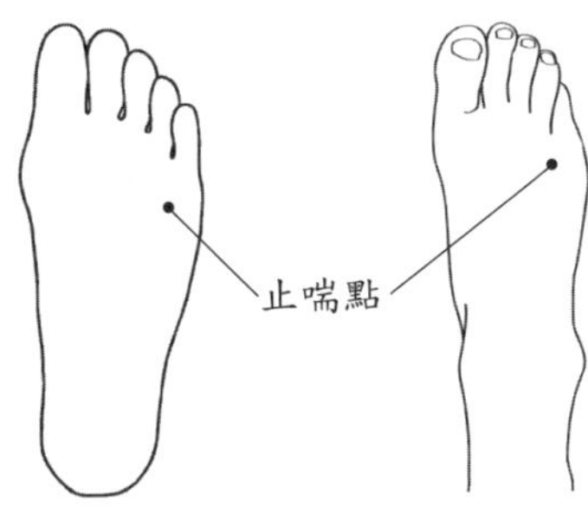

防治哮喘穴位圖

慢性哮喘或較嚴重的哮喘，最好經常按壓耳朵和手腳上對應點，有很好防治功效。

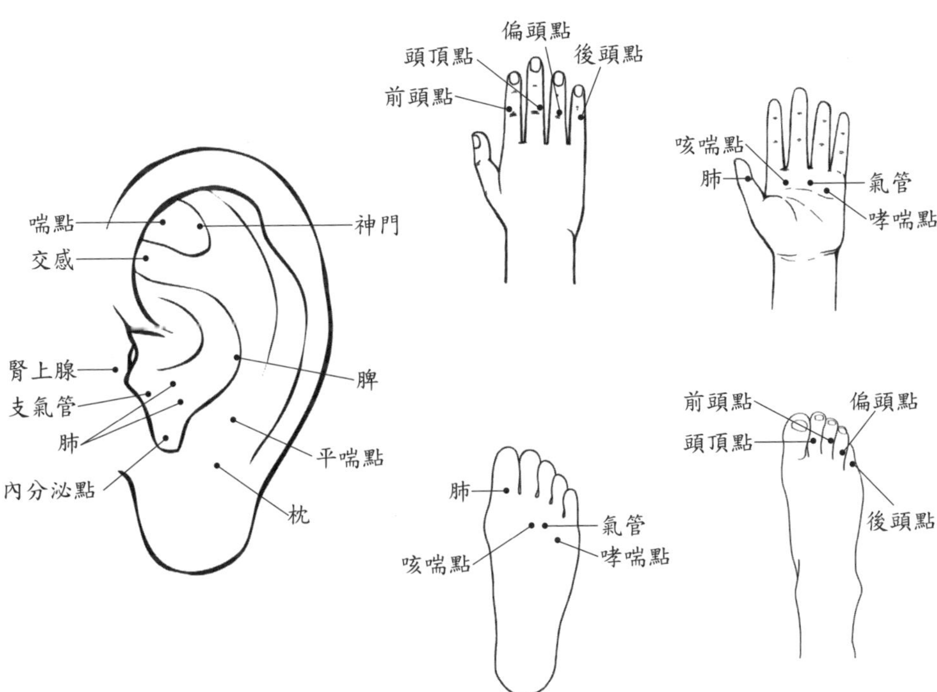

病人回去後，一邊吃藥，一邊堅持按壓這些高升點，這樣堅持了半年，後來他打電話給我報喜，說他到醫院檢查後，肺氣腫已經完全好了。

在電話中，他的聲音很洪亮，跟我見到他的時候完全不一樣，從這聲音中我已經能判斷他的肺部很健康了，當時，我心裡和他一樣高興。

第九篇

腎系統的治療與保養

腎在人體腰部，左右各一，分別位於脊柱兩旁。由於腎臟有「先天之精」，為臟腑陰陽之本，生命之源，故稱腎為「先天之本」，腎中的精氣是生命的活動之本，對我們來說，有著極其重要的作用。

腎在五行屬水，它的主要生理功能為藏精，主生長、發育、生殖和水液代謝；腎主骨生髓，外榮於髮，開竅於耳和二陰，腎在志為恐與驚，在液為唾。腎與膀胱在水液代謝方面直接相關，它們是互為表裡的臟腑。

這裡講的腎水，主要包括泌尿和生殖兩個系統，下面的章節中會詳細講述如何保養腎水系統的人體大藥，學會使用它們，我們就可以遠離腎系統疾病了。

第一章 各種泌尿疾病的治療方法

三陰交是腎、肝、脾三條經的交叉點，陰經如此集中的穴位，人體僅此一個，它可以輔佐陰陵泉，使其更好地發揮作用。一般來說，各種泌尿疾病，按壓這兩對穴就可以了，每天指壓兩次，每次每穴壓八至十分鐘。

腎主水，它和膀胱一起負責全身的水液代謝，它不僅要「司氣化」，把水氣往上蒸騰，滋潤全身，還要把人體的廢水排出，即排尿。整個泌尿系統就好比人體的下水道，只有廢水及時排出，人體的內在環境才能清潔健康，所以，小便不能不通。尿滯留、尿少、尿不盡，都屬於人體的下水道不暢通。另外，人體的下水道不僅需要暢通，還需要能夠控制。腎虛的人，尤其是到了晚上，會感覺渴，同時尿特別多，一夜要起來好幾次，尿急、尿頻、遺尿等，都屬於小便失控。無論是小便不通還是小便失控，都與腎有關係。

陰陵泉配三陰交，是治療全身各種泌尿疾病的首選高升點。陰陵泉在脾經上，陰表示陰面；陵，是土山的意思；泉就是泉水。陰陵泉，就好比一座土山，山的陰面有一股泉水汩汩流出，正

治泌尿疾病穴位圖

各種常見泌尿疾病，按壓雙陰陵泉和雙三陰交這兩對穴就可以解決了。

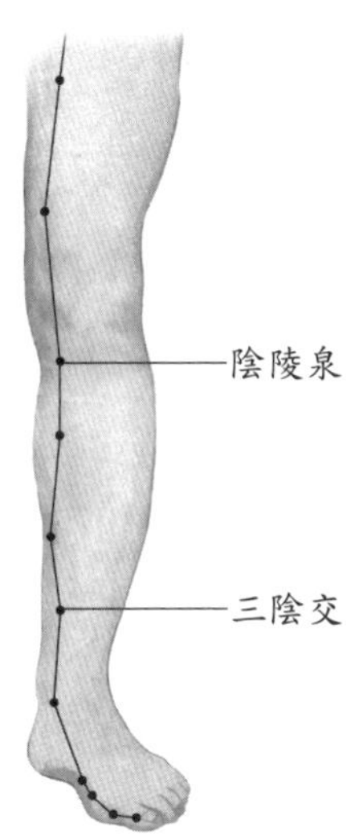

是這股甘泉，滋潤人體各處的經脈，推動著人體水液的循環。如果這個源頭塞住了，整個身體水液代謝就不利。沒有活水補充，人體其他部位就會把自己原有的水液扣留，不放它走，水液在全身各處被扣押了，結果當然是小便困難，而全身各處的水也成了死水、腐水。

還有一種情況，就是陰陵泉失控，產生過量的水液，使全身水液代謝亢奮，結果導致排尿增多、尿急、尿頻。不管是哪一種情況，按壓陰陵泉都會有明顯的感覺，而陰陵泉經過按壓，機能也會恢復正常。所以說，陰陵泉是人體小便的調節器，小便失常的朋友，按壓這個穴，就取對了人體的大藥。

三陰交是腎、肝、脾三條經的交叉點，陰經如此集中的穴位，人體僅此一個，它可以輔佐陰陵泉，使其更好地發揮作用。一般來說，各種泌尿疾病，按壓這兩對穴就可以了，每天指壓兩次，每次每穴壓八至

治療尿急高升點圖

患有尿急之症的朋友堅持按壓手穴和耳穴上的高升點，症狀自會很快消失。

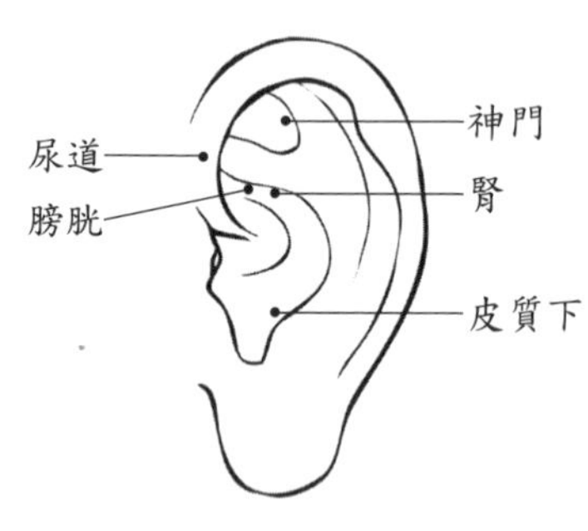

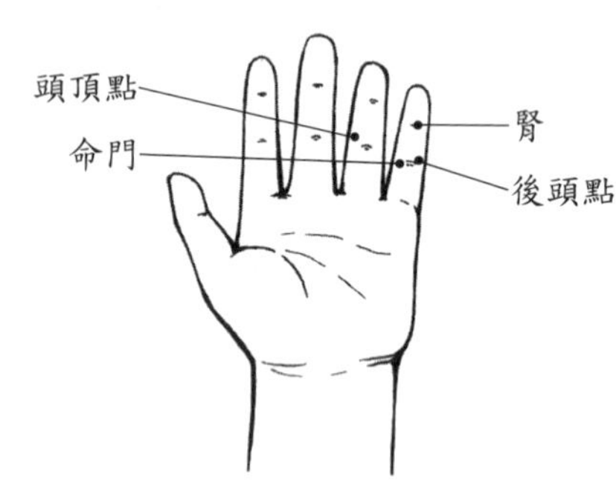

十分鐘。

當然，對於體質較弱或者病情比較嚴重的人，可以採取更強大的治療陣容。

尿急：耳穴取腎點、膀胱點爲重點，外加神門點、尿道點、皮質下點。用按摩棒按壓，每個穴每次按壓二至三分鐘，依次按壓完一遍後，再補壓腎點、膀胱點兩重點各一次，或者在這些點上全部貼上耳豆，有空就壓一壓。手穴則取頭頂點、後頭點、腎點、命門點，也用按摩棒或手指壓，每穴每次壓四至五分鐘，每天壓兩次。此外，陰陵泉配三陰交仍然要取，另外再加上壓臍，用手指壓在肚臍上，以呼吸一百次爲計時標準，每天一次。後面每組按壓都按這個時間和方法。

尿頻：就是排尿次數過多，是人體水液代謝失常的一種表現。治療尿頻，耳穴以腎點、膀胱點爲按壓重點，配上神門點、交感點、尿道點、內分泌點。

尿滯留：有尿但排不出來。治療這種症狀，耳穴以

頻尿、膀胱炎治療點圖 取耳穴的高升點進行按壓，可以幫助人體水液代謝恢復正常，解除尿頻。而患有膀胱炎者，在取耳穴時要重點按壓膀胱點和腎點。

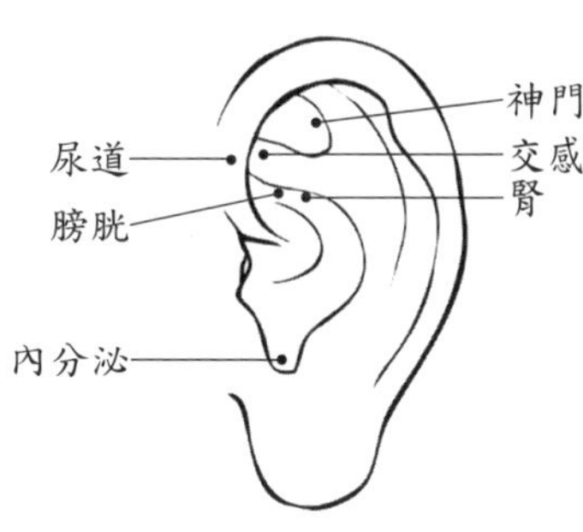

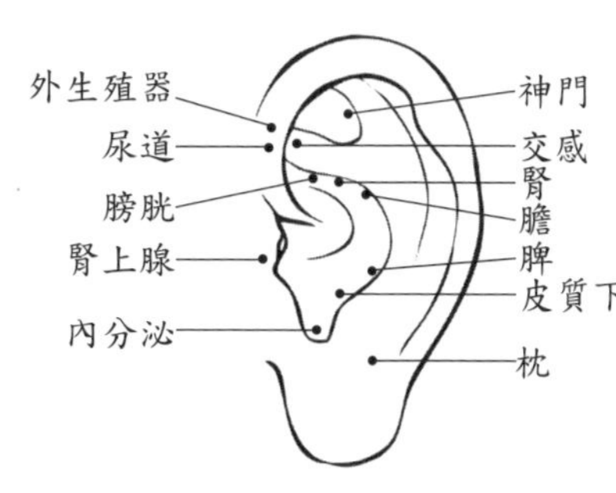

皮質下點、膀胱點爲重點，配以交感點、外生殖器點、腎點、內分泌點。

膀胱炎：耳穴以膀胱點、腎點爲重點，配上神門點、交感點、腎上腺點、內分泌點、枕點。

治療上述四種病症的方法，只在取耳穴的時候稍有差別，至於取手穴、四肢穴，以及壓臍法，都跟治療尿急之症相同。

泌尿系統還有兩個比較特殊的病症，一是遺尿；二是漏尿。

遺尿就是尿床。小孩兒五歲之前尿床都是正常的，因其身體尚未充分發育，腎氣不固，不能自主保持控尿的能力。但有些朋友到了青春期，甚至成年後還會有尿床現象，這就比較尷尬了。很多人難以啓齒。其實，成人遺尿的原因跟小孩兒是一樣的，都屬於腎氣不足。所以，我們取四肢穴治療的時候，首先要考慮取足三里配三陰交，再加上壓臍。足三里是重要的強身穴，再配

尿床症治療點圖　取耳穴和手穴這些敏感點按壓，可以滋養腎氣，至好尿床之症。

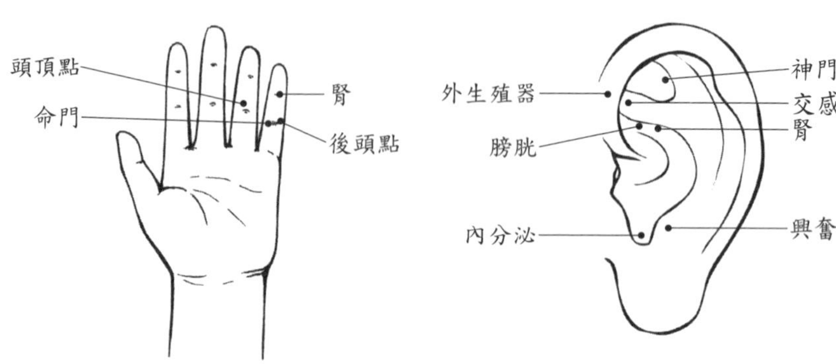

上三陰交來共同調節肝、脾，就能如虎添翼；壓臍也是補充人體元氣的。還有耳穴以興奮點、膀胱點爲按壓重點，再配以交感點、外生殖器點、腎點、內分泌點。手穴取頭頂點、後頭點、腎點、命門點等。

興奮點是一個不固定的位置，在耳垂上，皮質下的正下方，取穴的時候可以用棉花棒在皮質下的正下方做試探性按壓，感覺最疼的地方就是治此病的穴位。

漏尿：就是尿液失控，有尿就得隨時往外排，淅淅瀝瀝，就像壞了的自來水龍頭，擰不開，也關不緊，不停地往下滴水。有的患者不得不使用成人護墊，其痛苦可想而知。治療這個毛病，先要益腎，增強膀胱容納尿液的能力，也增強外生殖器的收攝能力，同時還要適當調節人體的大環境。這時，耳穴取膀胱爲重點，配以神門點、外生殖器點、肝點、脾點、皮質下點；手穴取腎點、命門點、後頭點；腳上取女福穴，女福穴本是用來治婦科病的，但對於男子也有相同的功能。

漏尿症治療點圖

堅持按壓這些高升點可以固攝腎氣，治好頑固的漏尿之症。

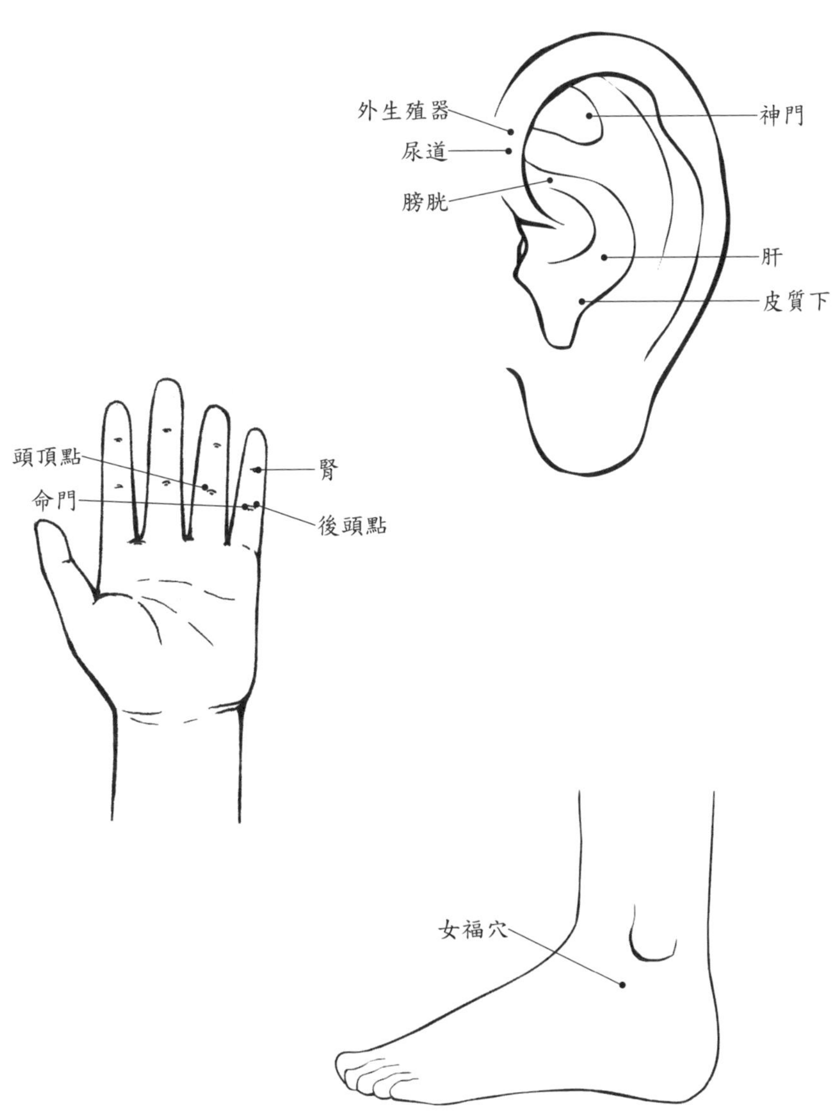

第二章　婦科疾病主要配穴治療法

女福穴止痛效果好，對於婦科疾病的一切疼痛，如痛經、產後子宮收縮疼痛，以及女子許許多多莫名其妙的疼痛等，都有顯著療效。曲池穴配血海穴，是一切婦科病的剋星。內關穴配三陰交穴，二者遙相呼應，相輔相成，更是防治婦科疾病的良藥。

治療婦科疾病，最重要的就是以下幾個人體大藥：

女福穴

顧名思義，女福穴就是給女人帶來福氣的大穴。它位於外踝前側約一寸的地方，肌肉微凸，極易辨認，可以用壓痛法來取穴，也就是哪裡最敏感、最痛就壓那裡，每次按八分鐘，痠脹感越強烈越有效。女福穴止痛效果好，對於婦科疾病的一切疼痛，如痛經、產後子宮收縮疼痛，以及女子許許多多莫名其妙的疼痛等，都有顯著療效。

女福穴圖

女福穴就是為女人帶來福氣的一個大穴，對各類婦科病都有十分好的防治作用。

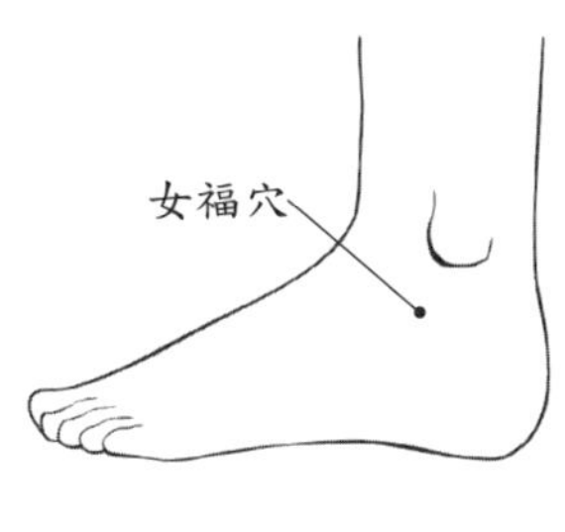

「女福穴」，是周爾晉先生發現並命名的。有一位婦女三次產後都患有子宮收縮痛。她第二次產後發病時，周老用耳穴給治好了，到了第三次發病的時候，病情更爲嚴重，而且小便不通，疼痛不已，耳穴已毫無效果。周老當時想：腳乃是腎、肝、脾三經的聚集之處，在腳上是否能找到治療該病的高升點呢？果然，在她腳外踝前不到一寸的地方，周老找到了一處非常明顯的壓痛點，指壓下去，五分鐘後，這位產婦不痛了，小便也通暢了。此後，周老用這個穴給許多婦女解除了各種婦科病痛，久而久之，他就把這個位置作爲一個穴固定下來，並取名爲「女福穴」。

女福穴還有強壯腰腿的功能，對腰椎病與癱瘓也有防治作用。而且，這個穴不僅僅能給廣大女性朋友帶來福氣，同樣還能給男性帶來福氣。一些患有前列腺炎的男性病人，按壓這個穴也會非常有效。

曲池配血海

血海在足太陰脾經上，脾統血，溫煦五臟，血海穴就是脾之血匯聚之海，具有驅淤血、生新血的功能，是女子的生血之海，可以治療女子的一切經血之病。曲池穴在手陽明大腸經上，彎肘，把手按在胸上，就在肘外側橫紋凹陷處。曲池穴是陽經上陰氣聚集的一個「池子」，能行氣，又能養陰，對於各種婦科病有很好的療效。曲池穴配血海穴，是一切婦科病的剋星。

內關配三陰交

三陰交是一個寶穴，治療範圍極廣。三陰交是肝、脾、腎三經的交會之處，肝藏血，脾統血，腎助血，所以三陰交跟血關係密切，而一般的婦科病大多數跟血關係密切。所以說，把血調好了，婦科病就治好了一大半，三陰交正是用來調節人體血液的。三陰交的作用，在某種程度上相當於女福穴。當時周爾晉先生也正是根據肝、脾、腎三經交會的思路才發現女福穴的。

內關穴是心包經上的要穴，關，就是關連的意思，「內關」的意思就是和體內的一切都息息相關，它與任脈相通，又關乎內臟、血脈之聯絡，因此也是養心養血的良藥。

內關配三陰交，二者遙相呼應，相輔相成，更是防治婦科疾病的良藥。

女人是靠血養著的，每個月不僅要大量失血，同時也要生大量的血。只有血液系統循環通暢、生生不息，女人身上的血才能永遠保持新鮮，否則，各種婦科病就都出現了，所以，治療婦科病必須從血液上入手。

防治婦科疾病穴位圖

曲池配血海，是衆多婦科病的剋星；三陰交配內關，可以養心養血，防治婦科病痛。

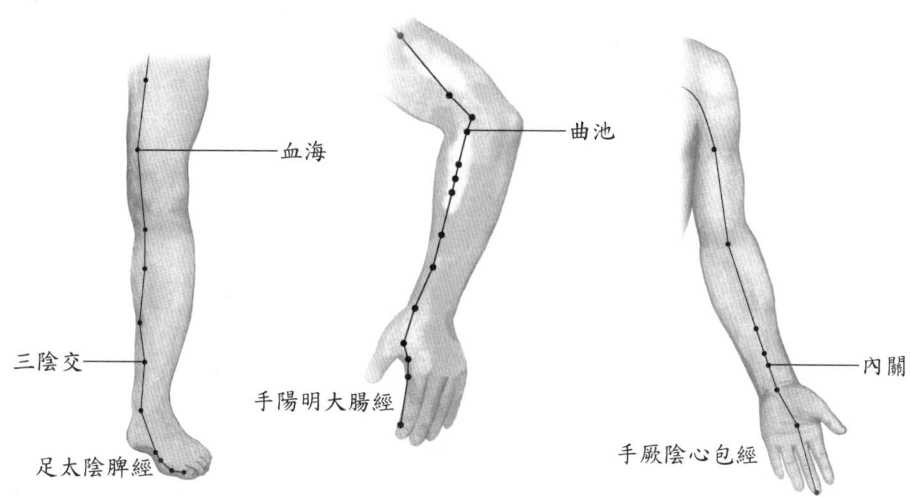

除了血液，影響女人健康的還有一個重要因素：內分泌。女人是敏感的，尤其是在現代生活中，無常的寒熱、波動的情緒、工作和家庭的雙重壓力，都會影響女性的內分泌。內分泌不平衡，不僅會使女性產生面部黃褐斑、乳房腫塊和子宮肌瘤，還可能引起免疫系統疾病、骨質疏鬆、高血脂等，內分泌失調是各種婦科病的罪魁禍首。耳穴上的內分泌點，是人體內分泌的等化器，能治療內分泌失調引起的婦科疾病，所以，這個穴是女性必不可少的護身大穴。

此外，女性朋友要經常按壓神闕（肚臍）和捏脊。這兩種所向披靡的絕招，對婦科疾病也是非常有效的。

第三章 經痛穴位調理法

自行把月經調理正常，不再受痛經之苦，這不是一件難事，包括治療其他婦科疾病也一樣。

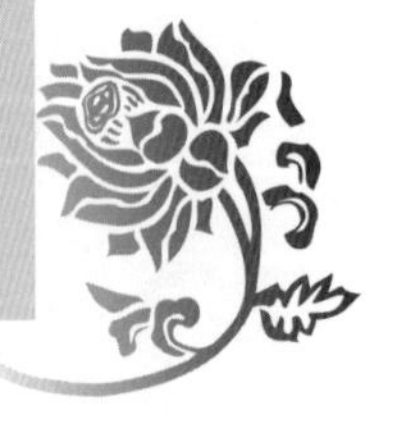

有很多女性朋友會出現月經不調，我好友的女兒就是這樣。

當時，我是取高升點的方法給她治療的：分別在子宮、腎、神門、交感、內分泌等耳穴點上貼耳豆，讓她自己用手按壓，不要太輕，也不要太重，以有痛感並且能忍受爲宜。再取內關穴配三陰交，還有腳側的女福穴，讓她用指壓，每穴每次六至八分鐘，每天兩次。

此外，還要壓肚臍，每天臨睡前一次，以呼吸

經痛治療點圖

在人體取大藥來治經痛，可以讓疼痛應手而除。

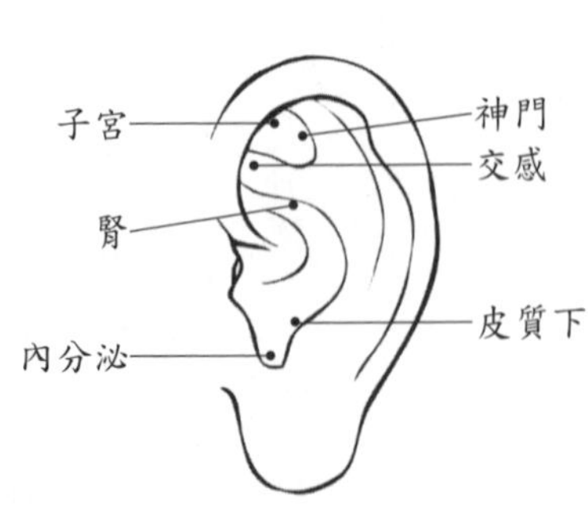

十七椎圖 用力按壓十七椎附近的疼痛點，5分鐘左右就可以解除痛經。

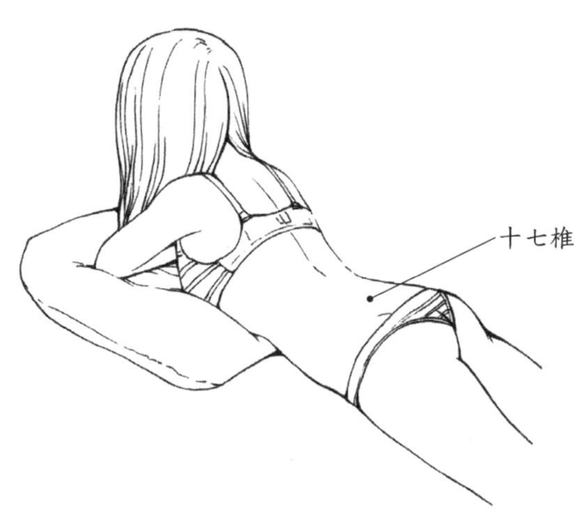

一百次爲計時標準。

當時，她並不在生理期間，我對她說：「妳就這樣一直壓，這個月的生理期應該能準時來。」說完後，我找來一張紙，在紙上畫了一個穴的位置，然後告訴她說：「回去後，萬一下次還痛經，妳按一個穴——十七椎。」

我對她說：「所謂十七椎穴，就是從後頸下方第一節脊椎骨開始數到第十七節脊椎骨處。但實際上並不需要數得那麼死，只記住在這附近按就可以了。取穴的時候妳就在這一帶沿著脊柱上下壓，找到最有感覺的地方，然後使勁壓，幾分鐘就能止痛了。如果自己弄不方便，可以讓請朋友幫忙按。」

她滿意而去，回去後認眞地按照我說的做了。尤其是壓臍，她覺得壓得非常舒服，所以每天不止一次，早上、中午、晚上，有空就壓，每天至少三次。後來，她打電話跟我說，生理期正常了，也不痛經

治療婦科病症大藥圖

使用人體自生的神奇大藥，有效袪除各類婦科病症。

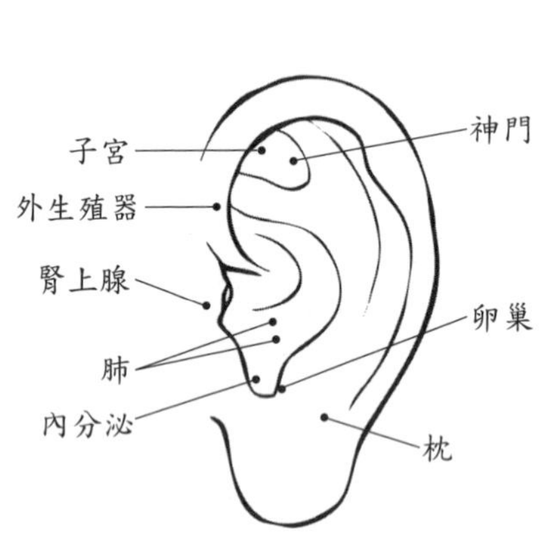

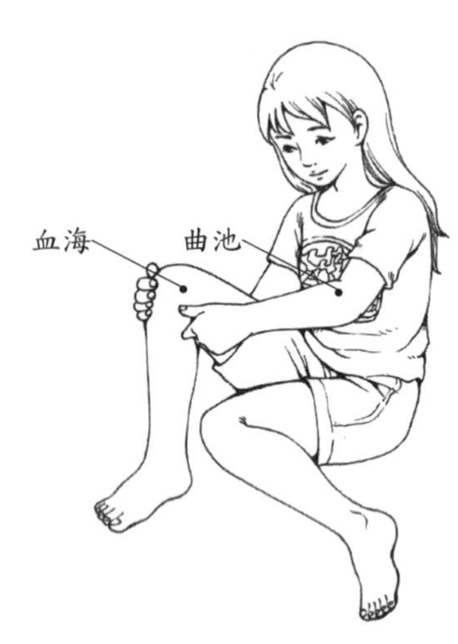

了。她還興奮地告訴我，我教給她的按壓十七椎治療痛經的「絕技」也非常有效，她還把這個方法教給了其他同學，效果也都很好。

其實，對於女性朋友來說，自行把月經調理正常，不再受痛經之苦，這不是一件難事，包括治其他婦科疾病也一樣。例如：

陰部搔癢：取耳穴要以外生殖器點、肺點爲按壓重點，外加神門點、腎上腺點、內分泌點和枕點；手穴取肺點、會陰點、後頭點，腳上取女福穴，再根據大X形，取曲池，配血海。

搔癢是皮膚的問題，而肺主皮毛，因此耳穴和手穴都要以肺點爲按壓的重點。神門點是用來鎮痛、止癢的，同樣管用。

慢性骨盆腔炎：耳穴以盆腔點爲按壓重點，配上子宮點、神門點、腎上腺點、卵巢點、內分泌點、枕點。手穴取腎點、後頭點、會陰點。在下肢上取三陰交和女福穴，外加捏脊。

陰道炎：手穴取肺點、脾點、肝點、腎點、命門點、會陰點、後頭點、手背壓痛區，腳穴取手穴的相對應點。

治療骨盆腔炎及陰道炎穴位圖

按壓手穴、腳穴高升點和壓痛區，很快便可擺脫慢性骨盆腔炎和陰道炎之苦。

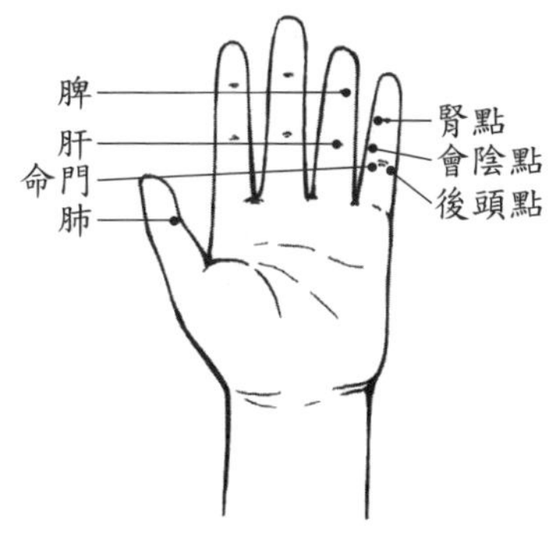

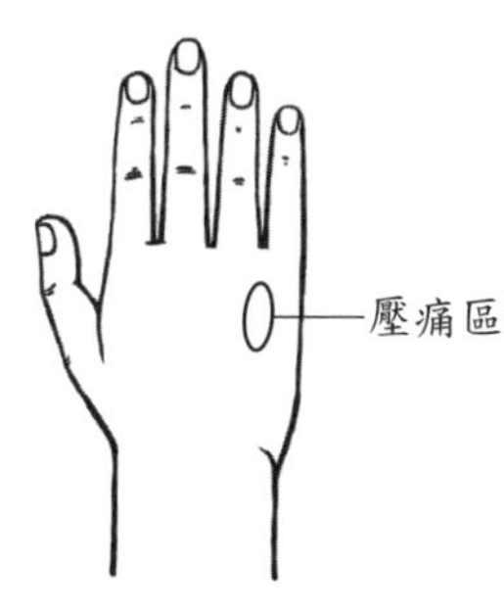

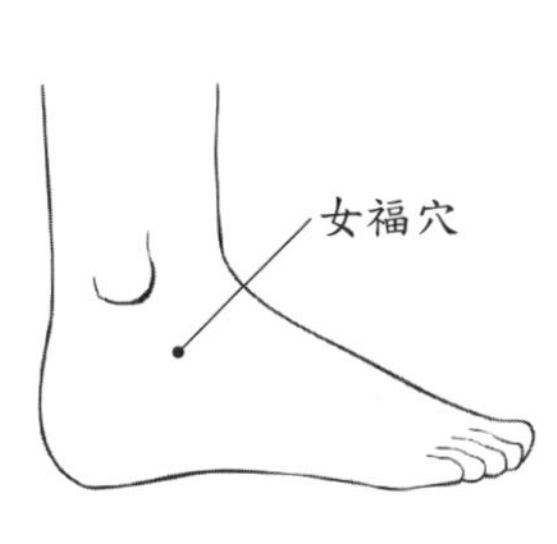

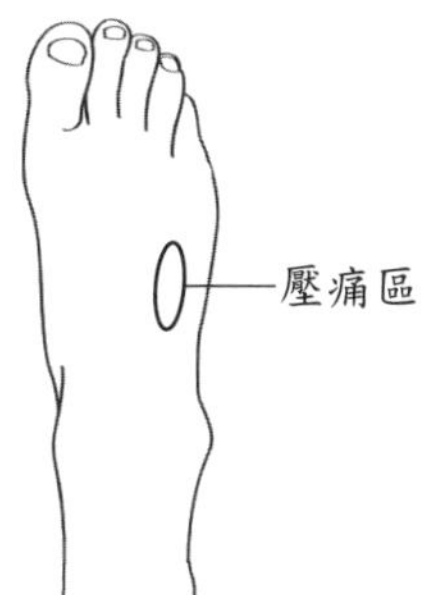

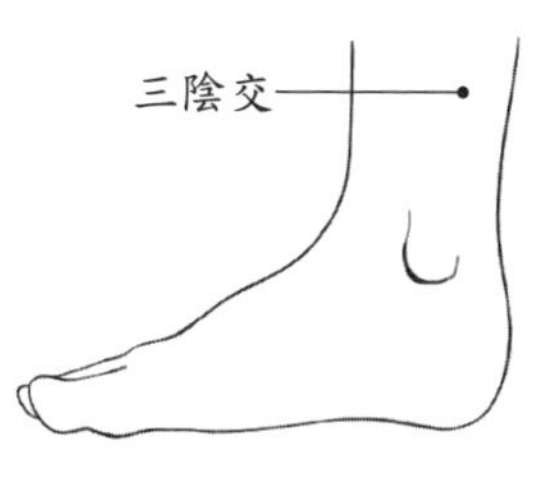

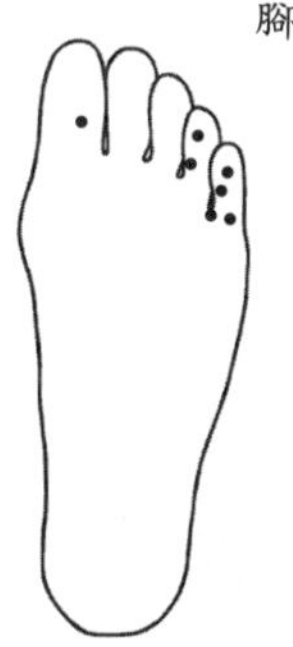
腳穴參照手穴取穴

第四章　更年期穴位調理法

我願天下所有的夫婦都能順利度過他們人生的更年期，長保和諧、美滿的生活！

我有個朋友，是某所著名大學的老教授，喜歡佛理、藝術，而且爲人非常幽默。他太太姓高，待人特別和藹可親。有一次我去拜訪他，順便送給他一本書《凡高與高更》。他拿過書翻了翻，放在一邊，略有所思，又歎了口氣，說：「唉！你知道高更是誰嗎？是我老婆，她已經到更年期了！」我一愣，姓高的到了更年期就叫「高更」，原來還有這麼一說。我心想，這到底是怎麼回事？孰料此公意猶未盡繼續說：「我是誰呢？我就是凡高！這個高更，現在脾胃不好，失眠，脾氣還特別大，把我給煩死了。所以我就是凡（煩）高！」

我心裡有點不是滋味。妻子到了更年期，身心出現些異常，做丈夫的本該體諒，應想些辦法去緩解妻子的這些症狀，而不應該只是煩啊！

於是我對他說：「佛法裡講，我們遇到的一切境界都是自己的業果，是我們製造出來的，是我們希求來的，你那位『高更』也是你製造的。」他不服，但我講的是佛法裡一個基本的原理，所以他也無法反駁我。

「那我該怎麼辦，如何才能扭轉這個業？」他問。

「好辦啊！」我說，「你首先不能做『煩（凡）高』，而是要多關心太太，幫太太解決一些實際的問題啊！」

「她更年期我有什麼辦法？」他回。

我說：「有辦法啊！你太太現在可能有點更年期症候群，這是可以調整的。我教你，你按我說的做就行了。」

於是我在紙上給他畫出治療更年期症候群的取穴圖：

耳穴以腎點、肝點爲按壓重點，配上神門點、胃點、枕點、皮質下點、腦幹點、腦點。手穴取心點、腎點、命門點、肝點、脾點、三焦點、大腸點、小腸點、勞宮點。另取合谷穴配太衝穴，太淵穴配商丘穴。此外，再配上捏脊和壓臍。

我說：「更年期很多不適都是伴隨著腎虛而來的，所以，在耳朵上取穴時，首先要取腎點、神門點等穴。腎主智，與腦息息相關，人的衰老也是從大腦開始的，所以，皮質下點、腦點、腦幹點、枕點等腦穴都非常重要，腦部調節好了，精神、情緒方面也會有改善，至少不會失眠了。太衝配合谷、太淵配商丘，一方面有鎮靜作用，另一方面也能調節脾胃……」

緩解更年期不適穴位圖 堅持按壓耳穴、手穴和腳穴，遠離更年期的種種不適。

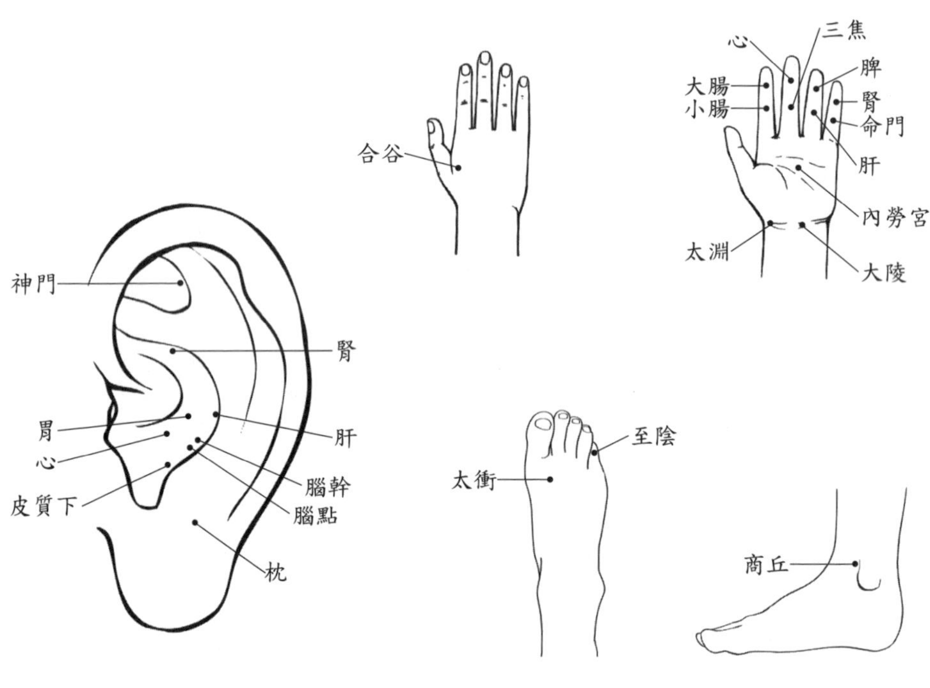

「那我該怎麼弄這些穴位呢？」他又問。

我那天正好帶了耳豆，於是掏出兩個給他，說：「耳穴你就貼這個。這是一塊膠布，裡面裹著一顆王不留行籽，王不留行籽是行氣血的，很硬，正好刺激穴位。」說完，我幫他貼了一個，輕輕捏了兩下，他說很疼。「就是要疼，疼就說明穴位取對了。貼上去以後，你讓太太沒事就捏捏。至於手上和腳上的穴，你讓她每天按兩次，每穴每次壓四至六分鐘就行了。至於捏脊，就得你幫著捏了。」

一個多月後的一天，教授忽然打來電話，邀請我到他家裡吃飯。在他家裡，我又見到了他太太，依然那麼和藹可親。我一進門她就連聲謝我，說自從用了我教的方法後，胃口好了，心情也好了，失眠也改善了。看她如此興奮，我也非常高興。

晚飯大家相談甚歡，教授開了一瓶珍藏了多年的馬爹利XO，他太太也喝了一點兒。酒酣之際，他們夫婦說起貼耳豆治病的趣事，原來，他太太貼上耳豆後，感覺很疼，有的點甚至不捏都有刺痛感，於是就不願意捏。教授看了，心裡急啊，就幫她捏。

「我就是不讓他捏，捏脊可以，很舒服，捏耳豆太疼了！我受不了。」太太說。

「她受不了，我就強行給她捏，把她按倒在床上，使勁捏！」教授說起話來像個孩子。

我們哈哈大笑起來。

眞是幸福恩愛的一對夫妻啊！我願天下所有的夫婦都能順利度過他們人生的更年期，像他們那樣和諧、美滿！

第五章　養顏美容的主要穴位

女人養顏，必須從養護三陽經出發，尤其是從陽明經出發！這在中醫裡叫做以內養外。養陽明主要就用足三里這一味人體大藥。

愛美之心，人皆有之。對於女性來說，美好的容顏甚至可能是她們生命的全部。人人都渴望能夠青春永駐，但是歲月卻不饒人，於是人們便寄希望於各種各樣的化妝品，以圖掩住歲月在臉上留下的痕跡。然而，這絕非長久之計。

有句俗語：「男人四十一朵花，女人四十豆腐渣。」爲什麼天生愛美的女人，卻總是比男人更加容易走向衰老和憔悴呢？其實，在《黃帝內經》裡面就有了醫理上的解釋。《素問．上古天眞論》說：「女子五七，陽明脈衰，面始焦，髮始墮；六七，三陽脈衰於上，面皆焦，髮始白；男子則六八，陽氣衰竭於上，面焦，髮鬢斑白。」原來，人體衰老的徵兆就是面衰。面容憔悴起因於三陽經脈，尤其是陽明經，對於女子來說，到了三十五歲，陽明經就開始衰退了，這時她的面容也會隨之發生改變；而對於男子來說，衰老雖然不可避免，但一般要到四十八歲左右，三陽

養顏美容穴位圖

臉部的皮膚主要靠足陽明胃經氣血的滋養，按摩足三里是疏通胃經的關鍵，堪稱女性朋友養顏的法寶。

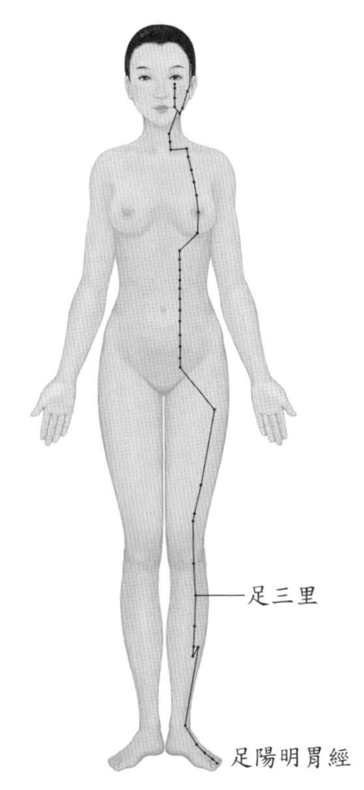

經才逐漸衰微，老相也才顯現出來。

從這裡可以看出，面部的衰朽與三陽經，尤其與足陽明胃經有著極爲密切的關係。這是因爲，頭部是諸陽之會，足陽明胃經多氣多血，行於整個臉部，故臉部主要就是依靠三陽經的氣血滋養。當胃經氣血旺盛，面部自然光鮮亮澤，三陽經虛衰，尤其是脾胃虛衰，面部得不到充足的氣血濡養，自然就黯淡無光了。

現實生活中，很多人的面部問題都能從這裡找到原因。有的人臉上、額頭上容易長痘痘，這是胃火上升的結果。胃本來是以通降爲和，現在胃火過旺，往上衝撞，就使得上面的皮膚分泌出現障礙。更多的人，沒有痘痘，但是膚色要麼蒼白、沒有光澤，要麼萎黃黯淡，這也是脾胃虛弱的徵兆。脾胃爲人的後天之本，胃爲水穀之海，人體的一切機能，都要靠水穀運化產生的精華來供養。倘若水穀運化出現了問題，氣血的產生不足，面部就無法得到滋養，自然就沒有什麼「血色」和「生氣」了。

所以，女人養顏，必須從養護三陽經出發，尤其是從陽明經出發！這在中醫裡叫做以內養外。也只有以內養外，效果才能持久而深廣。養陽明主要用足三里這一味人體大藥。

足三里爲胃之下合穴，它不僅是胃經上最重要的穴位，也是整個人體最重要的穴位之一，足三里是讓女性青春永駐的法寶。具體作法是：每天早晨七至九點，按揉或是艾灸雙腿足三里五分鐘，持之以恆。我曾經給很多女性朋友扎過足三里，一般扎十五至二十針左右，她們面部的膚色就會出現明顯的好轉。所以說，足三里是女性養顏的最佳藥田。

從古到今，足三里這一奇穴是養生家最爲推崇的。足三里的作用是厚積而薄發的，有病則治，無病則補，它被譽爲「人體第一長壽穴」，可以說當之無愧。

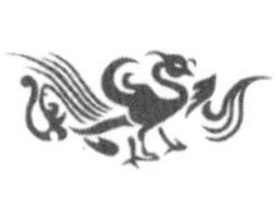

第六章 維護男性尊嚴的祕方

參考本章關於補腎益腎的方法和建議，男性朋友們大可不必為男性病而犯愁，更不用為丟面子而沮喪了。

當「腎主水」和「膀胱司氣化」的功能失調的時候，人體的水液代謝就會阻滯，阻滯的水液停留在人體下部，陰經部位、尿道周圍就會出現水液的停留，於是前列腺會變得肥大；腐水必然孳生細菌，於是前列腺就發炎了。因爲水液代謝不利，加上尿道出現阻滯，泌尿系統的症狀會伴隨而來，比如小便困難、尿頻，甚至漏尿等，性生活就更甭提了。

治療前列腺炎，先要利水，調理好泌尿系統，這時要取陰陵泉穴，前面說過，此穴是人體的小便調節器。此外，再取曲澤穴、三陰交穴和女福穴。曲澤穴在心包經上，有促進心血循行的功能，三陰交穴和女福穴也是調理全身的血液。手穴取命門點、腎點、後頭點，腳穴取手穴相對應的點。堅持按壓，前列腺炎就會很快治癒。

男性病中常見的還有陽萎、早洩和遺精，這三種病症都與神經系統有關，其根本原因還是腎

解決男性病大藥圖

取用人體大藥，可以讓前列腺炎、陽萎、早洩等惱人的男性病症一掃而光。

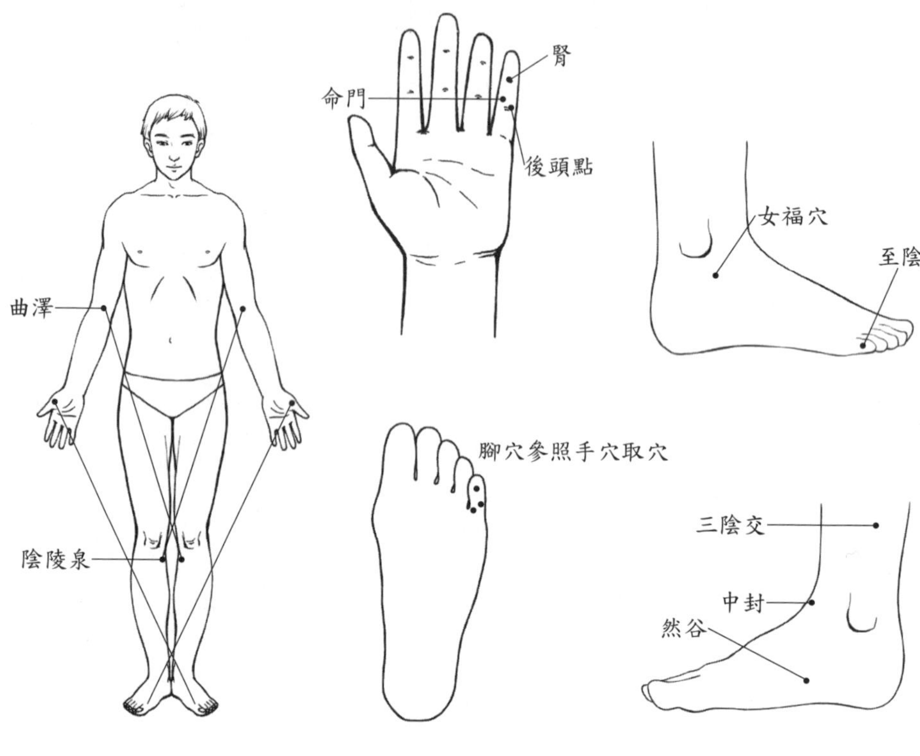

氣虛弱。治療方式：耳穴取腎點、前列腺點、子宮點、皮質下點、枕點、腎上腺點，手穴取頭頂點、後頭點、腎點，再用大X形取列缺配然谷，腳穴另取至陰穴、三陰交和中封穴。

皮質下是腦穴，大腦對生殖系統的興奮有調節作用，既能刺激性欲，使陰莖在必要的時候勃起，又能抑制興奮，對精液有收攝功能。列缺穴配然谷穴是用來補氣的，至陰穴、三陰交和中封穴是用來滋陰補血的。還有捏脊和壓臍，對各種男性病都有非常好的治療效果，還有的症狀，光靠捏脊和壓臍就可以解決。

滋養腎氣穴位圖 將耳穴和手穴、腳穴相結合，可以進一步滋養腎氣，更能好好地調節生殖系統，祛除男性病。

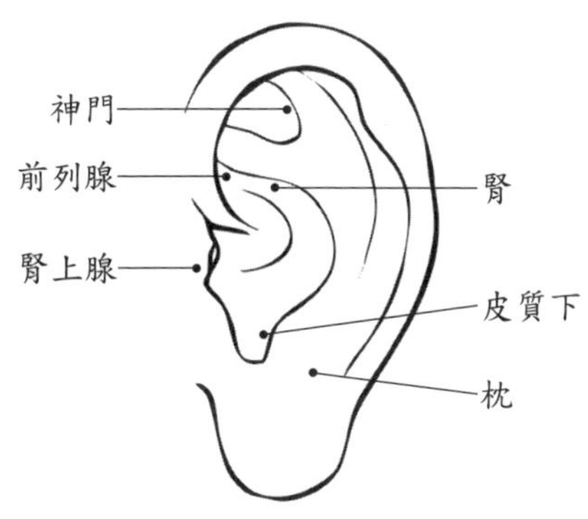

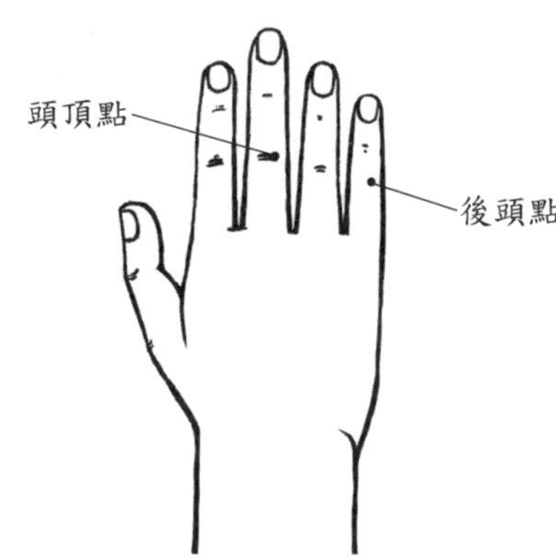

參考本章關於補腎益腎的方法和建議，男性朋友們大可不必爲治男性病而苦惱，更不用爲丟面子而沮喪了。

最後需要說明的是，腎可謂一個倫理器官。爲什麼當今社會上患男性病的人那麼多？這與很多人性倫理觀念的淡薄有關。我有幾個酒肉朋友，做生意很有錢，於是就在外面亂來，情婦、二奶之類的，糾纏不清，時間一久，要麼耳鳴，要麼陽萎，於是來找我，開口就要我給他補腎。我說：「你腎虛、陽萎都是爲你好啊！給你補好了還讓你繼續亂來啊？非得身子掏空了才甘心！」節欲是保健腎臟的根本，也是人體健康的保障。在這個「開放」的年代，這種觀點似乎過時了，但我還是要堅持。古人有詩云：

二八佳人體似酥，腰佩雙劍斬愚夫。
雖然不見人頭落，暗中使君骨髓枯。

誰不喜歡美女？但「好色而不淫」也是至理名言。凡事必須有一個度，如果過了這個度，家裡有如花美眷還不滿足，非要到外面去拈花惹草，爲貪圖一時的快樂而傷了腎，那就是甘願受死的「愚夫」了。對於這種惡習不改的人，我是最頭疼的，我不治他，等於見死不救；治他呢，最終也是害了他，可能還會害到別人！

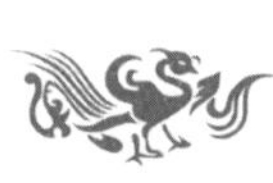

第七章　男人的魅力從養肝肺開始

肝藏魂，肺藏魄，一個人的魂魄取決於肝與肺。所以，造就一個人魂魄的大藥，就在肝、肺二經，以及對應於肝、肺的耳穴之上。要使一個人有魄力，就得從肝著手。

男人的魅力，在其魂魄。所謂魄，是指體魄，強壯有力就是體魄；所謂魂，是指靈魂，是精神上那種特有的樂觀、寬容與深沉。有魄而無魂，那是蠻牛；有魂就有魄，就能使一個人的煥發魅力，那就是人們常說的「魄力」。藥店裡有強壯男人體魄的藥嗎？沒有。如果有，恐怕滿街都是壯漢，當然，更沒有鑄造人的靈魂和魄力的藥，但是人的身上卻有這樣的內藥。

肝藏魂，肺藏魄，一個人的魂魄取決於肝與肺。所以，造就一個人魂魄的大藥，就在肝、肺二經，以及對應於肝、肺的耳穴之上。要使一個人有魄力，就得從肝著手。

我親身感受到近一、二十年來生活的巨大變化。人們在激烈的競爭和巨大的壓力下，像機器一樣拼命地運轉自己的身體，頗有些「奮不顧身」的意味，與此同時，男人們的脾氣也在一天天地變壞。生活、工作上的諸多不如意，往往會帶來鬱鬱不平之氣，這股不平之氣發洩在妻子、甚至孩子那，很容易引起家庭、親情的不和諧，而不好的情緒又反過來進一步影響外面的事情，就這樣惡性循環。再看看男人自己的身體狀況吧：是否動不動就亂發一陣無名火？脾氣稍小一點的男士，是不是乾脆把一些委屈、不平都裝進肚子裡？會不會白天萎靡不振，但一到夜晚就開始精神抖擻？是不是要麼睡不著覺，要麼好不容易睡著了，卻又噩夢不斷，醒來已是疲憊不堪？是否發現自己晚上容易口渴，同時夜尿也多了？

倘若有上面的症狀，那麼你就應該提高警惕了，它說明肝系統連帶其他器官可能已經出現了問題。首先就是魂出了問題。張景嶽說：「魂之爲言，如夢寐恍惚，變幻遊行之境皆是也。」當肝出現問題的時候，就有可能魂不守舍，這樣，失眠、多夢便是很自然的事情。人體又是一個相互聯繫的整體，五臟六腑不是孤立不相往來的，唇亡則齒寒，肝有了問題，則難免心煩狂躁，如果再加上作息不規律，就很容易導致腎陰虧損。肝屬木，腎屬水，在中醫裡叫做「水不涵木」。

《黃帝內經》裡把肝定義爲將軍之官。將軍的特點是有謀有勇，尤其是勇。不過這位將軍倘若被照顧得不好，就很容易火冒三丈。肝又主疏泄條達，倘若整日情志抑鬱不堪，就會引起肝氣鬱結，從而加劇你的壞脾氣，並引發一連串惡劣的生理反應，對一個男人來說，魅力自然會受到影響。

有涵養的男人總是表現得不卑不亢，遇到事情，他不會懦弱無能、任人欺淩，也不會魯莽

疏泄肝氣穴位圖 經常按壓耳部肝區、肝經上太衝和陰包，可以疏泄肝氣，讓人變得更心平氣和，更有涵養。

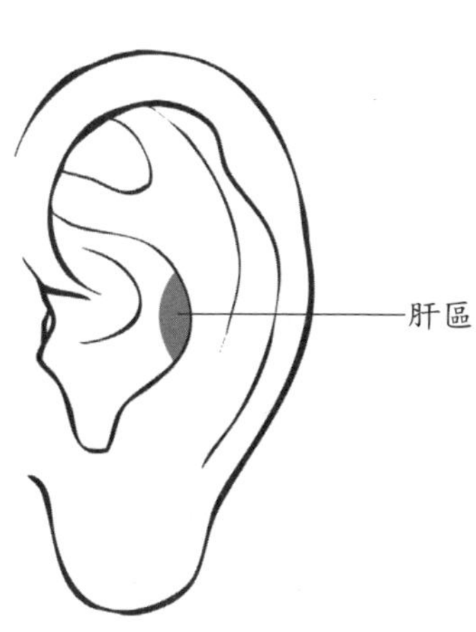

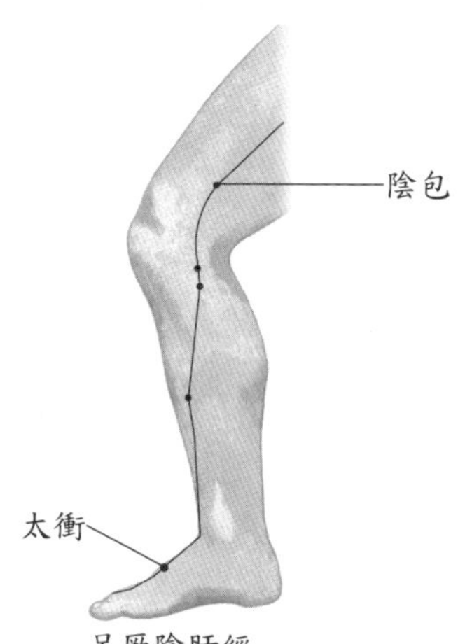

衝動，大動肝火。這樣的男人，事業上不怕他不成功，愛情、親情同樣也會和協美滿。

如何做到涵養有度呢？首先要改變自己的壞脾氣，學會耐心、溫和。要做到這一點，按壓肝經和耳朵上的肝區就是最直接的法門，不僅簡單也最有效。

肝經最重要的穴位當屬太衝穴，它是足厥陰肝經的原穴。當感覺肝火旺盛時，首選的穴位就是太衝，它位於足背側，第一、二趾蹠骨連接部位中。按壓此穴，如果感覺明顯疼痛，說明你的肝氣多少有些鬱結，如果在生氣的時候觸按此穴，痛感會更明顯，要多按揉這個穴位來進行調整。按摩這裡可以使上升的肝氣往下疏泄，使得橫逆的肝氣得以通達運行。有很多醫家把此穴稱爲「消氣穴」，道理就在於此。

「生氣就按消氣穴」，道理當然不錯，但怎麼按呢？還是要有一點小技巧。既然是要瀉肝氣，就得使用瀉的手法，那就是迅速用力按下去，再迅速放鬆，再按，再放鬆，一定要迅速，有力。在這樣的刺激下，肝氣才能得以充分地疏泄，效果才會最好。如果只是使勁按著不動，不僅不會疏泄肝氣，反而會使肝氣阻塞。

可以在每天早上起床的時候，如法按壓此穴二十至三十次，只需堅持幾天，就會發現，自己的脾氣不再像從前那樣野馬般難以馴服了，再遇到事情，會用更加平和、耐心、理性的態度去對待。所謂的「涵養」，就是表現在爲人處世的態度上。雖然按壓太衝穴不能從根本上使一個人變得有涵養，但它能從源頭上減少影響涵養的生理因素。此外，肝經還有一個重要的穴，名爲陰包穴，位於大腿內側，將此穴和太衝穴每日間交替按壓幾次，效果更好。

從耳朵上調肝養魂，更有意思。我小時候看到有些教育有方的老人，遇到小孩發脾氣或者昏昏欲睡時，就拉小孩子的耳朵。拉哪裡呢？不拉上耳輪，也不拉耳垂，而是拉耳輪中部。往往輕輕拉上幾次，發脾氣的小孩就一點脾氣都沒有了，昏昏欲睡的小孩也馬上打起精神。耳輪中部這一塊正是肝區，一拉這裡，魂就回來了，於是人也馬上恢復正常。男人長大後，自尊心強了，恐怕除了老婆，再沒別人敢拉他的耳朵，耳朵沒人拉了，有人就開始「魂不守舍」。我建議，在沒人的時候，自己拉一拉自己的耳朵，感受一下那種痛感，回憶一下小時候長輩們的教誨，慢慢地，心就平靜下來了。

有了魂，自然就不怕沒有魄。肝的狀態好了，再調整肺，就不難了。在這裡提醒一點：儘量不要抽菸。抽菸傷人的肺，肺有問題的人胸部就不夠舒展，於是就容易出現佝僂、駝背，這是最影響一個男人魄力的！

第八章　能改善性功能的「關元穴」

關元穴位於臍下三寸處，也叫做丹田，是男子藏精、女子蓄血的地方，是人身上元陰、元陽的交關之處，也是元氣的關隘，所以叫「關元」。對這個穴進行艾灸，能使人的元氣源源不絕，所以，關元既是長壽穴，又是「性福」穴。

中國古代醫學史上有一個扁鵲學派，是上古時期的扁鵲傳下來的。這個學派的傳承非常慎重，也可以說相當保守，每一代只傳一個人，一直這麼單傳下去，當傳到宋代名醫竇材時，就不再往下傳了。幸好竇材寫了一本《扁鵲心書》流傳至今，我們可以從中窺見扁鵲療病養生的絕技。《扁鵲心書》裡記載了這麼一件事：

南宋紹興年間，有一個叫王超的軍人，退伍後在湖南當了強盜，曾遇異人，授給他一套「黃白住世之法」。他按此法去做，到了九十歲的時候，還是精神矍鑠，肌膚腴潤。此人流竄在岳陽一帶，無惡不作，老百姓深受其害。後來，王超被官府抓住，判了死刑，臨刑的時候，監斬官問他：「你有什麼異術嗎？」他回答說：「沒有，只是每年夏秋之交，我都在關元穴上艾灸一千壯。久而久之，就不畏寒暑，好幾天不吃飯都不餓。到現在，我肚臍下還有一塊地方，像烤火一樣暖和。像土成了磚，木成了炭，就不容易爛掉，都是火的力量。」王超死後，刑官令人剖開他腹部的暖處，見有一塊非肉非骨的東西，這就是用艾火灸出來的。

王超被處死是罪有應得的，但在古代大醫的眼裡，關元穴這味人體大藥卻眞的很神奇！因爲它至少有兩個作用，一是讓人健康長壽；二是能讓人保持旺盛的性能力。

人的性生活到底能持續到什麼年齡？按照《黃帝內經》的說法，男子到了八八六十四歲、女子到了七七四十九歲，就喪失了「天癸」，不能再生育了，甚至不能再有男女之歡。而實際生活上卻有很多特例，七十老翁生子並不罕見，而年過五、六十歲的婦人也可以有性生活，這就取決於一個人的體質了。

關於老年男性性能力的記載比較多，而對於老年女性的性能力的記載就非常罕見。著名醫家陳存仁先生對他的老年女病人做過一些隨機性的調查，發現一部分人完全喪失了性能力，陰部枯萎，再進行男女交合，則刺痛鑽心；而另一部分人則與二、三十歲時無異，甚至有所增強。

關元穴圖

關元是人體元陰、元陽的交接之處，經常艾灸此處，能讓人元氣源源不絕，長享「幸福」。

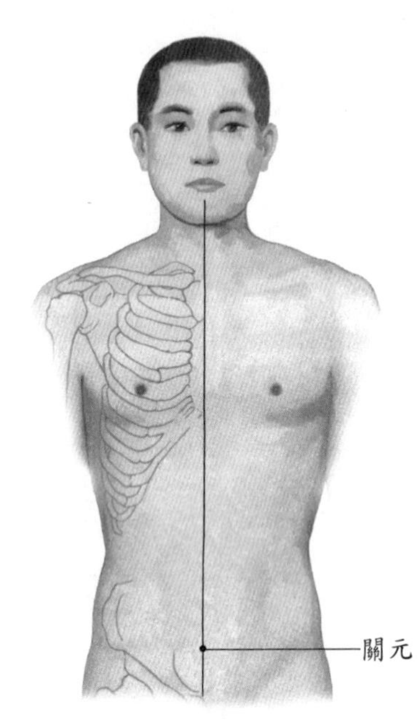

現代人的性行爲已經不僅僅是爲生育了，它還是享受人生、享受生活的一種方式，有人乾脆稱之爲「性福」。人們當然希望自己享受「性福」的時間越長越好。但是，矛盾馬上來了：過度的性生活會大量消耗人的元氣，不利於養生。所以，過度沉溺於男歡女愛的人，往往老得快，死得早。這就是《黃帝內經》上講的「醉以入房，欲以竭其精」。所以，最後必然是「半百而衰」，眞是得不償失，令人後悔不迭。

有什麼靈丹妙藥能化解「性福」與養生之間的矛盾？那就是關元穴這味人體大藥了。

關元穴位於臍下三寸處，也叫做丹田，是男子藏精、女子蓄血的地方，是人身上元陰、元陽的交關之處，也是元氣的關隘，所

改善性功能障礙高升點圖　按壓手上和腳上的高升點，可以有效改善性功能障礙症狀。

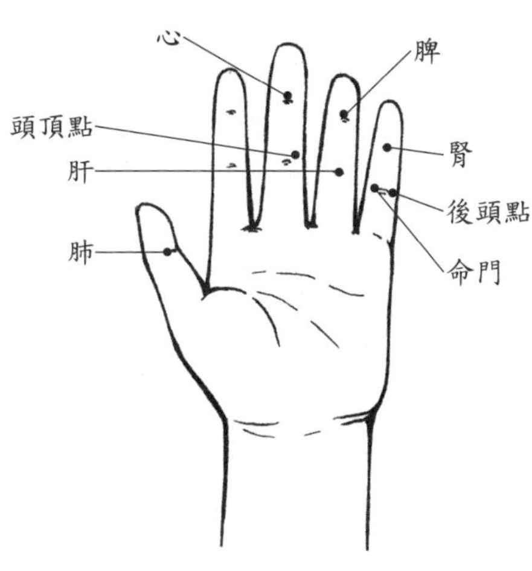

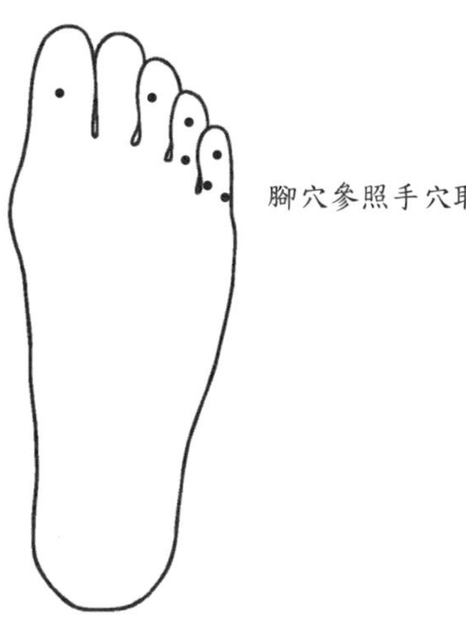

以叫「關元」。

通過對這個穴進行艾灸，能使人的元氣源源不絕，所以關元既是長壽穴，又是「性福」穴。我們用這個穴的時候，可以用艾條灸，也可以用手按壓，都可以使人在享受「性福」的同時，健康不老。

最後，還是要回到「人體X形平衡法」。一個人如果出現性功能障礙，非但無「性福」可言，反倒會背上數不清的精神壓力。

治療性功能障礙，周爾晉先生的建議是：手穴取心點、肝點、脾點、肺點、腎點、命門點、頭頂點、後頭點，腳穴取手穴的相對應點。按照常規的按壓方法，堅持按壓，要不了多久，就會發現：性福之門已經向你敞開了。

第九章　滋陰壯陽的小竅門

目前很多生活方式是最傷腎的，所以，我建議人人都要掌握一些保健腎臟的小竅門，並經常堅持用一用；這其中最簡單、最有效的方法，莫過於是取人體自身的大藥了。

跟腎有直接關係的疾病還有很多，遠遠不止泌尿、生殖系統疾病。有個病人問我：「我以前從來不暈車，爲什麼最近坐車就暈呢？」我一摸他的脈，腎虛！有個朋友在我面前抱怨他的小孩最近精神恍惚，上課不能專心聽講，成績下降得非常厲害，我一摸這孩子的脈，腎虛！有的人說一到冬天皮膚就非常乾燥，尤其是手足，一點兒潤澤的感覺都沒有，還有裂口，我一看他的氣色，還是腎虛！人老腎先老，老年人行動不便、頭髮變白、脫髮、掉牙、耳背等等一系列的症狀，全是源於腎虛。毫不誇張地說，腎虛是衰老的開始，青少年腎虛是早衰的先兆！

腎虧就是衰老，就像植物在乾旱中慢慢枯焦，這個過程是緩慢的，在這個過程中，人最容易放鬆警惕。尤其是在現代社會，生活節奏快，外界壓力大、誘惑多，大喜大悲刺激著人們的心，

健腎高升點圖 每天按揉耳穴和手腳上的高升點1~2次，就是最有效的健腎之法。

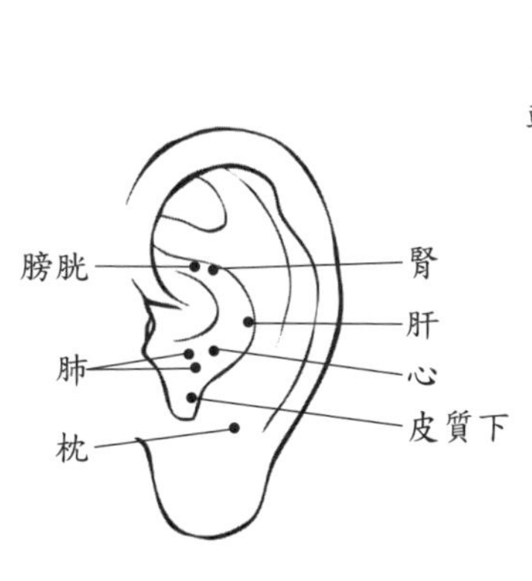

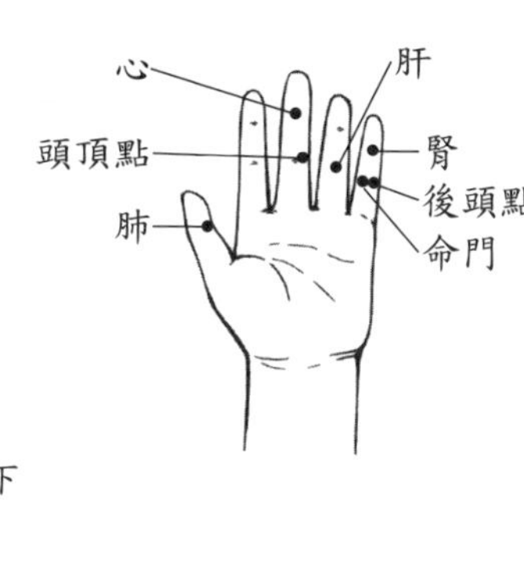

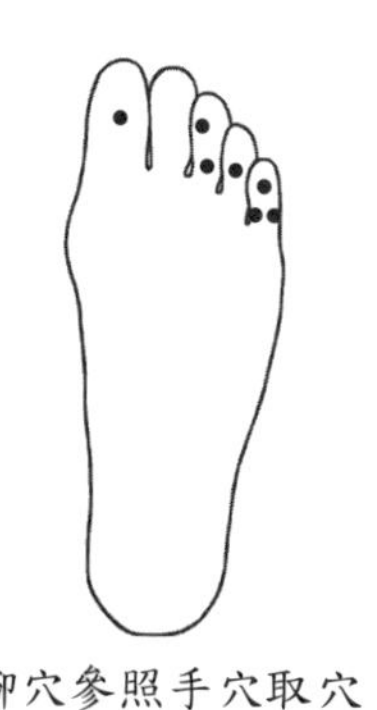

腳穴參照手穴取穴

心火旺就需要取腎水滅火；而心火過旺，腎水不夠用，於是出現「心火亢盛而腎水虛虧」的狀態。目前很多生活方式是最傷腎的，所以，我建議人人都要掌握一些保健腎臟的小竅門，並經常堅持用一用；這其中最簡單、最有效的方法，莫過於取人體自身的大藥了。

用按壓穴位的方法進行保健腎臟，耳穴取腎點、膀胱點、心點、肝點、肺點、皮質下點、枕點，手穴取腎點、命門點、心點、肝點、肺點、頭頂點、後頭點，腳穴取相應點。

爲什麼要取這些穴呢？腎和膀胱相表裡，手、足、耳上的點是對腎臟系統作用最直接的，當然要取。金生水，肺爲腎之母，水生木，肝是腎之子，母不強則子弱，子弱則母受損，所以，要健腎，還需照應好腎的母和腎的子，也就是肺與肝，那麼肝和肺穴也是必須要按壓的。腎和心關係密切，心好比皇帝，腎好比皇后，心腎和睦，身體才能健康，所以，心穴也是要取的。大腦

治療慢性腎炎大藥圖 所有的慢性腎炎病人都可以放心使用這組手穴和腳穴的配方，調理效果特別明顯。

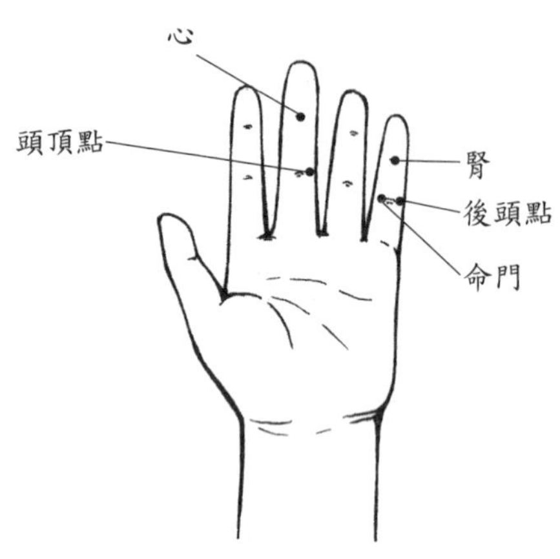

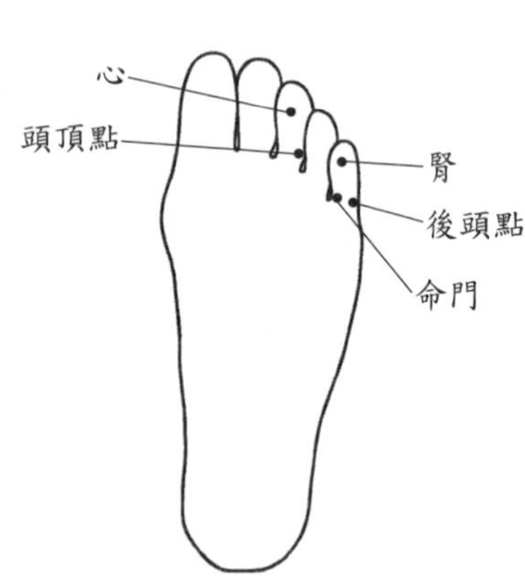

是接受心和腎的雙重領導，心、腎通過大腦指揮人體全身，而且，腎主骨髓，腦爲髓海，所以，保健腎臟要取腦穴，耳穴上的皮質下點、手穴和腳穴上的頭頂點，都是最重要的腦穴。腳穴後頭點是腎對應的部位，周爾晉先生把後頭比作「心腎之後宮」，因此，耳穴上的枕點、手穴和腳穴的後頭點也在必選之列。

這些穴位不僅是保健腎臟的必用之穴，也是治療腎臟系統一切疾病的基本用穴。前面我介紹的治療泌尿生殖系統所有疾病的方法，都是在此基礎上進行加減的。所不同的是，相對健康的朋友在用穴位進行保健的時候，每天一次或每兩天一次按壓穴位就可以了，按壓的時候也不需要有強烈的感覺；而有腎病的朋友用穴位進行治療或調理，就要堅持每天兩次或多次地按壓了，尤其是要重點按壓有痛感的穴位。

這就好比用兵，和平時只需在各個關隘適當設一些哨兵就行了，而戰爭時期就得把精兵強將集中在最重要的隘口，進行重點防守和狙擊。所以，對於患有慢性腎炎的朋友來說，平時用人體大藥來調理和保健，所取的穴位反倒可以少些：手穴取心點、腎點、命門點、頭頂點、後頭點。腳穴取相對應的位置。堅持每天按壓，時間越長越好。這組取穴配方適合一切慢性腎炎病人。

益腎的方法還有很多，例如：

❶捏脊可以調暢水道、滋補陰血，對於腎水虧虛療效明顯。從下往上捏，一天一次，一次五遍就可以了。

❷壓肚臍眼有益氣壯陽的作用，每天壓一次，每次以自然呼吸一百次計時即可。

❸按摩腹部也能利腎，可將一手放在肚臍眼上，另一隻手放在小腹丹田上，轉圈揉，順時針、逆時針各八十一次。

這三種方法，可以根據自己的情況隨意選用。

第十篇

維護孩子健康的大藥

我的一位朋友是針灸推拿科的專家，他曾經很驕傲地說：「我的小孩，十歲之前沒有打過針，也沒有吃過藥！」難道他的孩子從來不生病嗎？不是的，兒童身體既敏感又脆弱，生病是難免的，也是正常的，不生病才不正常呢！我這位朋友的孩子也是經常生病，只不過，不管生什麼病，都被他用推拿的方法給治好了。這樣的孩子真是幸福，十歲之前沒受過藥物的刺激，沒經歷過打針的恐懼，好處真是數也數不清啊！

給孩子推拿也是在取用人體的大藥。因為兒童的身體敏感生命力太強，所以兒童身上的大藥比成人更多、更有效。而且主要分布在孩子的手和背脊上，尤其是孩子的手上最多，如下圖所示：

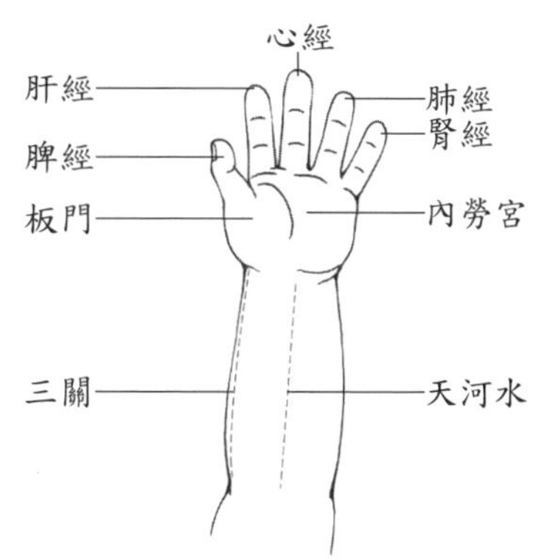

孩子雙手上布滿養生保健和祛除疾病的靈藥，妙用無窮。

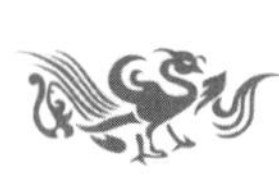

第一章　讓孩子身強體健的推拿法

如果家長學會了小兒推拿法，當孩子有病的時候，只要揉揉他們的小手就可以了，這是最智慧的選擇。

孩子的手上有這麼多的內藥，究竟要怎麼使用呢？下面介紹一下這些內藥的取藥原則和一些簡單的招式，掌握這些，就可以為孩子造福終生。

五臟的清和補

五個指頭的指腹分別關連著五臟，而五臟有虛有實，對於孩子來說，「虛」就是某方面活力沒有充分調動，這就需要補；「實」就是某方面的活力或機能過於旺盛，這就需要清，相當於潑點冷水，讓它別那麼亢奮。

兒童絕大多數的病都與火氣旺有關，心火一般只能清不能補。木生火，木旺則火旺，因此肝木一般也不能補，而只能清。生病的孩子經常會出現發熱、面紅耳赤、煩躁不安、哭鬧等現象，這都是心火、肝火亢盛的表現，都需要清心火、清肝木。

脾土和肺金可清可補，要視孩子的具體情況而定。脾爲後天之本，脾虛則不能運化食物，腹瀉是兒科非常見的一種症狀，只要有這個症狀，就要補脾土。熱生於肺，小兒有發熱的症狀，則需要清肺金；同時，又因爲肺虛生熱，所以又要補肺金。清是清熱，補是補虛，二者相得益彰，並不矛盾。

腎水則只能補不能清，因爲腎是人的先天之本，孩子的健康很大程度上取決於先天之本。

那麼，具體要怎麼清，怎麼補呢？對於脾土、肝木、心火、肺金來說，直推（向指根方向）爲清，旋推爲補。

腎水，則恰恰相反，直推爲補，旋推爲清。也就是，孩子的小指、食指和中指都只能直推，拇指和無名指直推、旋推都可以。

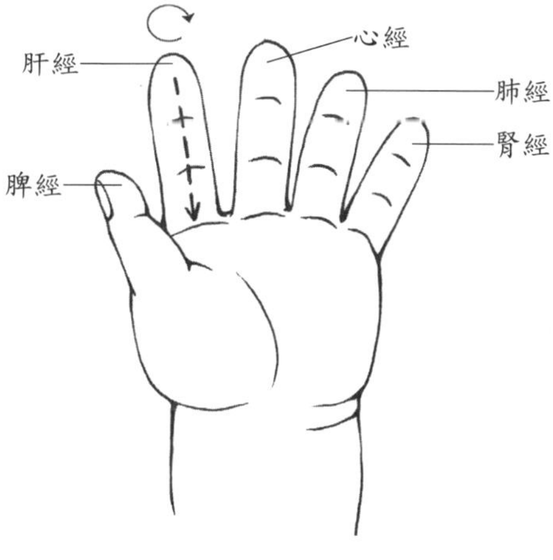

清、補示範圖

掌握了「補」和「清」的方法，父母給孩子按摩經絡、保健祛病的時候，就可以心中有數了。

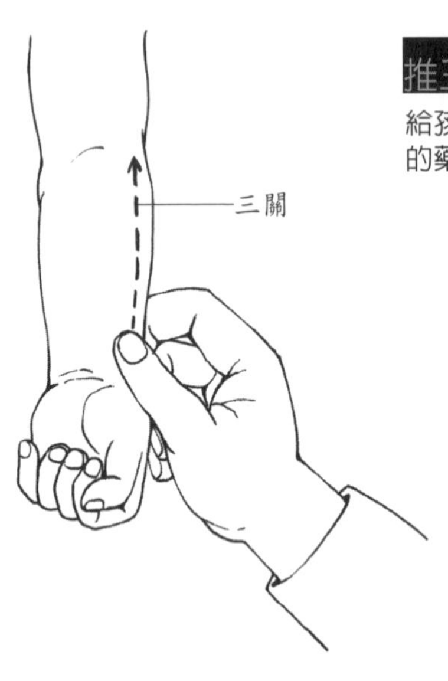

推三關圖

給孩子推三關，等於給他吃了溫補的藥物，主要用於寒涼病症。

寒涼病症推三關

推三關就是用拇指或併攏食指和中指，從孩子手臂前側的腕部推到肘部，如此反覆，根據年齡和病情把握次數，零至三歲的孩子一般不超過兩百次，三至十歲的孩子不超過五百次。以推至孩子的手臂發紅、眼睛開始安定而有神爲宜。如圖所示：

推三關，好比給孩子服用了麻黃、肉桂，這兩味藥都是溫性的，用來溫裡、發汗。有的孩子是寒性體質，陽氣不是很旺盛，再加上受點寒，或吃點涼的，就容易拉肚子。而偏偏有的庸醫認爲拉肚子是因爲脾胃有熱，於是用苦寒的藥物。我認識一個小有名氣的兒科醫生，喜歡用一個偏方：取活河蚌一隻，在蚌殼裡加上糖，蚌受不了這個刺激，就會自行流水，然後讓小孩喝這流下來的水。我小時候就喝過，毫無效果，而且疾病迅速惡化，吃什麼拉什麼，沒幾天就瘦成皮包骨頭，差點死掉，所以，我母親至今對這個偏方仍記憶猶新。現在想來，這個偏方是大寒的，可能對熱性腹瀉有效，卻治不了寒瀉。我小時候的那種寒涼腹瀉，其實用推三關這個方法就可以解決。

熱性疾病退六腑

六腑屬陽，陽氣行於六腑，必須要暢通，如果有阻滯，就像電器裡某一個元件短路，馬上就會發熱，而且往往是四十度 以上的高熱。退六腑好比中藥裡的滑石、羚羊角，可以清熱，疏通六腑。具體操作方法：推前臂後側，自手肘部推到腕部。這一招，可以迅速清退小兒高熱。

揉外勞宮

勞宮穴在手心裡，外勞宮在手背上與勞宮對應的位置，在手臂的正中間。如圖所示：

退六腑圖

退六腑，可以很快清退孩子的高熱。

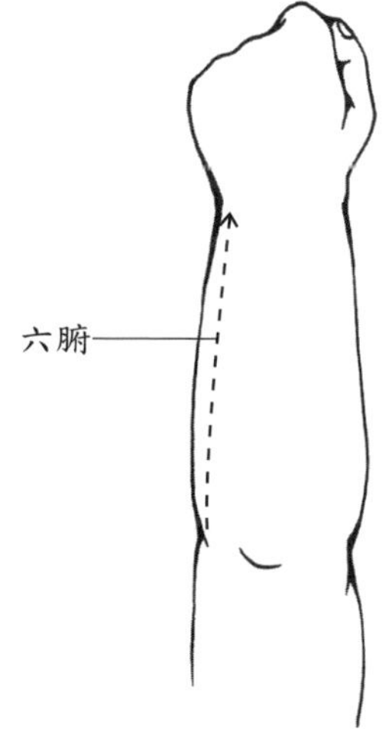

家長給孩子揉外勞宮時，要用左手托住孩子的小手，然後用右手的小指點住孩子外勞宮穴，輕輕轉圈揉動。這種手法可以燃起孩子的心火，驅散體內的寒氣，對於風寒感冒、虛寒腹瀉、脫肛、遺尿、疝氣等都有非常好的效果。

清天河水

清天河水則是推前臂內側正中，用大拇指或將食指、中指兩指併攏，以指腹從孩子的腕部推到肘部。清天河水有退熱、鎮靜、安眠的作用，對於孩子發燒、心煩、口渴等有很好的療效。

推大腸和清大腸

大腸和肺相表裡，熱生於肺，不能完全從肺部清退，這時就得借助於肺的賢內助——大腸了。大腸就好比機器上的煙囪，是肺熱的重要排

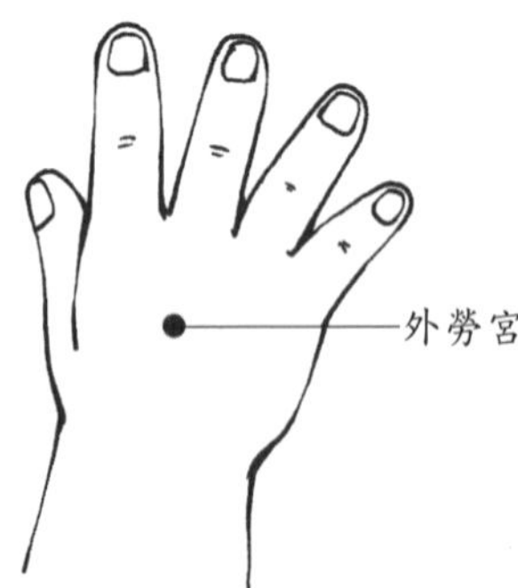

揉外勞宮圖

經常給孩子揉揉外勞宮，可以驅散孩子體內的寒氣，預防感冒、腹瀉等很多常見病症。

泄口。所以，當孩子有肺熱、肺燥的時候，家長就不妨通過孩子的大腸經來調整。

沿著孩子食指外緣，從指尖推到虎口，叫推大腸，可以生津潤肺；從孩子的虎口推到食指尖，叫清大腸，是用來清熱的。

推脊柱

推脊柱也有很好的退熱作用。具體作法：讓孩子趴下來，家長用食指、中指的指腹從孩子脖子根部一直推到尾椎骨。

脊柱的妙用無窮，從上往下推可以幫孩子退熱，而從下往上捏則有病治病，無病強身，這就是我們前面講的捏脊。捏脊對於孩子的治療和保健來說，也是非常管用的。

掐四橫紋

清天河水圖

孩子發燒時，家長可以馬上給孩子推天河水，可以很快袪熱、安眠。

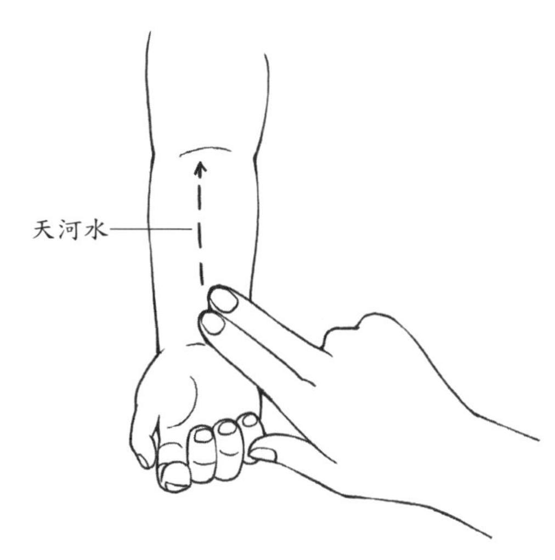

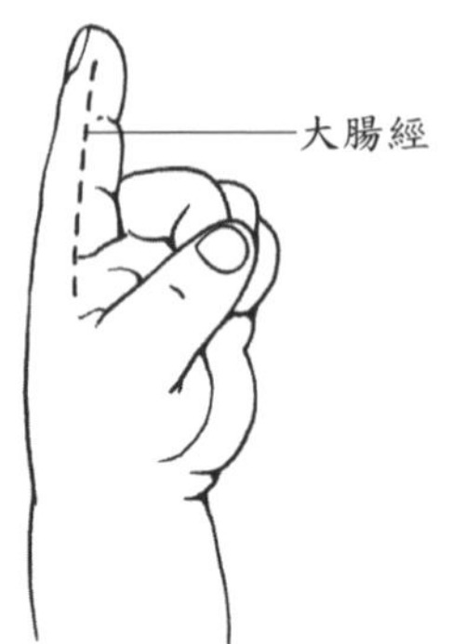

推大腸和清大腸圖

給孩子推大腸可以生津潤肺，清大腸可以消除肺高熱。

推脊柱圖

推脊柱也是媽媽為寶寶祛熱的一個良方。

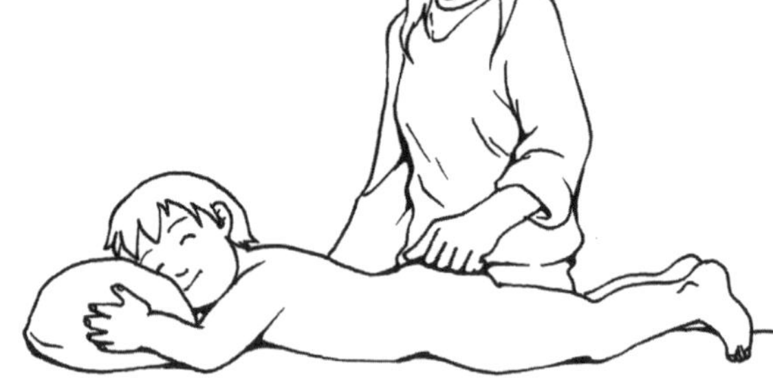

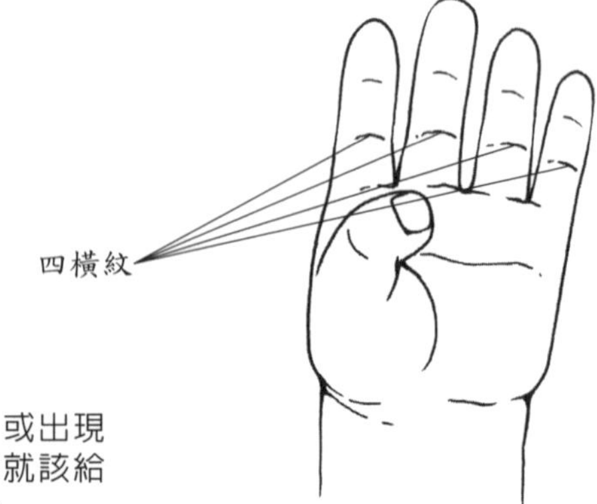

掐四橫紋圖

如果孩子食欲不振，或出現胃脹、腹脹時，父母就該給他掐揉雙手的四橫紋。

孩子平時若總是食欲不振、吃什麼都沒胃口，或者出現胃脹、腹脹時，這時候家長一定要趕緊掐一掐孩子雙手的四橫紋。四橫紋指孩子食指、中指、無名指、小指上靠近手掌的第一指關節的四個橫紋。家長可以用大拇指的指甲掐揉孩子雙手的四橫紋，力度以孩子稍有痛感但又能接受爲宜，每個手指掐二至三分鐘。這個方法治療孩子疳積效果非常好，另外，還可以治療孩子的腹脹、腹痛、消化不良、驚風、氣喘等病症。

分推腹陰陽

如果孩子受了涼氣，導致了肚子疼，這時父母除了要儘快給孩子吃些溫熱的食物以祛寒之外，還要給孩子揉揉肚子。家長要先用溫水將手泡熱，或者是雙手搓熱後再開始揉。揉的時候可以從孩子中脘至肚臍中線向兩肋方向分推，這叫

分推腹陰陽圖

分推腹陰陽，可以治療孩子的腹痛、腹脹、消化不良，讓孩子的身體舒舒服服。

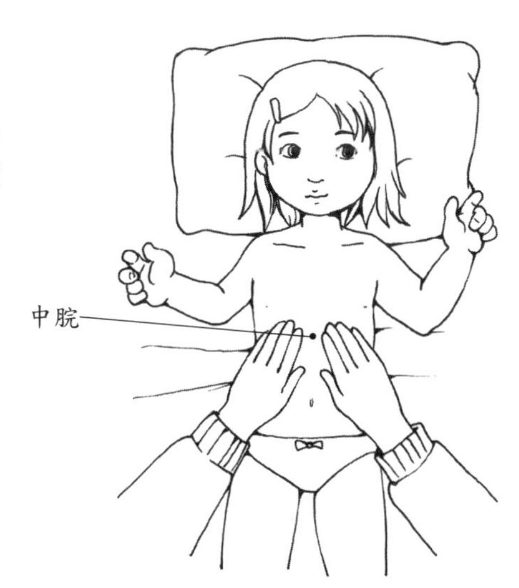

做分推腹陰陽，推五至十分鐘即可，能幫助排出孩子體內的寒氣，治療肚子痛、腹脹、消化不良、噁心嘔吐等症。

揉板門

揉板門也經常用來治療小兒疳積，療效非常好。板門就在手掌大魚際處，家長給孩子揉板門時候，可以一隻手托住孩子的小手，用另一隻手的拇指按揉板門，順時針、逆時針都可以，也可以使用推法，來回推動，時間三至五分鐘即可。揉板門可以調理孩子的脾胃，讓孩子胃口大開。

搓耳朵

我在前面反覆提到耳穴藥庫的妙用，同樣，對於孩子來說，耳朵也是一味保健的良藥。家長平時可以經常給孩子搓搓耳朵，每三至五分鐘，

揉板門圖

揉板門也是調理孩子脾胃的一個絕妙之法。

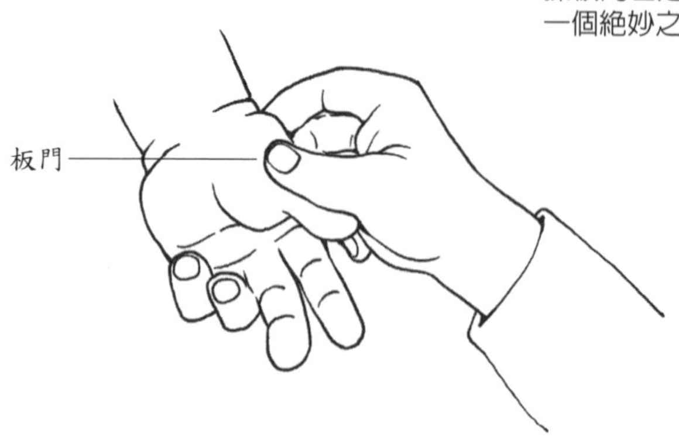

就可以疏通經絡，提升氣血，滋養腎氣，讓孩子的身體更加健康。

另外，孩子如果不小心受了驚嚇，就容易睡不安穩、胃口也會變差，家長也可以通過給孩子按摩兩隻小耳朵來解除這種不適。家長可以把孩子的小耳朵搓得紅紅的，這樣孩子緊張的情緒就能很快舒緩下來了。

上面這幾招，對於越小的孩子，效果越明顯，零至五歲的孩子，一般是一用就靈；對於五至十歲的孩子，效果要稍微差些，如果想達到最佳效果，就得配上耳穴和其他四肢穴了；對於十歲以上的孩子，則可以照成人那樣取耳朵和四肢上的高升點。

家長在給孩子取手穴進行按摩的時候，要遵循「男左女右」的原則，男孩取左手，女孩則取右手。

搓耳朵圖

搓耳朵也是小兒保健的不二良方。

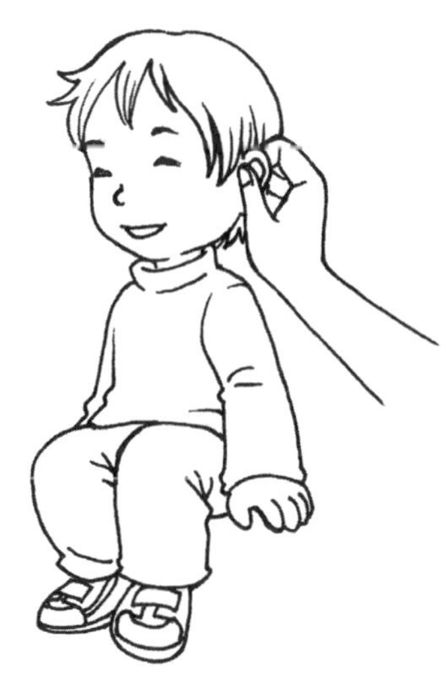

推拿的時候，用拇指或食、中兩指都行，以孩子感覺舒適爲度。

在孩子幼小的心靈裡，穿著白袍的醫生太可怕了，他們治病，都是吃藥、打針，所以，他們往往一看到醫生就會哭。爲人父母者，要能體會孩子心裡的恐懼。如果家長學會了小兒推拿法，當孩子有病的時候，只用揉揉他們的小手就可以了，這是最智慧的選擇。

第二章　能幫孩子退燒的推拿法

孩子的很多急性病症都伴隨著高燒，而孩子嬌嫩的身體和臟腑是經不起高溫煎熬的。因此，對這類病的急救，首先就是退燒。

古人說，兒童是「稚陽之體」，很嬌弱，同時陽氣又很足。這股陽氣，就是他們身上洋溢的蓬勃生機，如果陽氣運行得好，孩子必然健康地長大；如果陽氣運行得不好，就有可能像一台高功率的電器發生故障，能量不能流通，轉而發熱。所以，孩子的很多急性病症都伴隨著高燒，而孩子嬌嫩的身體和臟腑是經不起高溫煎熬的。因此，對這類病的急救，首先就是退燒。

有一次，我有事去找一位結識多年的朋友，她在電話中說她在醫院，因爲事情比較急，我就趕到醫院去找她，後來在小兒科找到了她。原來，她一歲多的小女兒高燒不退，正在醫院接受治療。

她一見到我就說：「怎麼辦啊？怎麼辦！孩子都燒到四十度了！」看到她焦急的樣子，我忽然覺得自己的那件急事簡直是小事一樁，沒必要開口提了，我問：「燒沒退下來嗎？」她說：「打了一瓶退燒點滴，好了一陣子，不到半天體溫又上去了。」另一位年輕的醫生在旁邊說：「我們想繼續給孩子打退燒點滴，她不肯。」

「不能再打了，沒用。」她斬釘截鐵地說，「孩子根本受不了。」說著，她都快哭了。作爲一個母親，在自己孩子病了的時候，有時會感情脆弱，六神無主。

我說：「妳先別著急，辦法一定會有的，我給孩子試試推拿吧。」於是，我拿起孩子滾燙的小手（右手）：清脾土、肝木、心火、肺金各三百次，補腎水四百次，清天河水三百次，退六腑兩百次，從上向下推脊三百次。在旁人看來，我只不過是給孩子摸了摸手指，推了推手臂和背脊，即使是在醫院裡也不犯忌諱。

孩子原本已燒到近乎昏迷的狀態了，根本沒有力氣哭鬧，等我的推拿進行了一大半的時候，孩子睜開了眼睛，開始咿咿呀呀地說話了，看那意思，是想讓媽媽抱。完成整個推拿，我花了將近一個小時，在悶熱的病房裏，我也滿頭大汗了。我那位朋友把孩子抱在懷裡，哄了一會兒，量了量體溫，「三十八度！」她看溫度計時眼睛都在發光。

「現在可以打點退燒點滴了，千萬別太多。」我說。

打點滴的時候，孩子安靜地睡著了。

「孩子的高燒是怎麼降下來的呢？」朋友問我。

我說：「熱是由肺產生的，肺炎導致肺部失調，氣機不利，產生熱量，一個臟器有熱，馬上傳給五臟六腑，五臟六腑都出現了短路、發熱，所以孩子高燒不退。清肺金、心火、肝木、脾土，就是直接清除各臟器的熱，補腎水也是在清熱，因爲水剋火，同時，被高燒煎熬的臟腑經絡，也迫切需要得到腎水的滋養，因此，補腎水推拿的次數要多一些。此外，這裡用的清天河水、推脊和推六腑，全部是用來退熱的。因爲孩子體溫高於四十度，所以退六腑也可以用。」我把小兒推拿的那幾招給她示範了一遍，並說明了各種招數的功用。

我說完了，她還覺得不過癮，問：「就這些？還有呢？」

我說：「沒啦，有這些就管用了。」

她說：「唉，想不到傳說中的小兒推拿竟這麼簡單，看來中醫我也得好好學學了。」

我又問她：「剛才爲什麼不讓醫生繼續打點滴呢？」

她說：「我考慮的是藥對孩子的副作用。一瓶冷水進到了孩子的身體，不怕燒不退，但後果又會怎麼樣呢？就像一個機器局部短路發熱，潑一瓢冷水上去，只可能當時有用，但解決不了根本問題。」

「好！」我向她豎起大拇指，「能這樣看問題，證明妳很有學中醫的資質啊！我們用小兒推拿，可以把孩子的身體機能順過來，這是退熱的根本途徑。」

接著我們又聊了很多，彼此都非常愉快。我那件「急事」也早就被忘到九霄雲外去了，當然，因爲這麼一耽擱，「急事」也就不了了之，好像也沒有因此誤什麼事。

世間本無事，庸人自擾之，我們生活中的很多「急事」其實就是這麼來的，只有人命關天的事才是眞正的急事啊！

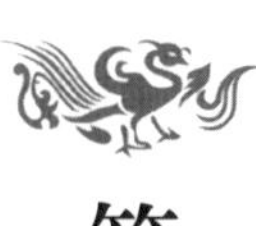

第三章　孩子的健康從脾胃著手

如何打造孩子的「後天之本」？有的父母就會順勢考慮：該給孩子吃點什麼藥呢？我一般給他們推薦足三里這個大穴，每天早晨起來按摩一次，每次按摩四至五分鐘，這就是最好的藥。

孩子沒有食欲、挑食、面黃肌瘦、腹瀉等現象是常見的，這些都是消化系統出了問題。每當我向一些孩子的父母強調「脾胃是人的後天之本」的時候，他們都會不以爲意，往往會附和我說：「對，小孩要健康，首先得吃好。」

我說：「不對。難道你沒有給孩子吃好嗎？」現在生活水準提高了，孩子的營養齊全且充足，但如果孩子的消化系統不好，不能很好地吸收，再多的營養也是白搭，甚至有可能進一步損傷孩子的脾胃。所以，我們在給孩子吃東西的時候，要把更多的心思放在保護脾胃上：

孩子脾胃最容易受傷

保養孩子的脾胃，首先飲食要適量，讓孩子吃飯時細嚼慢嚥，把磨碎食物的工作儘量在嘴裡完成，這樣胃的負擔就減輕了；其次要讓孩子多吃澱粉含量多的食物，這裡特別推薦山藥；再次，當孩子出現脾胃虛弱的時候，家長還可以適當給孩子吃點芳香性的食物，如香菜、生薑等，中醫裡說「芳香醒脾」，芳香的食物能喚醒脾的功能，讓它積極工作。

●傷了孩子的脾胃，就是傷了他的命

要讓孩子的脾胃不受到傷害，家長有兩點要注意：一是不要讓孩子吃得太多，人體能吸收的東西是有一定量的，並不是吃得越多就吸收越多，吃得太多就會加重脾胃的負擔，使孩子脾胃受損；第二，有一些家長口味比較重，千萬不要把自己的喜好強加到孩子身上，不要讓孩子吃過於辛辣或者過於甜、膩、鹹的食品，這都是傷脾胃的。

能做到上面兩點，孩子的脾胃基本上不會出問題。但做家長的不能「不求有功，但求無過」，還要進一步想辦法：如何讓孩子的脾胃更好？如何打造孩子的「後天之本」？有的父母就會順勢考慮：該給孩子吃點什麼藥呢？我一般會推薦足三里這個大穴，每天早晨起來按摩一次，每次按摩四至五分鐘，這就是最好的藥，堅持下去，保準十天以後，挑食的孩子就不挑食；沒胃口的孩子也開始狼吞虎嚥；一個月以後，面黃肌瘦的孩子會變得紅潤白胖，與以前判若兩人了！

對於大人來說，心腦血管疾病是最可怕的，而對於孩子來說，我認爲最可怕的病在脾胃。我有個朋友，有一天中午打電話跟我說，他家小孩兒發燒、拉肚子好幾天了，抱到醫院打針吃藥了，但都不見效果，希望我有空的時候去看看。他雖是輕描淡寫地講述，但我心裡已經很著急了，於是趕緊放下手頭的事情，趕到他那裡。

我進門的時候，朋友很詫異：「這麼快就來了！」我根本沒有心思跟他客套，趕緊看孩子，一摸額頭，滾燙，起碼有四十度，再看孩子剛拉下來的大便，全是沒有消化掉的食物夾雜著膿血樣的東西。我對朋友吼道：「都病成這樣了，應該趕緊上大醫院啊！很危險了，你知道嗎？」

朋友一聽，也緊張了，結結巴巴地說：「那……那，你，你來了你也沒辦法啊？」

「我先試試吧！」我說。於是我給孩子進行推拿：首先補脾土三百次，鞏固好大後方；再清大腸一百次，消除大腸內的積熱；緊接著推大腸兩百次，以潤肺生津；再揉板門以止瀉；再清肝木、肺金和心火各兩百次，以清五臟之熱；緊接著補肺金一百五十次，還是爲了潤肺生津。接著，推三關、清天河水、退六腑、推脊各一百五十次，依然是爲了退熱；接著，補腎水兩百次，捏脊五次，指壓足三里五百次；最後，再按壓尾椎，用來止瀉。

朋友見我一直在忙活，站在一邊有些過意不去，我對他說：「你學著點啊，以後就得由你來做啦。」

不一會兒，孩子額頭滲出了許多汗，我用溫度計一量他的體溫，接近正常了！

那天，我留在那位朋友家裡閒話家常，他拿出新近購買的一套明刻本《論語》，我們一起討論經史，品評人物，那些古老而鮮活的義理，那些可愛可歎的人物，也像這舊版書一樣，永遠值得人把玩和品味。我故意把話題往醫理上引導，朋友驚奇不已：原來醫理與經史中修齊治平之道實出一轍！

我們從下午聊到深夜，我不時看看孩子，體溫沒有回升，這期間，孩子解過一次大便，大便已經能成形了。我離開的時候，孩子已經安然入睡。我叮囑朋友第二天再給孩子推拿一次，以後多給孩子捏捏脊。他仍有點兒不放心地問：「不用吃點兒藥鞏固一下嗎？」我說：「我的原則永遠是少讓孩子吃藥，能不吃藥就不吃藥，孩子好好的，幹嗎非得給他吃藥呢？是藥三分毒啊！」

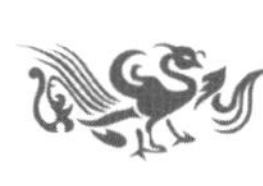

第四章　體弱的孩子該如何改善

堅持長期捏脊，是體弱兒童保健的最佳方法，有百利而無一害。

當年周爾晉先生的兒媳懷孕七個月早產生下一女，體重不到二千公克，小嬰兒一喝奶就吐，奄奄一息，周爾晉老先生用小兒推拿法爲她保全了性命。其方法就是每天給孩子捏脊一次，補脾土兩百次，清肝木、心火各一百次，補肺金、腎水各兩百次，揉板門、推三關各一百五十次，兩個月之後，這個嬰兒像正常的嬰兒一樣了，長大後也非常健康，尤其是腸胃極好。

現在絕大多數夫婦都只生一個孩子，優生是先天的，但也難免有的嬰兒生下來後有一些缺陷，很多父母因此陷入巨大的痛苦之中。治療吧，治不起，而且治不好；不治療吧，實在於心不忍！殊不知，在這種迷茫和痛苦中，治療小孩病痛的最佳時機就被錯過了！優生是老天決定的，而優育則掌握在父母手裡。

周爾晉先生的小女兒兩歲的時候，因先天心肌炎急性發作而休克，曾兩次送到醫院急救，

小兒推拿法圖 堅持使用小兒推拿給體弱的孩子進行調理，可以讓孩子遠離疾病，日益強壯，身體越來越好。

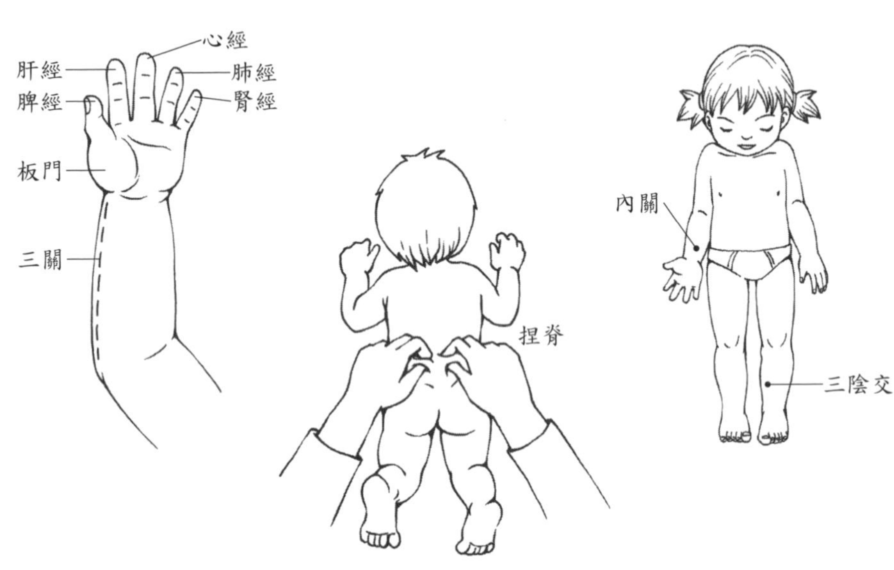

不能根治。周爾晉先生用小兒推拿法對女兒進行救治：補脾土、肺金、腎水各。百次，清肝木、心火各兩百次，揉內關和三陰交各三百次，捏脊每次五遍。這樣堅持推拿了三個月，女兒的先天心肌炎多年沒有發作，直到她十九歲考大學的時候發作一次，又被周爾晉先生用人體X形平衡法治好。但他說起此事的時候，還是頗多遺憾。他說，當年給女兒推拿，療程還是太短，如果能夠堅持六個月，就能徹底治癒了，或者，如果能堅持給孩子捏脊幾年，此病也能不治而癒。

因此，堅持長期捏脊，是體弱小兒保健的最佳方法，有百利而無一害。

孩子不怕生病，不怕體弱，最怕父母對治療失去信心。有一個孩子得了慢

慢性支氣管炎治療圖

每天給孩子按摩雙側肺俞、足三里各5分鐘，再加上揉肚臍、捏脊，可以從根本上提升孩子的體質，祛除慢性支氣管炎。

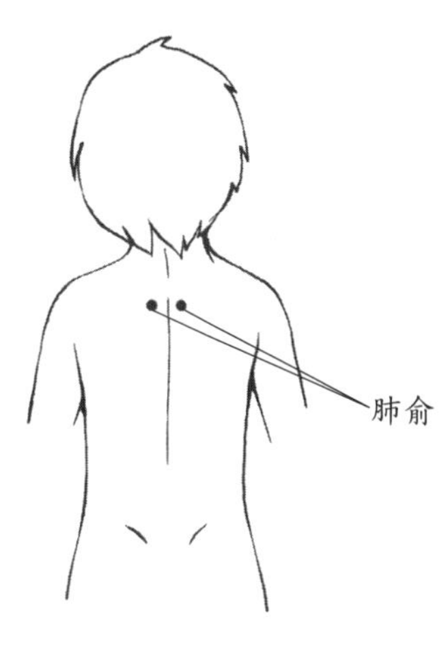

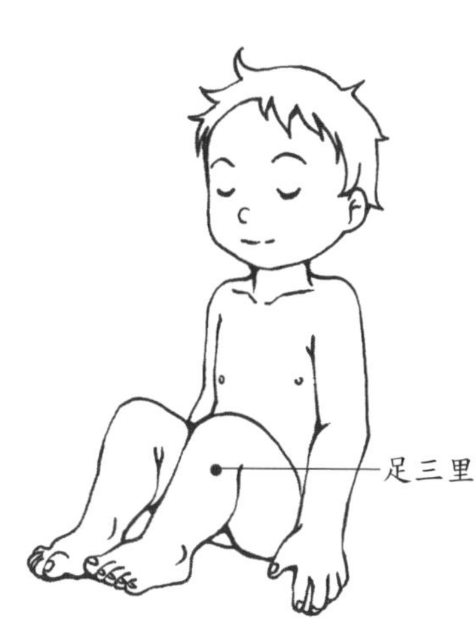

性支氣管炎，總是咳喘，我在給孩子治療的時候，孩子的父親居然對我說：「這孩子先天不足，可能長不大，反正我是沒什麼信心了。」我聽了勃然大怒：「沒什麼信心你幹嗎還叫我治啊？噢，孩子身體不好，你不想要啦？養孩子不是養畜生！孩子的身體是你給的，他的健康取決於你，先天上取決於你的體質，後天也取決於你對他健康的態度！」聽了我一番話，那位父親似乎明白了什麼，非常慚愧。

我說：「你要有信心，我教你四招，你天天堅持，我保證孩子長大後身體比你強壯！」他連連點頭。於是我教他每天給孩子按摩肺俞穴兩百次，按壓足三里和肚臍各五分鐘，再捏脊五次。

這位元父親認眞地把操作方法寫在紙

上。大概半年後，他打電話對我說：「堅持按摩還眞是有效，這半年來小孩兒沒有咳喘過。」我說：「半年還太短，並不意味著孩子這病已經好了。要想孩子身體好，不犯病，你得繼續堅持。你不妨堅持三年、五年，看看孩子到時候是什麼體質！」他在電話那頭連連說是：「別說三、五年，就是三、五十年我也願意！」我笑了，同時有點感動，這就叫父愛如山啊！三、五年的推拿、按摩，足以讓一個體弱多病的孩子健康強壯起來，這也算是圓了父母的一大心願吧！

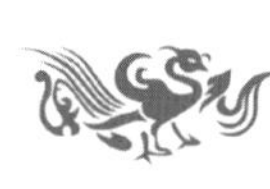

第五章 有助孩子長高、變聰明的方法

這裡有個最簡易的方法，不僅能讓孩子長得高，同時又能讓孩子變得聰明。具體操作方法：每天早上起來，家長給孩子捏脊五遍，揉雙腳底的湧泉穴各兩百次，再按摩背部的命門穴四至五分鐘。

家長誰都希望孩子快快長高，而且頭腦聰明。這兩個願望其實都可以通過益腎來實現。中醫說腎主骨，兒童的長高首先需要骨骼健康地發育，而骨骼的健康發育取決於腎氣是否旺盛；骨骼的精華在骨髓，而腦爲髓海，是骨髓匯集的「大海」，養腎就能養骨骼，滋養骨髓，最終滋養大腦。

所以中醫也說，腎主智，孩子聰不聰明，取決於他的腎氣是否旺盛。腎是孩子的先天之本，如果一個孩子健康、聰明，人們會說：「這孩子很有天資。」意思就是說，這孩子先天之本很足。

但是先天之本還要通過後天的調養來發揮作用。有一項研究指出，人的大腦能量極大，現在

體健腦聰按摩法圖 每天給孩子捏脊、揉腳心、按摩命門，可以讓孩子身強體壯，頭腦聰明。

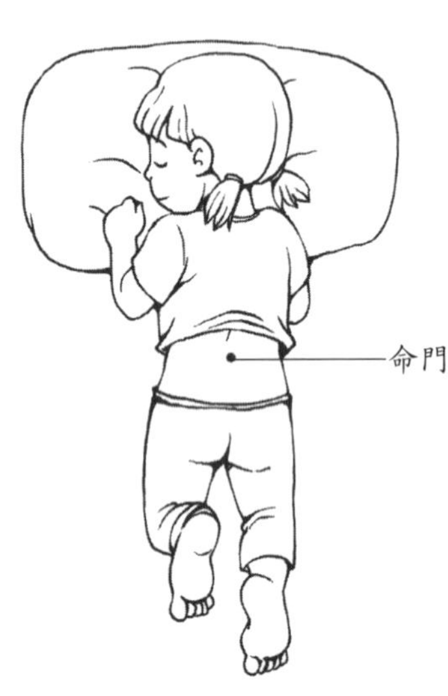

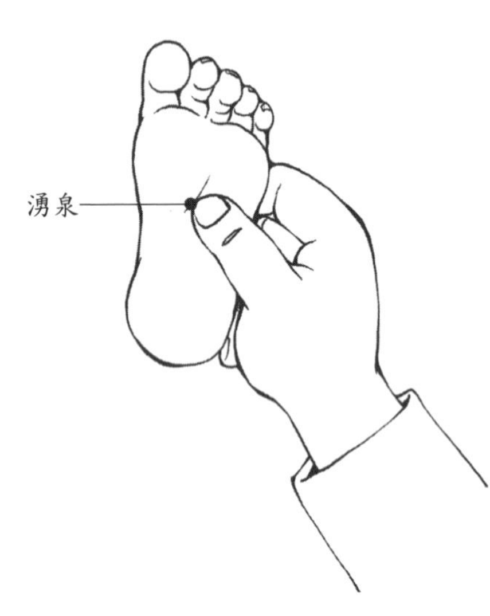

人們所利用的還不到百分之十。其實，人的先天之本又何嘗不是如此？有的孩子，父母的體質非常好，出生的時候也很健康，先天之本很不錯，但由於後天失調，腎的活力沒能夠充分啓動，結果一生平庸。

也有的孩子，父母體質一般，自己從小體弱多病，但長大後仍然很健康而且聰明，這就是因爲他後天充分啓動了腎的活力，充分利用了先天之本。所以，開發一個人的「先天之本」，關鍵靠後天。

這裡有一個最簡易的方法，不僅能讓孩子長得高，同時又能讓孩子變得聰明。具體操作方法：每天早上起來，家長給孩子捏脊五遍，揉雙腳底的湧泉穴各兩百次，再按摩背部的命門穴四至五分鐘。

脊柱對於小孩的生長非常重要。我們知道，脊柱中有一條粗粗的脊髓通向大腦，大腦通過脊髓指揮全身，捏脊有益於脊髓；所以，捏脊的時候會感覺到一陣陣酥麻傳遍全身，這就是身體的潛能被啓動，在放電。這股微弱而特別的電流刺激大腦，可以使大腦的智慧潛能充分開發，刺激全身，又可以啓動全身的生長機能。

而且捏脊本身還可以舒活脊椎，有利於脊椎的生長，從而帶動身體的健康發育。有的孩子四肢長，身體小，這是不均衡的發育，捏脊可以矯正這種畸形。

湧泉穴則是腎經的井穴，按摩這個穴，就是讓生命的泉水湧出來，滋養全身。命門穴則藏著眞火，按摩命門穴，可以生發全身的陽氣。如果說，捏脊是鬆土，按摩湧泉是澆水，那麼按摩命門就是給身體帶來陽光。

兒童的身體就像春天的小樹，只有在肥沃的土壤裡，有了水，有了陽光，便能健康生長。這裡所介紹的這套按摩方法，無異給孩子創造一個利於生長的自然環境，其實就是在效法自然。

這個方法是一位兒科老中醫傳授給我的。老醫生當年對我說，此法對零至十八歲的孩子都有效果。我不忍將其作爲「祕術」保存起來，而是向許許多多的父母推廣此法，如今，它已經造福了無數家庭，使很多孩子的成長充滿健康、智慧和陽光。

我今天將其寫進書裡，以求造福更多的人。

後記　最好的醫生是自己

經歷了一番辛苦，終於寫完這本教大家使用人體大藥的書，目的是爲了讓所有人健健康康，遠離疾病，讓身患疾病的朋友不再恐懼，重新找回戰勝疾病的勇氣、信心和靈丹妙藥。

長久以來，我一直在爲人們的健康探尋一種穩定模式，漸漸總結出了三個要點：第一，沒病的時候要注意飲食起居，學一點養生訣竅；第二，有病的時候要及時去醫院，找明醫診治，問清詳情，努力找出致病根源，爭取從根本上祛除疾病；第三，治病期間要採用經絡、穴位、飲食等方法，進行自我調養，促進康復。這是確保一個人健康的三輛馬車，也可以叫「三足鼎立」。這本書，教大家使用人體自身的「大藥」，可以說是其中的兩個「足」。

最好的藥不在藥房，而在我們身上；最好的醫生不在醫院，而是自己。沒病的時候可以用人體大藥養生，有病時可用人體大藥來調養，加速康復。只要學會方法，人人都可以成爲良醫，都可以成爲自己和家人、朋友健康的守護神。而且這種簡單的方法一學就會。

在這本書中，我採用了很多其他醫家的智慧，尤其是周爾晉先生，他的X形平衡法給我很多啓示，我覺得很值得推廣給大家，在此對周老致以深深的敬意！同時也祝天下所有人都學會使用人體自身的大藥來養生保健，從而遠離疾病，健健康康地享受每一天！

武國忠

附錄

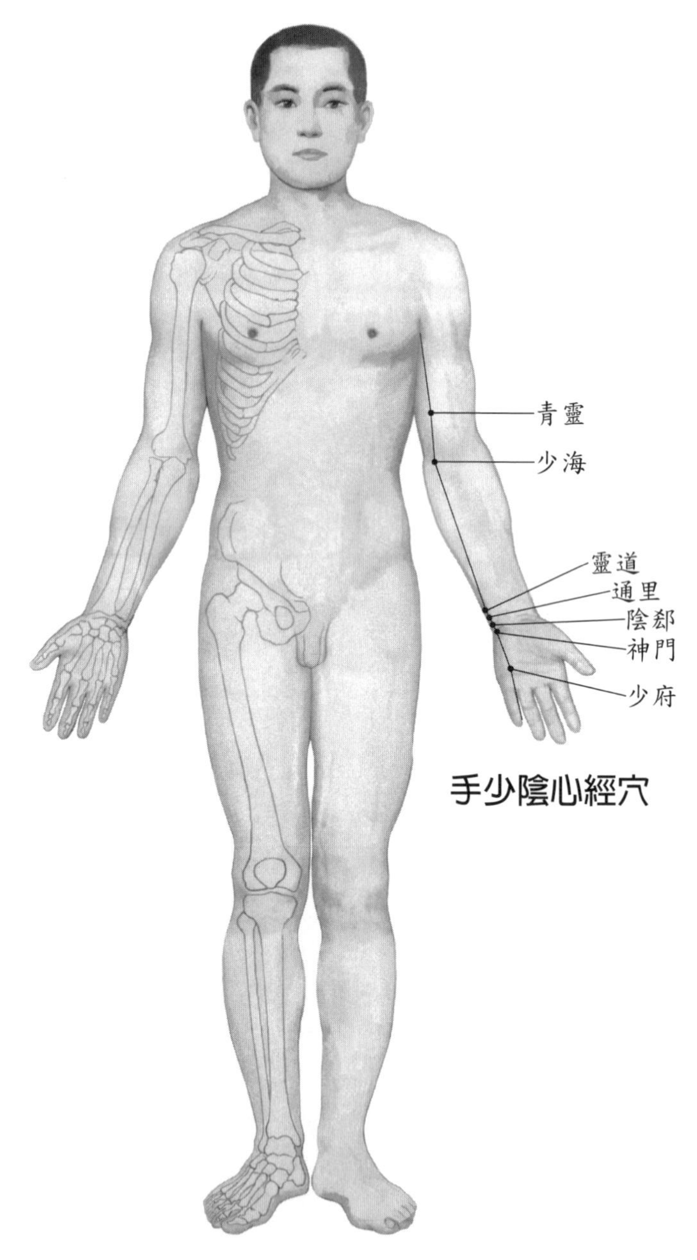

手少陰心經預防和主治的疾病

心血管疾病：冠心病、心絞痛、心跳過慢、心跳過快、心肌缺血、心慌。
神經及精神疾病：失眠健忘、神經衰弱、精神分裂、癲癇、神經官能症。
其他：經脈所過的肌肉痛、肋間神經痛。

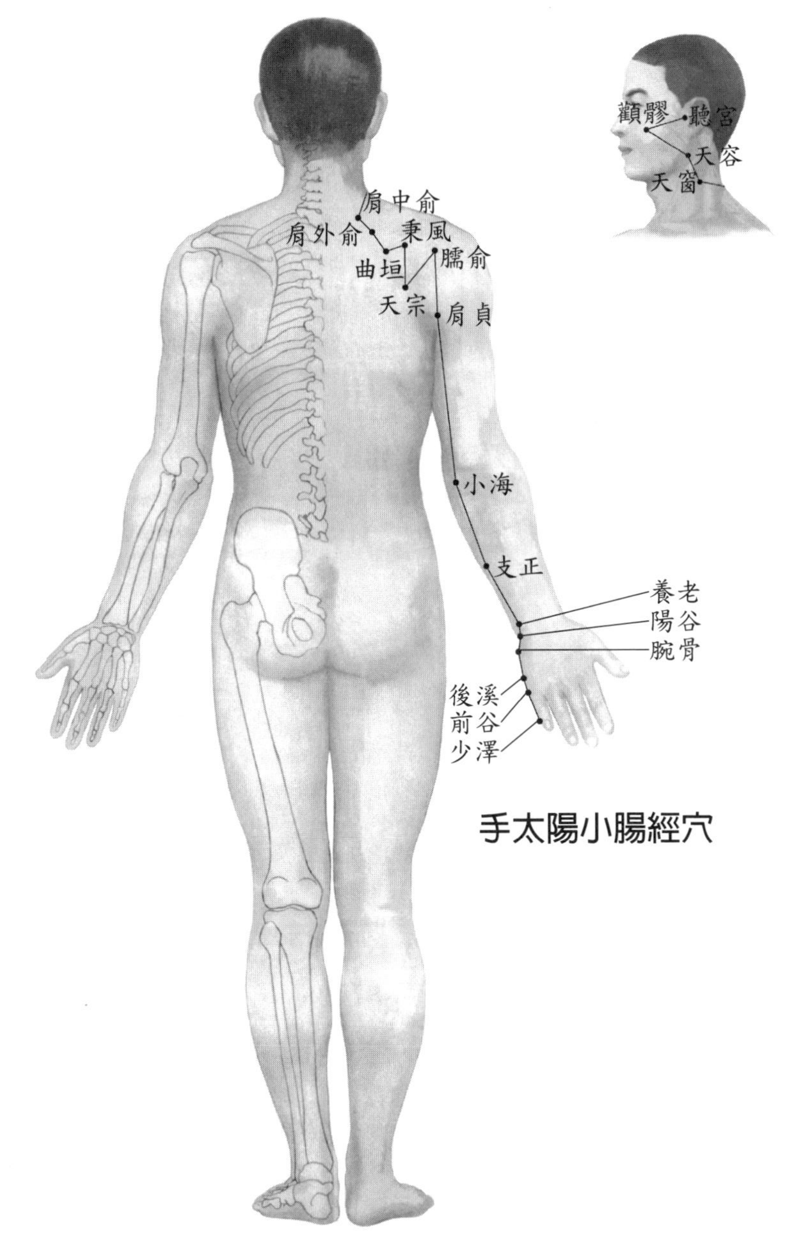

手太陽小腸經穴

手太陽小腸經預防和主治的疾病

頭面疾病：咽痛、眼痛、耳鳴耳聾、中耳炎、腮腺炎、扁桃腺炎、角膜炎、頭痛。
其他：腰扭傷、肩痛、落枕、癲癇、經脈所通過的關節肌肉痛。

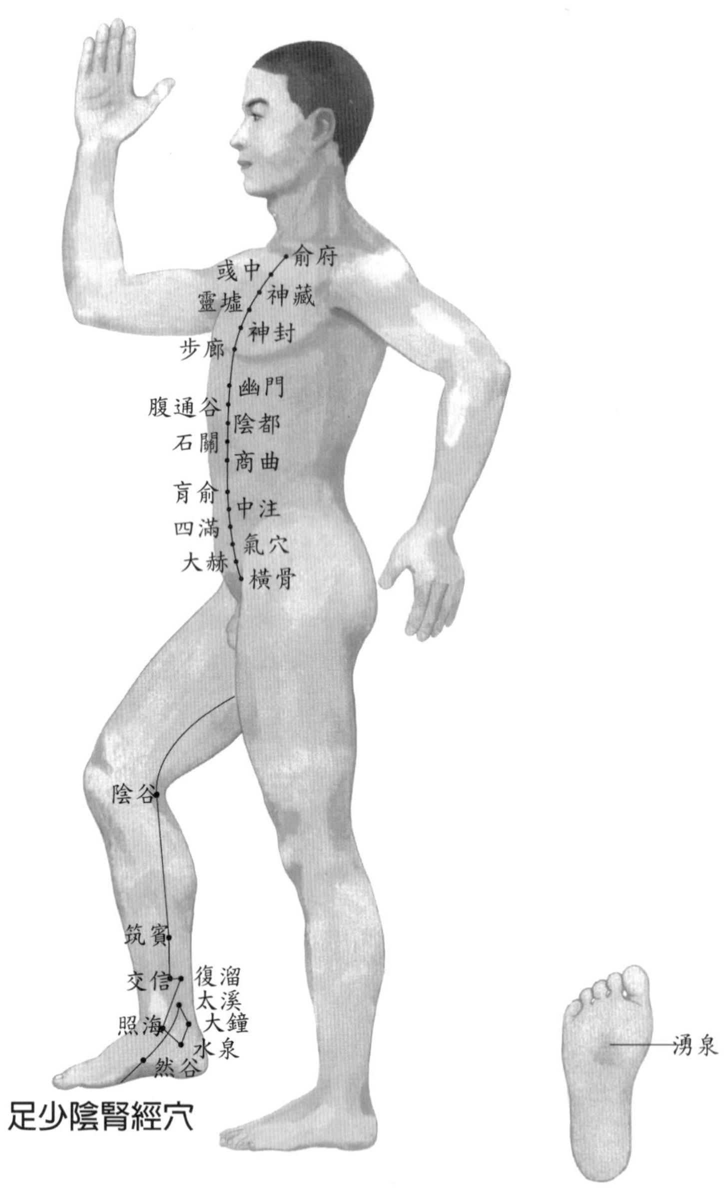

足少陰腎經穴

足少陰腎經預防和主治的疾病

泌尿生殖系統：急慢性前列腺炎、陽萎、早洩、遺精、睪丸炎、經痛、月經不調、骨盆腔炎、胎位不正、各種腎炎、水腫。
頭面疾病：頭痛、牙痛。
其他：消化不良、泄瀉、耳鳴耳聾、腰痛、中風、休克、經脈所過的各種關節肌肉軟組織病。

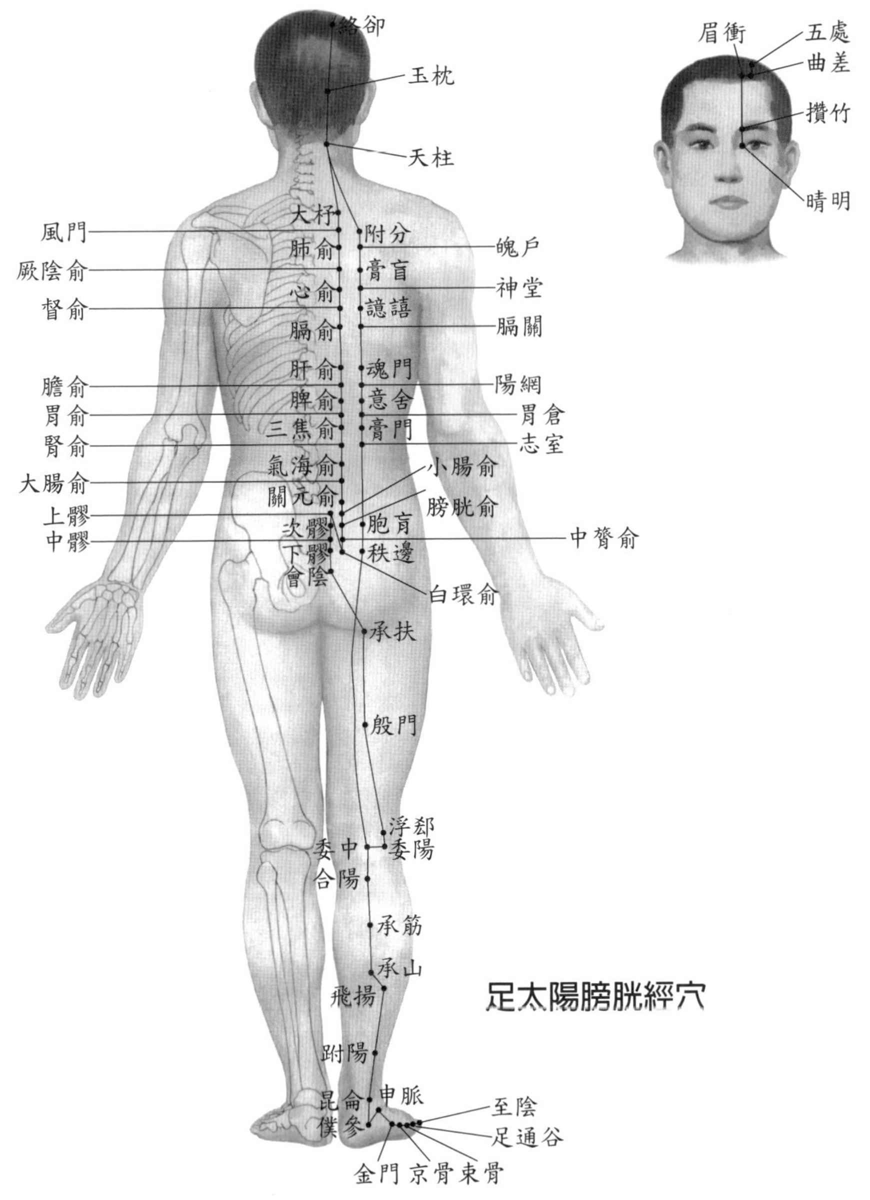

足太陽膀胱經穴

足太陽膀胱經預防和主治的疾病

呼吸系統：感冒、發燒、各種急慢性支氣管炎、哮喘、肺炎。
消化系統：消化不良、腹痛、痢疾、胃及十二指腸潰瘍、胃下垂、急慢性胃腸炎、膽囊炎。
泌尿生殖系統：腎炎、陽萎、睪丸炎、閉經、月經不調、經痛、骨盆腔炎、子宮頸糜爛。
其他：失眠、腰背痛、坐骨神經痛、中風後遺症、關節炎、經脈所過的肌肉痛。

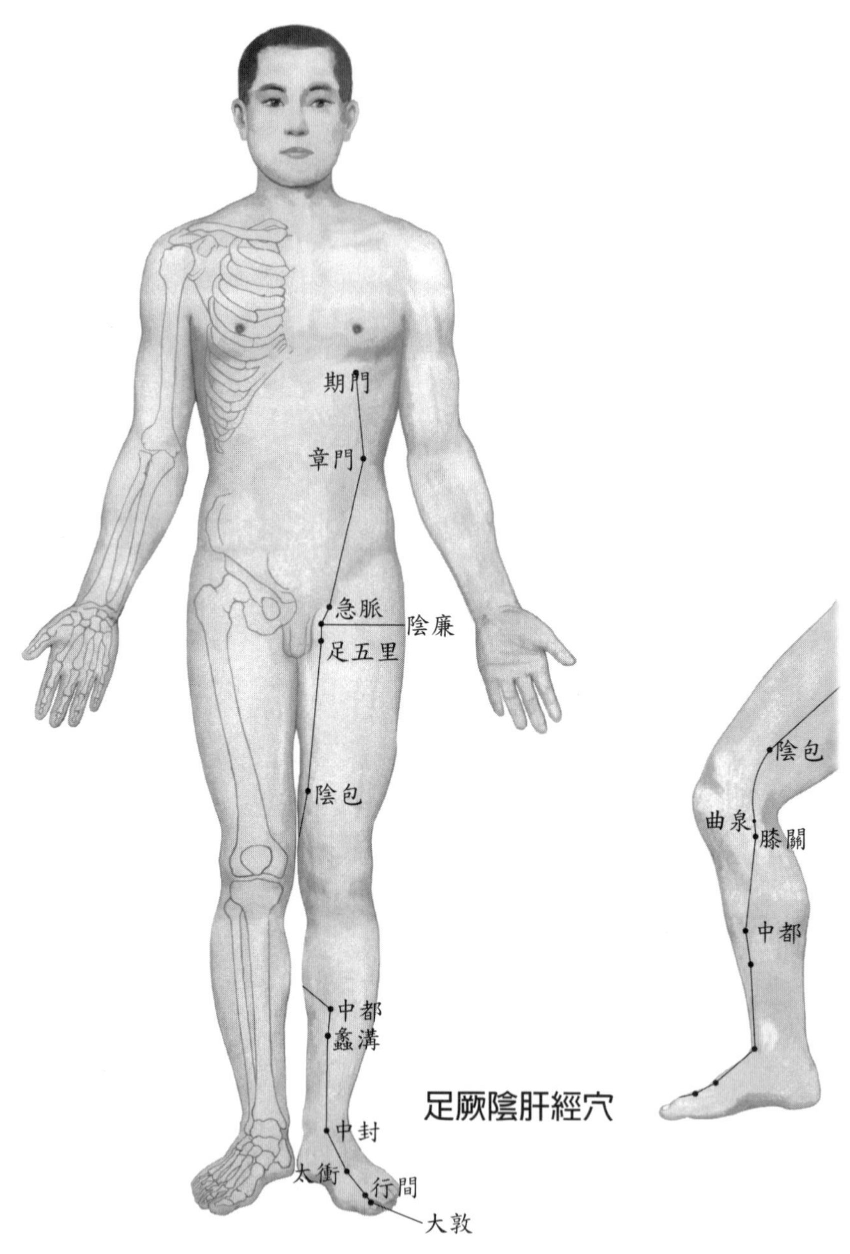

足厥陰肝經預防和主治的疾病

泌尿生殖系統：經痛、閉經、月經不調、骨盆腔炎、前列腺炎、疝氣。
肝膽疾病：各種慢性肝病、急性膽囊炎、肝脾腫大裂、抑鬱症。
其他：頭頂痛、頭暈眼花、各種暈眩、癲癇、胃痛等。

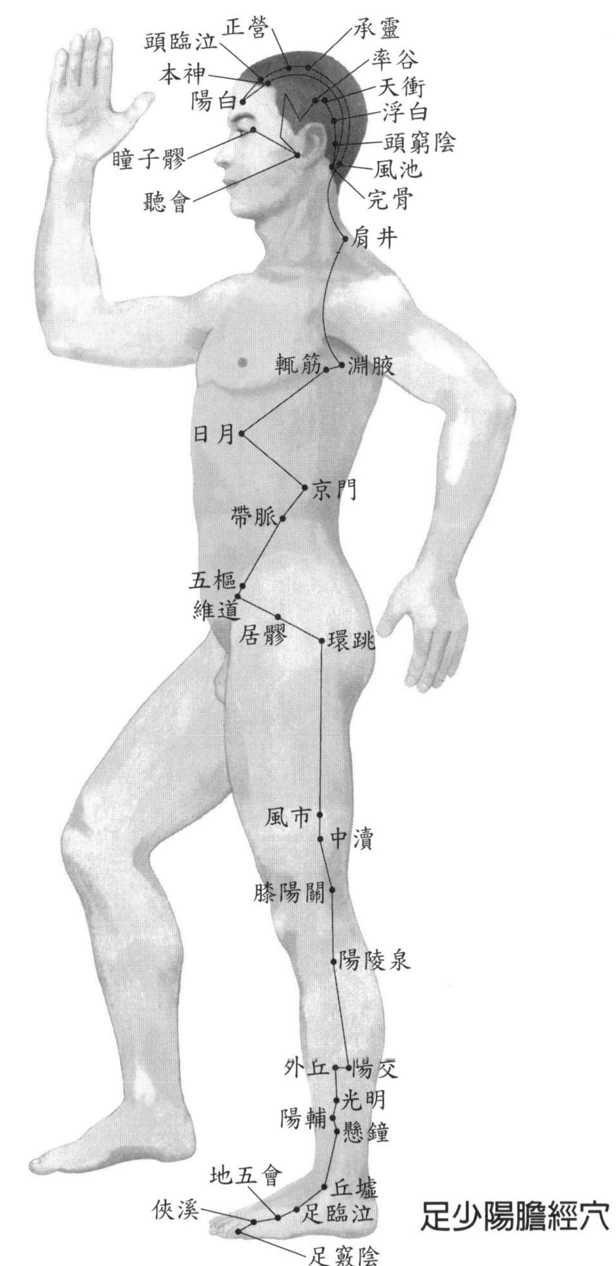

足少陽膽經穴

足少陽膽經預防和主治的疾病

肝膽疾病：急慢性膽囊炎、膽絞痛、各種慢性肝炎。
頭面疾病：頭昏、偏頭痛、顏面神經炎、顏面神經麻痺、耳鳴、耳聾、近視。
其他：感冒、發熱、咽喉腫痛、腋下痛、經脈所過處的肌肉痛。

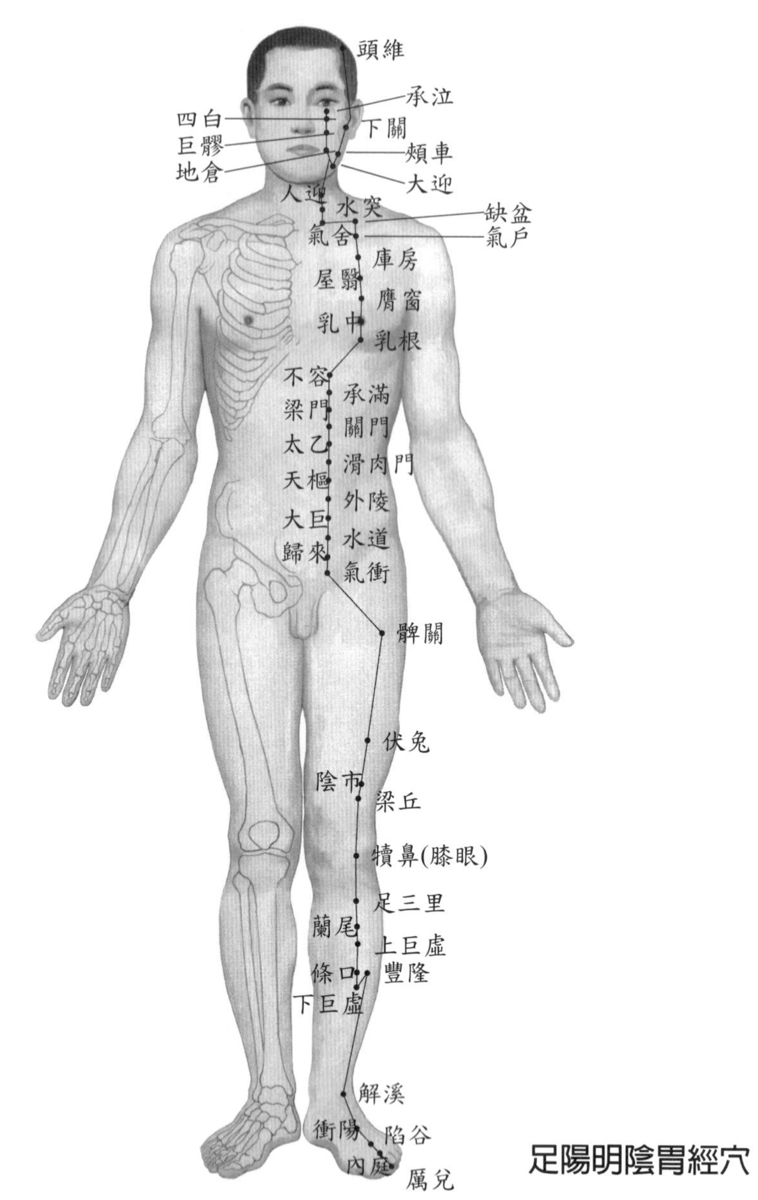

足陽明陰胃經穴

足陽明胃經預防和主治的疾病

消化系統：小兒腹瀉、胃脹、胃痛、胃下垂、急性胃痙攣、胃炎、胃及十二指腸潰瘍、消化不良、食欲不振、便秘、泄瀉、痢疾、胃腸蠕動過慢。
頭面疾病：痤瘡、黃褐斑、頭痛、眼痛、牙痛、顏面神經麻痺、腮腺炎、咽炎。
其他：中風偏癱後遺症、慢性闌尾炎、乳腺增生、白細胞減少、經脈所過的關節肌肉痛。

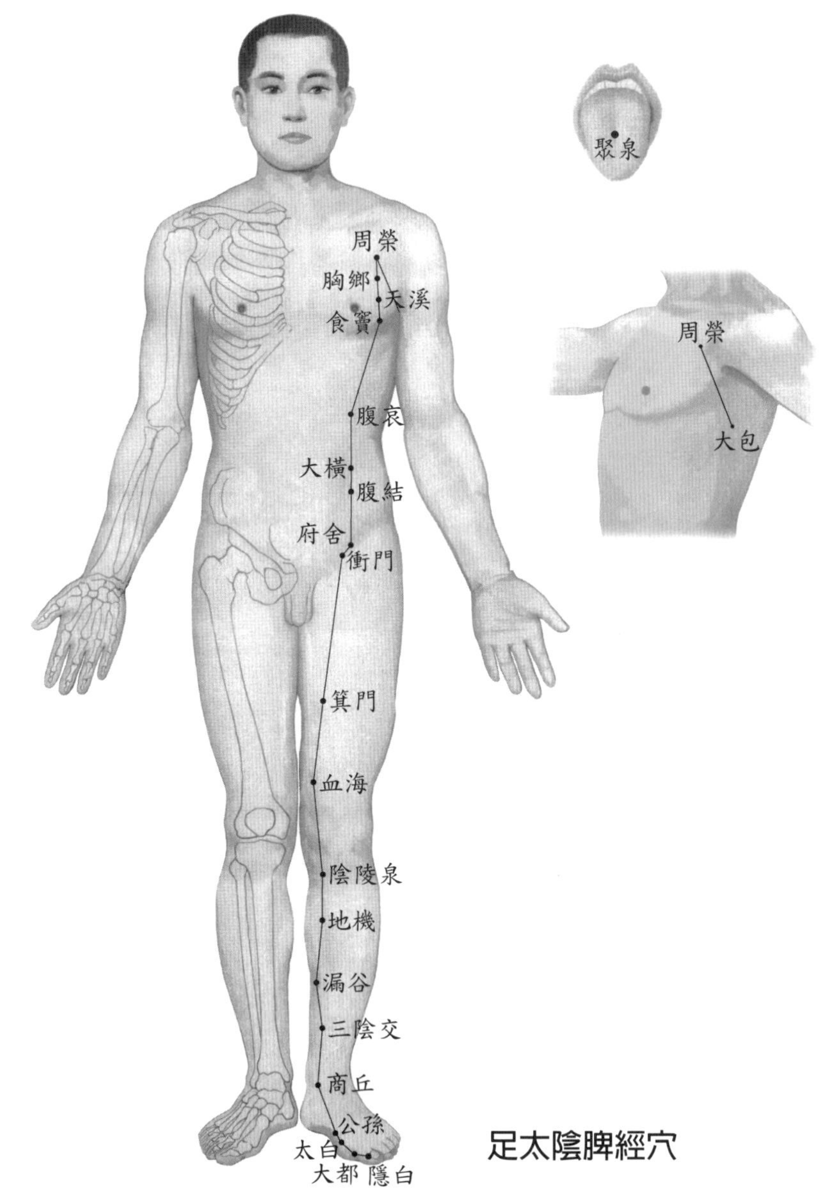

足太陰脾經穴

足太陰脾經預防和主治的疾病

消化系統：消化不良、泄瀉、痢疾、便秘。
婦科病：經痛、月經不調、閉經、月經提前或延後、骨盆腔炎。
男性疾病：急慢性前列腺炎、水腫。
其他：全身不明原因疼痛、關節炎、經脈所通過的肌肉軟組織疾病。

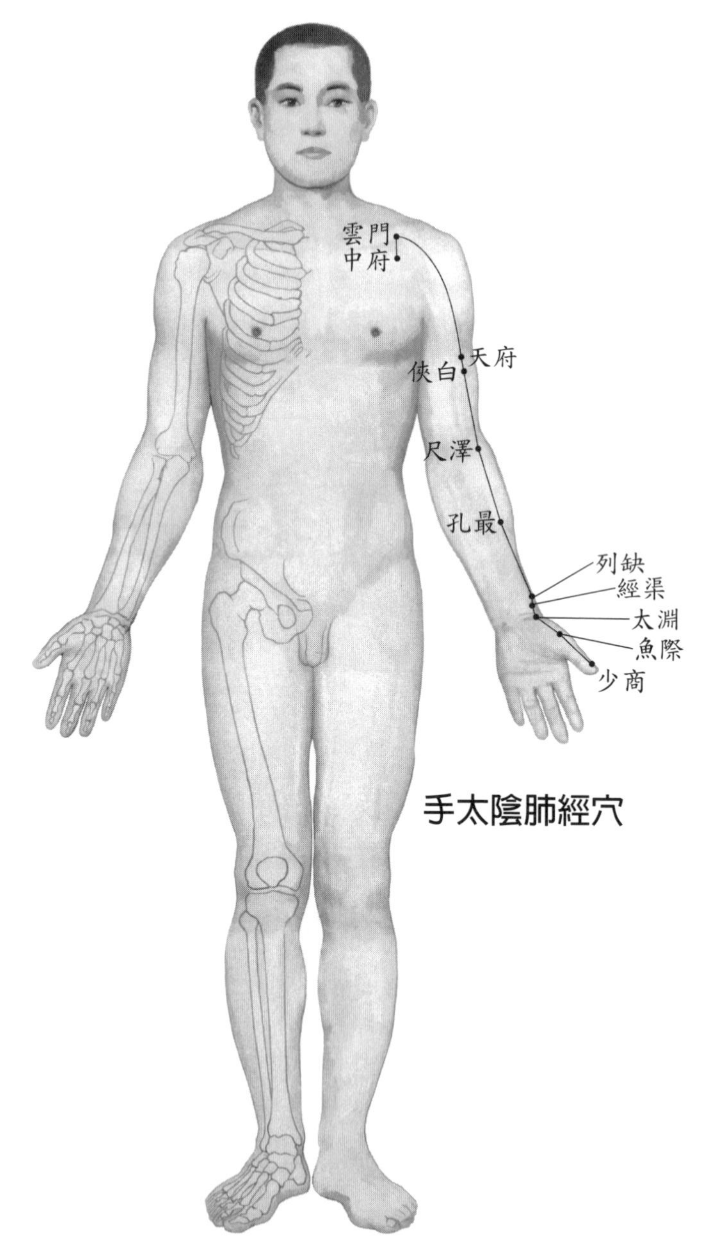

手太陰肺經預防和主治的疾病

呼吸系統：各種急慢性氣管炎、支氣管炎、哮喘、咳嗽、咳血、胸痛。
頭面疾病：急慢性扁桃腺炎、急慢性咽喉炎、咽痛、鼻炎、流鼻血。
其他：經脈所過的關節屈伸障礙、肌肉疼。

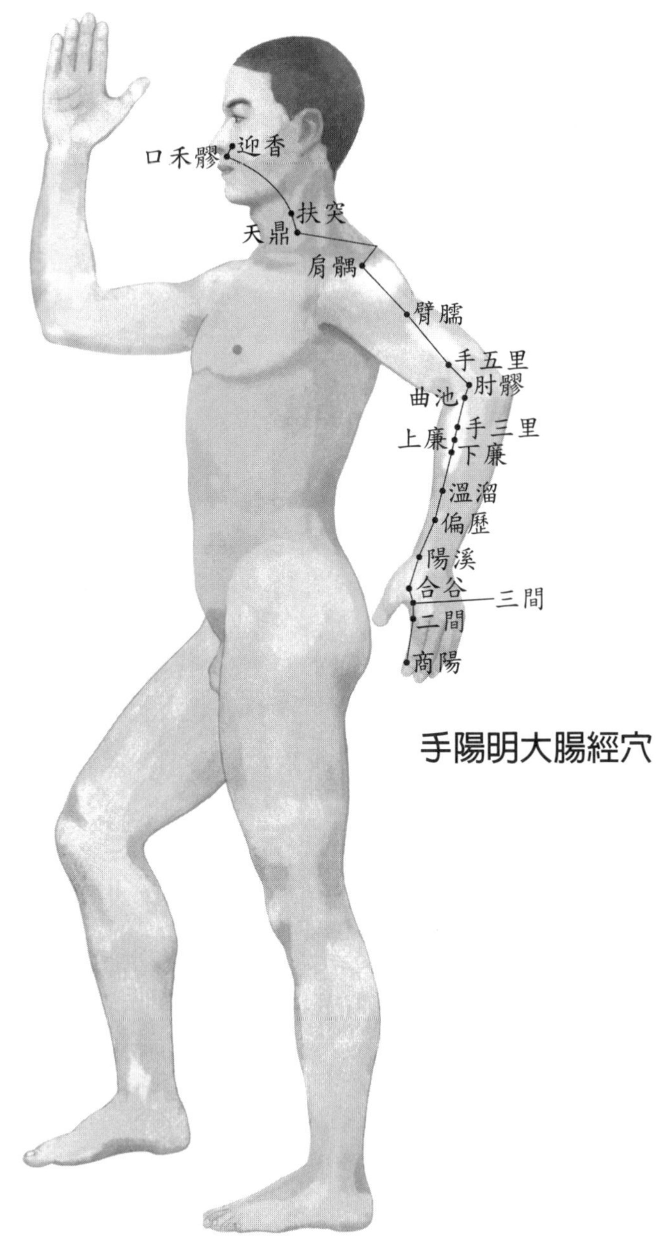

手陽明大腸經穴

手陽明大腸經預防和主治的疾病

呼吸系統病：頭痛、顏面神經炎、顏面肌肉痙攣、面癱、牙痛、結膜炎、角膜炎、耳鳴、耳聾、三叉神經痛、鼻炎、鼻塞。
其他：頸椎病、皮膚搔癢、神經性皮炎、蕁麻疹、經脈所過的關節活動障礙。

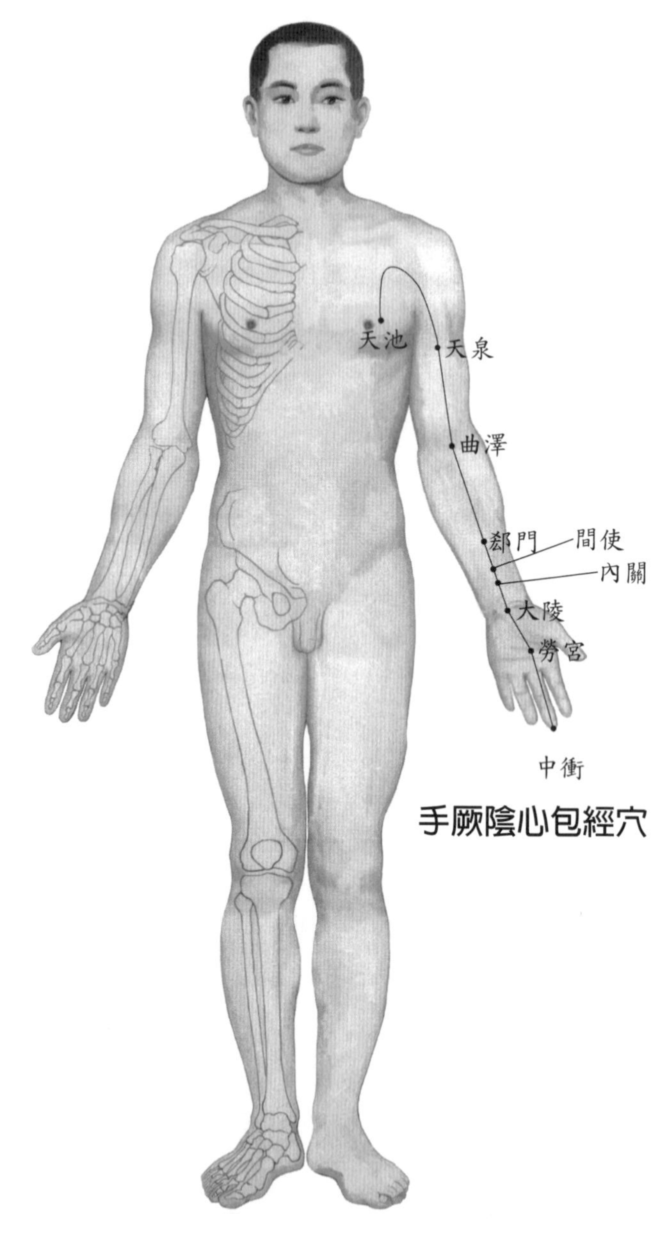

手厥陰心包經預防和主治的疾病

心血管疾病：心慌、心跳過慢、心跳過快、心絞痛、心肌缺血、胸悶。
其他：噁心、嘔吐、抑鬱症、中暑、休克、小兒驚風、胃痛胃脹、經脈所過的關節肌肉痛。

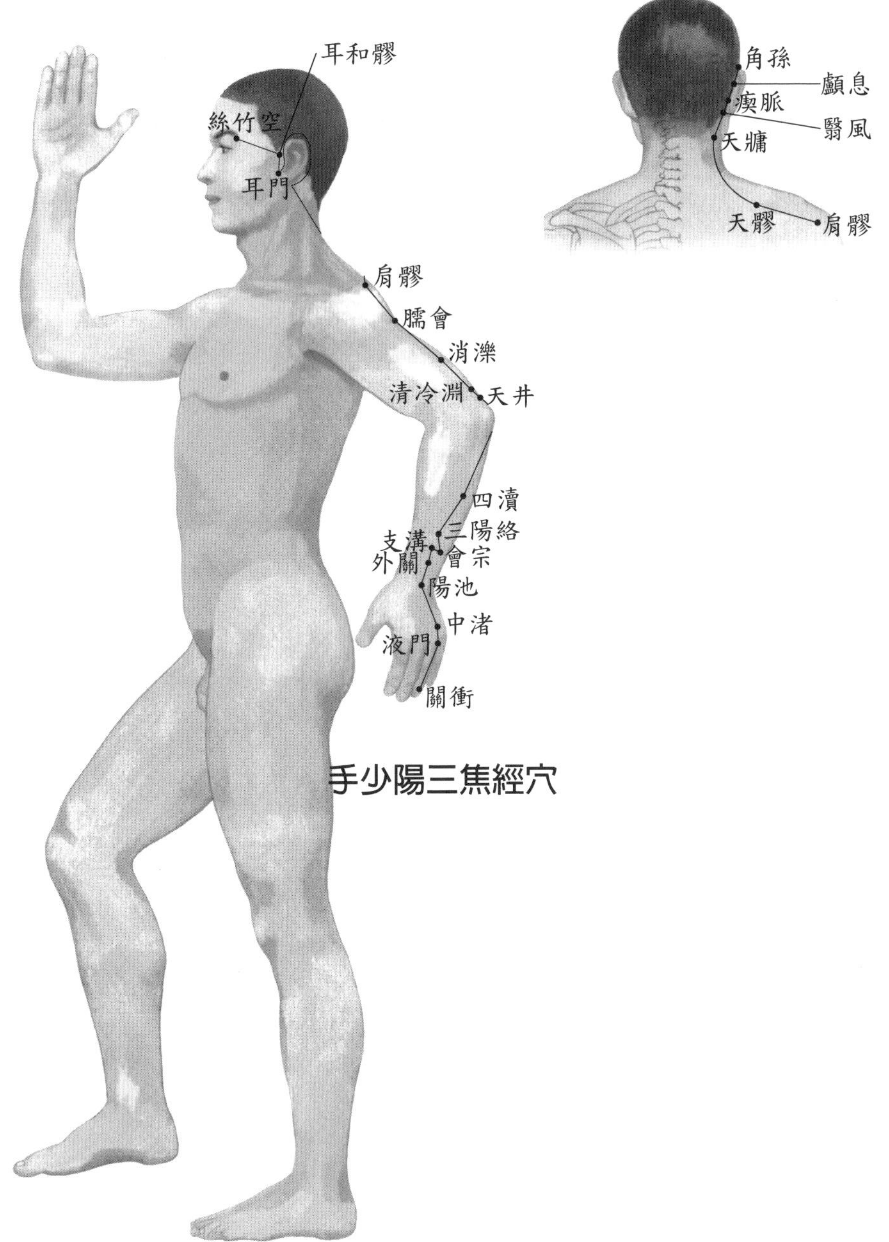

手少陽三焦經穴

手少陽三焦經預防和主治的疾病

頭面疾病：耳鳴耳聾、腮腺炎、偏頭痛、顏面神經炎、顏面肌肉痙攣。
其他：肋間神經痛、便秘、感冒、中風後遺症、肘關節屈伸不利、經脈所過的關節和肌肉軟組織病。

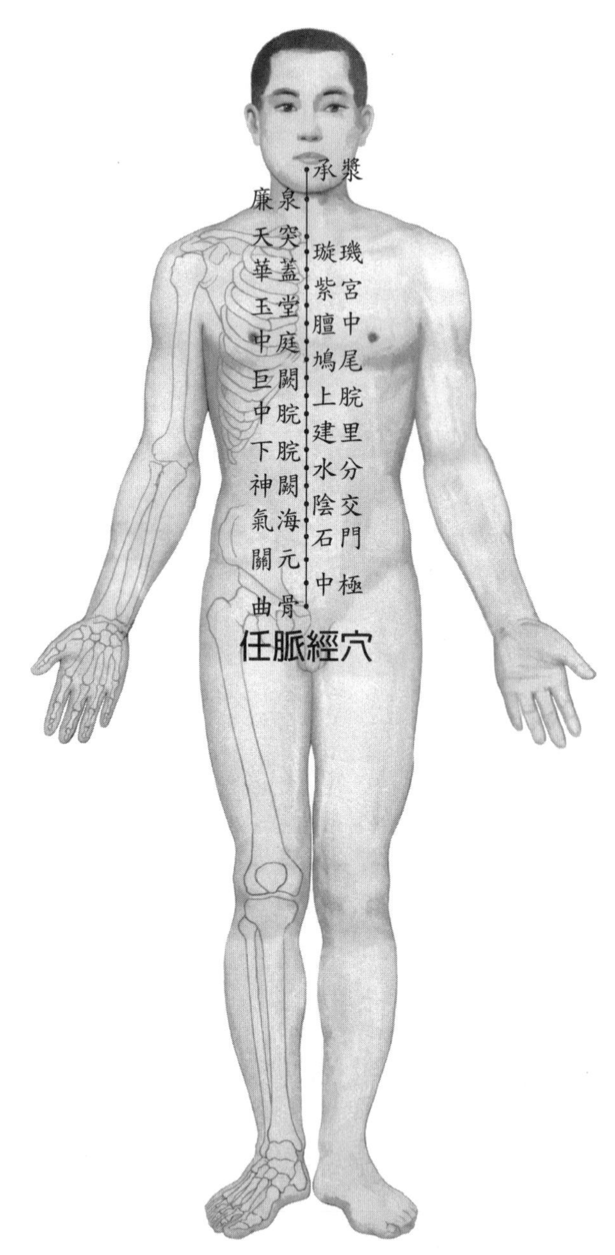

任脈預防和主治的疾病

泌尿生殖系統：前列腺炎、陽萎、早泄、骨盆腔炎、白帶。
消化系統：胃痛、消化不良、胃潰瘍。
其他：失眠、胸悶氣短、腰痛。

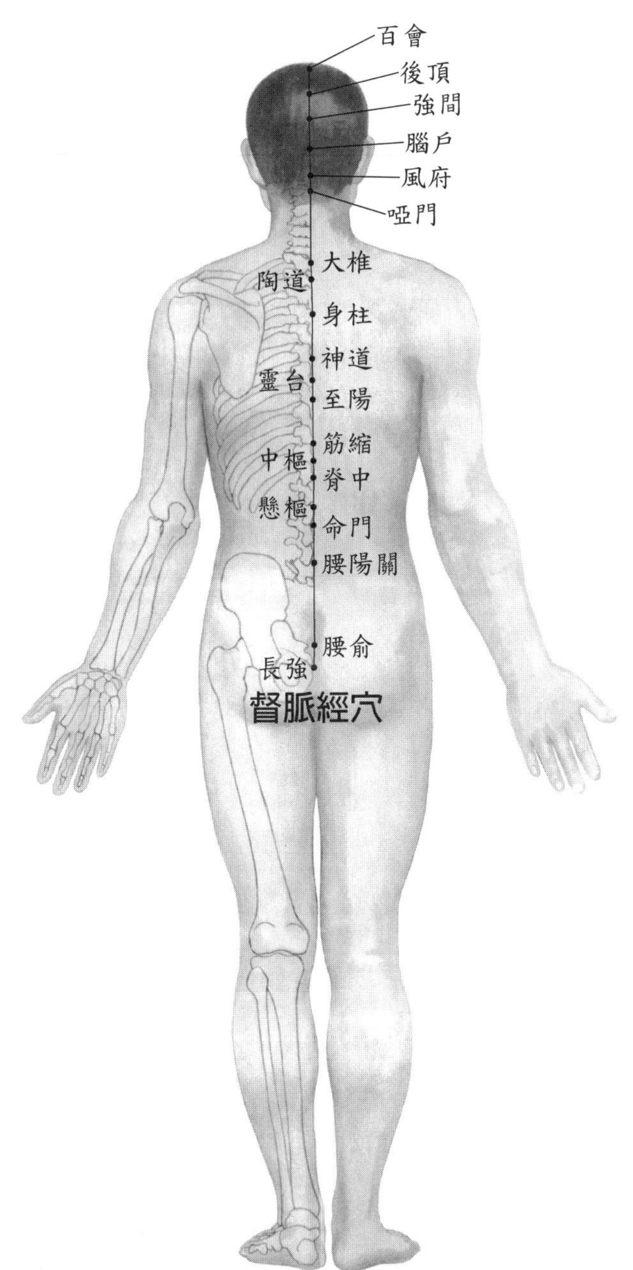

督脈預防和主治的疾病

脊椎病：腰肌勞損、腰椎間盤突出、僵直性脊椎炎、頸椎病。
其他：小兒消化不良、頭痛、發燒、中風、脫肛、失眠多夢、記憶力減退、退化性關節炎、膽囊炎。

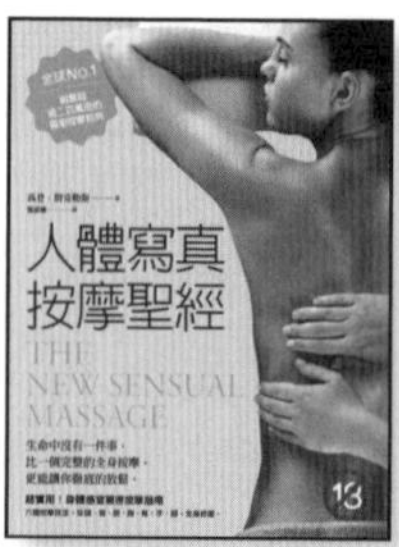

《人體寫真按摩聖經》

高登・殷克勒斯◎著　張卻秦◎譯　定價：590 元

★ 超實用！身體感官親密按摩指南

按摩大師，以二十幾年來的經驗累績，提出一套完整的全身按摩法。從頭、頸、臉、胸、背、手、腳，全身紓壓。

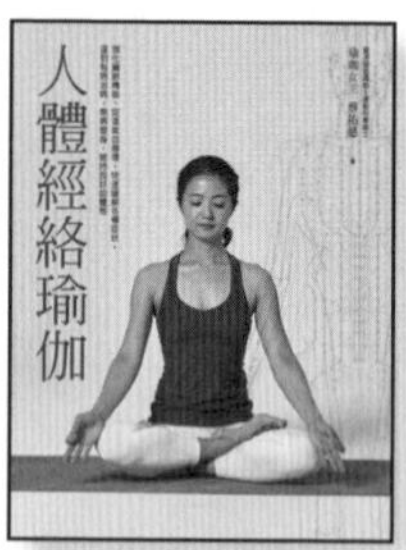

《人體經絡瑜伽》

蔡祐慈◎著　定價：350 元

★ 資深瑜伽講師 & 運動科學碩士

★ 練瑜伽時也能運用拉經絡、按壓穴位來預防疾病

發現「中醫經絡智慧」與「西方瑜伽運動」的異曲同工之妙～瑜伽不只塑身養生，還能預防改善疾病！

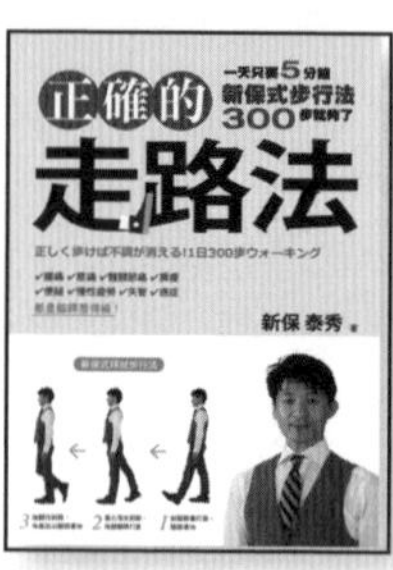

《正確的走路法》

新保泰秀◎著　高淑珍◎譯　定價 320 元

★ 全身僵硬與痠痛、血液循環不良、代謝功能差、頭痛、婦科病……都與走路姿勢有關

能走不代表正確，別再小看平常的走路姿勢！正確的走路法：新保式步行法，一天只要 5 分鐘，走 300 步就夠了。

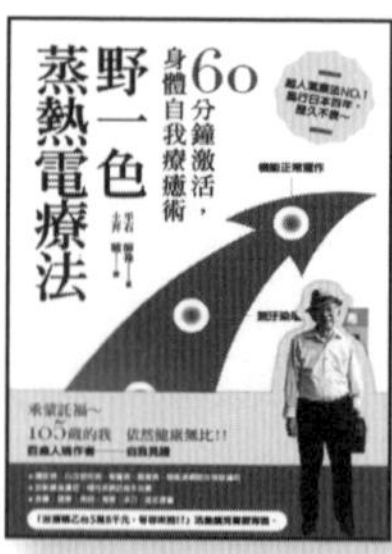

《野一色蒸熱電療法》

平石 師祿◎著　土井 瞳◎譯　定價：350 元

★ 超人氣療法 NO.1 風行日本百年，歷久不衰

★ 百歲人瑞作者 自我見證

糖尿病、心血管疾病、腎臟病、腸胃病、類風濕關節炎皆適用
放射線後遺症、慢性疾病的根本治療
長壽、健康、美容、青春、活力、返老還童

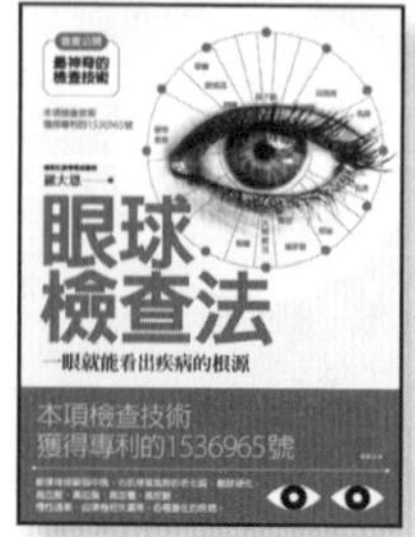

《眼球檢查法：一眼看出疾病的根源》

羅大恩◎著　定價：399 元

★ 隨書附贈：虹膜、鞏膜反射區全圖表。首度公開最神奇並獲得專利的檢查技術

能準確檢驗腦中風、心肌梗塞風險的老化弧、動脈硬化、高血壓、高血脂、高血糖、高尿酸、慢性過敏、自律身經失調等，各種潛在的疾病。

國家圖書館出版品預行編目資料

人體自有大藥 / 武國忠著；--二版.--台中市：
晨星,2019年5月
面; 公分，（健康與飲食；20）
ISBN 978-986-443-874-7（平裝）
1.經絡療法 2.經穴

413.915 08006155

健康與飲食 20

人體自有大藥 【修訂版】

作者 武國忠
主編 莊雅琦
編輯 劉容瑄
美編排版 林姿秀

創辦人 陳銘民
發行所 晨星出版有限公司
台中市407工業區30路1號
TEL：(04)2359-5820 FAX：(04)2355-0581
E-mail: service@morningstar.com.tw
http://www.morningstar.com.tw
行政院新聞局局版台業字第2500號
法律顧問 陳思成律師
承製 知己圖書股份有限公司 TEL：(04)23581803
初版 西元2009年1月30日
二版 西元2019年5月23日
再版 西元2019年5月30日(二刷)

總經銷 知己圖書股份有限公司
106台北市大安區辛亥路一段30號9樓
TEL：(02)23672044 / 23672047 FAX：(02)23635741
407台中市工業區30路1號
TEL：(04)23595819 FAX：(04)23595493
E-mail:service@morningstar.com.tw
網路書店http://www.morningstar.com.tw
郵政劃撥 22326758（晨星出版有限公司）
讀者服務專線 04-23595819#230

定價350元
ISBN 978-986-443-874-7